こんな時どうすれば!?

糖尿病・血糖管理
コンサルタント

監修 深川雅史 東海大学教授
編集 貴田岡正史 公立昭和病院部長
　　　 豊田雅夫 東海大学准教授

金芳堂

執筆者一覧 (五十音順)

今川 彰久	大阪大学大学院医学系研究科内分泌・代謝内科学准教授
梅園 朋也	うめぞの内科クリニック
菅野 一男	医療法人桜一会かんの内科
貴田岡 正史	公立昭和病院内分泌・代謝内科部長
木村 守次	東海大学医学部腎内分泌代謝内科学講師
倉﨑 康太郎	関東労災病院糖尿病・内分泌内科
小松 康宏	聖路加国際病院腎臓内科部長
櫻田 麻耶	東京都立多摩総合医療センター内分泌代謝内科
佐藤 文紀	東京都立多摩総合医療センター内分泌代謝内科
重田 真幸	公立昭和病院内分泌・代謝内科
調 進一郎	医療法人社団一洋会 HEC サイエンスクリニック
徳永 あゆみ	大阪大学大学院医学系研究科内分泌・代謝内科学
豊田 雅夫	東海大学医学部腎内分泌代謝内科学准教授
馬場 正之	青森県立中央病院常勤医療顧問
林 哲範	北里大学医学部内分泌代謝内科学
深川 雅史	東海大学医学部腎内分泌代謝内科学教授
松下 隆哉	東京医科大学八王子医療センター糖尿病・内分泌・代謝内科
三谷 康二	東京大学医学部附属病院腎臓・内分泌内科
宮内 雅晃	伊勢原協同病院内分泌・糖尿病内科
宮川 高一	医療法人社団ユスタヴィア理事長多摩センタークリニックみらい
村田 敬	国立病院機構京都医療センター糖尿病センター
矢島 賢	国家公務員共済組合連合会立川病院糖尿病科
山川 正	横浜市立大学附属市民総合医療センター内分泌・糖尿病内科
山本 直之	東海大学医学部付属八王子病院腎内分泌代謝内科
米本 崇子	静岡県立総合病院糖尿病・内分泌内科／遺伝子診療科

はじめに

　いうまでもなく糖尿病は代表的な common disease の一つである．また，糖尿病自体が心血管障害の大きいリスクファクターであるとともに糖尿病患者に癌の頻度が高いことも良く知られている．したがって，かかりつけ医にとって日常診療で避けて通れない領域であるとともに，糖尿病を専門としない基幹病院勤務医や他領域の専門医にとっても臨床的に適切な対応が可能な否かが重要な問題となる．

　糖尿病治療は血糖コントロールの面から見ても，多くの要素を考慮しながらすすめる必要があり，チーム医療が極めて有効な分野である．生活習慣への介入も極めて重要である点はいうまでもないが，薬物療法一つをとってみても他の領域に比較してまったく新しいカテゴリーの薬剤が相次いで臨床的に使用可能となっている点で際立った違いがある．例えば経口糖尿病薬は現時点で作用機序の異なる7カテゴリーに及び，今後さらに増加することが予想されている．

　また，糖尿病の管理は単に血糖のみならず，生活習慣への介入を含めた全身管理に他ならない．疾病管理としての糖尿病治療には医療連携が極めて有効に機能し得るが，その構築には know how の蓄積と地道な努力の積み重ねが必要とされる．

　こうした状況のなかで，糖尿病診療に関連して糖尿病専門医や他の熟練したメディカルスタッフに対し行うコンサルトは，問題の解決に有効に機能する．しかし，現実には必要が生じたときに随時アクセス可能なコンサルタントが存在しないケースが多いと思われる．

　この様に多岐にわたる糖尿病診療に従事するにあたって，「座右の書として疑問に答えてくれる存在」が手元にあれば専門家のいない環境下でも適切な対応に向かって診療をすすめることが容易になると考えられる．

　本書は糖尿病の日常診療において問題になることの多い項目を整理すること

から編集作業をすすめた．本書の目的である日常診療にすぐ役立つ構成内容を実現するためにこの作業は極めて重要と判断し，最も時間をかけ魅力ある内容にすることに意を用いた．

糖尿病診療における基礎的知識の整理とともに，日常臨床で良く遭遇するケースについて具体的症例を提示して問題点の抽出とその対応を明示した．執筆者には糖尿病診療の実際に経験の深い専門家を依頼し，疑問点をわかりやすく具体的に提示することを可能にするために練られた執筆要綱に添った記述を特にお願いした．

これらの過程を検証しつつより上質の内容を目指して編集作業をすすめたため，企画立案から発行まで時間を要したが，その過程で最新の内容を随時追加することで十分な補足を行った．

本書は通読する教科書的な使用にも有用であるが，むしろ，随時必要となった知識を求めて該当する項目を選んで読んでも充分な理解が得られるように配慮した点が特徴である．

本書を日常診療のパートナーとして糖尿病の治療に活用していただければ幸いである．

2015 年 7 月

貴田岡正史

豊田　雅夫

目　次

1章　プロブレムを的確に認識するには …… 深川雅史　*1*

2章　医療連携とチーム医療 …… *5*
1. 患者を中心にすえた医療連携とチーム医療とは …… 貫田岡正史　*6*
2. 糖尿病の特殊性 …… 重田真幸　*11*
3. 合併症（腎症）を通じたチーム医療の有用性 …… 三谷康二　*14*

3章　コンサルテーションについて …… 小松 康宏　*17*

4章　血糖管理に必要な知識【知識の引き出し】 …… *21*

引き出し 1　糖尿病の診断分類と管理目標 …… 山川　正　*22*
- A. 診断基準 …… *22*
  1. 糖代謝異常の判定区分と判定基準 …… *22*
  2. 糖尿病の診断 …… *23*
- B. 病型分類 …… *24*
  1. 成因分類 …… *24*
  2. 病期分類 …… *28*
- C. 血糖コントロール目標 …… *30*
  1. 熊本宣言 …… *30*
  2. HbA1c 6.0％，6.5％，7％，8％の意義 …… *31*

引き出し 2　病態の把握のための検査 …… 佐藤文紀　*35*
- A. インスリン分泌能とインスリン抵抗性の指標 …… *35*
  1. インスリン …… *36*
  2. Cペプチド …… *37*
  3. HOMA-R …… *38*

4. HOMA-β ……………………………………………… 38
　　　5. 75g経口ブドウ糖負荷試験 ………………………… 39
　　　6. Cペプチド index …………………………………… 39
　　　7. グルカゴン負荷試験 ………………………………… 40
　　　8. Matsuda index ……………………………………… 40
　B. 糖毒性 ………………………………………………………… 41
　C. IFG と IGT ………………………………………………… 41

引き出し3　血糖管理・合併症管理のための検査 …………… 佐藤文紀　43

　A. 血糖管理のための検査 ……………………………………… 43
　　　1. 血糖コントロール指標（HbA1c, グリコアルブミン, 1,5-AG,
　　　　 SMBG, CGM）………………………………………… 43
　　　2. 膵島関連自己抗体（GAD抗体, IA-2抗体, インスリン自己
　　　　 抗体）…………………………………………………… 47
　B. 慢性合併症管理のための検査 ……………………………… 48
　　　1. 神経障害（アキレス腱反射, 振動覚検査, モノフィラメント,
　　　　 神経伝導速度, CV_{R-R}, 起立負荷試験）……………… 48
　　　2. 網膜症 ………………………………………………… 50
　　　3. 腎症（尿クレアチニン補正, 推算糸球体濾過量）… 51
　　　4. 大血管障害（頸動脈エコー, 足関節上腕血圧比, 脈波速度,
　　　　 心エコー）……………………………………………… 53
　　　5. その他 ………………………………………………… 56
　C. 急性合併症管理のための検査 ……………………………… 56
　　　1. 血漿浸透圧 …………………………………………… 56
　　　2. DKAとHHSの鑑別のポイントとなる検査 ………… 57

引き出し4　食事療法 ……………………………………………… 山川　正　59

　A. 食事療法とは ………………………………………………… 59
　　　1. エネルギー摂取量の設定 …………………………… 59
　　　2. 蛋白質・脂質・炭水化物バランス ………………… 59
　　　3. 食物繊維の摂取, 食べる順番など ………………… 60
　B. エネルギー基準食 …………………………………………… 60

C. 腎症発症後の食事・蛋白制限食 ……………………………… 61
　　　　1. 蛋白制限食の実際 ……………………………………………… 61
　　　　2. 早期腎症における蛋白制限の限界 …………………………… 61
　　D. 末期腎不全の食事 …………………………………………………… 62
　　　　1. 第4期（腎不全期） ……………………………………………… 62
　　　　2. 第5期（透析療法期） …………………………………………… 63
　　E. その他 ………………………………………………………………… 63
　　　　1. カーボカウント ………………………………………………… 63
　　　　2. グリセミックインデックス …………………………………… 63

引き出し5　運動療法 ……………………………………… 山川　正　65

　　A. 運動療法の基本 ……………………………………………………… 65
　　　　1. 効能 ……………………………………………………………… 65
　　　　2. 強度 ……………………………………………………………… 66
　　　　3. 有酸素運動 ……………………………………………………… 66
　　　　4. レジスタンス運動 ……………………………………………… 67
　　B. 運動療法指導上の注意点 …………………………………………… 67
　　　　1. メディカルチェックと禁忌 …………………………………… 67
　　　　2. 低血糖への配慮 ………………………………………………… 68
　　　　3. バルサルバ効果 ………………………………………………… 69
　　C. 運動療法を長続きさせるコツ ……………………………………… 69
　　　　1. 指導上の障壁 …………………………………………………… 69
　　　　2. 指導のコツ ……………………………………………………… 70
　　D. 1型，2型における運動療法の位置付け …………………………… 71
　　E. 高齢者患者の内服時，インスリン注射時の注意点 ……………… 73

引き出し6　薬物療法（経口薬） ………………………… 宮川高一　76

　　A. スルフォニル尿素（SU）薬とグリニド薬 ………………………… 78
　　　　1. 作用機序 ………………………………………………………… 78
　　　　2. SU薬・グリニド薬には2×2種類ある ………………………… 78
　　　　3. SU薬の使用法 …………………………………………………… 81
　　　　4. グリニド薬の使用法 …………………………………………… 81

- B. ビグアナイド薬 82
  - 1. 作用機序と副作用 82
  - 2. 使用法 83
- C. α-グルコシダーゼ阻害薬（α-GI） 83
  - 1. 作用機序と副作用 83
  - 2. 使用法 84
- D. チアゾリジン薬 85
  - 1. 作用機序と副作用 85
  - 2. 使用法 85
- E. DPP-4 阻害薬 86
  - 1. 作用機序と特徴 86
  - 2. 多剤併用の相乗・相加効果 87
- F. SGLT2 阻害薬 88
  - 1. 作用機序と特徴 88
  - 2. 副作用に注意 89
  - 3. 使用法 89
- G. 腎不全患者への投与 90

引き出し 7　薬物療法（注射薬） ……………………… 豊田雅夫　92

- A. インスリン 92
  - 1. インスリンとは 92
  - 2. インスリン療法の位置付け 92
  - 3. インスリン製剤の種類と作用時間の特徴 93
  - 4. インスリン投与方法の違い（BOT，混合型製剤 2 回打ち，強化インスリン療法，持続皮下インスリン注入療法，インスリン持続静注） 97
  - 5. 使用上の注意点 99
- B. GLP-1 受容体作動薬 100
  - 1. GLP-1 受容体作動薬とは 100
  - 2. GLP-1 受容体作動薬の位置付け 101
  - 3. GLP-1 受容体作動薬の種類 101
  - 4. 使用上の注意点 103
- C. 腎不全患者への投与 103

| 引き出し 8 | 低血糖対応とシックデイ ………………………… 重田真幸 104 |

- A. 低血糖 …………………………………………………………… 104
  1. 低血糖とは …………………………………………………… 104
  2. 低血糖症状 …………………………………………………… 104
  3. 無自覚性低血糖 ……………………………………………… 105
  4. 低血糖時の対応 ……………………………………………… 106
  5. 再発の防止 …………………………………………………… 107
- B. シックデイ ……………………………………………………… 108
  1. シックデイとは ……………………………………………… 108
  2. シックデイ時の対応 ………………………………………… 109

5章 コンサルテーションの実際

1 病態に応じたアプローチ ……………………………………………… 113

- コンサルト [1] SU薬を増やしても太るばかりで悪化する患者
  [インスリン抵抗性] ………………………… 梅園朋也 114
- コンサルト [2] SU薬を増やしてもやせるばかりで悪化する患者
  [内因性インスリン分泌能] ………………… 梅園朋也 119
- コンサルト [3] 境界型なので，また来年でいいですか？
  [境界型糖尿病の対応] ……………………… 豊田雅夫 124
- コンサルト [4] 専門医からのワンポイント
  [糖尿病の staging] ………………………… 三谷康二 130

2 薬剤の選択と使い方 …………………………………………………… 137

- コンサルト [5] インスリン抵抗性改善薬
  [チアゾリジン薬とビグアナイド薬の使い分け]
  …………………………………………………… 豊田雅夫 138
- コンサルト [6] インスリン分泌系薬剤
  [SU薬とグリニド薬の使い分け] …………… 豊田雅夫 144
- コンサルト [7] 食後過血糖改善薬
  [α-GIとグリニド薬の使い分け] …………… 宮内雅晃 148

コンサルト [8] DPP-4 阻害薬
　　　　　　　[他の経口薬との併用] ………………………… 木村守次　*152*

コンサルト [9] DPP-4 阻害薬
　　　　　　　[インスリンとの併用] ………………………… 木村守次　*156*

コンサルト [10] GLP-1 受容体作動薬
　　　　　　　[良い適応とその実力] ………………………… 木村守次　*161*

コンサルト [11] 針が怖い！ 自分で打つなんていや！
　　　　　　　[インスリン導入の実際] ……………………… 山本直之　*167*

コンサルト [12] BOT から強化インスリン療法に変更したい！
　　　　　　　[変更のポイントと実例] ……………………… 山本直之　*174*

コンサルト [13] インスリン混合製剤 2 回打ちから強化インスリン
　　　　　　　療法に変更したい
　　　　　　　[変更のポイントと実例] ……………………… 山本直之　*180*

3 急性代謝異常 …………………………………………………………… *187*

コンサルト [14] 脳卒中かと思ったら，実は高血糖高浸透圧症候群！
　　　　　　　[HHS & DKA] ………………………………… 村田　敬　*188*

コンサルト [15] 風邪腹痛患者の採血結果が血糖 500mg/dl！ 今夜
　　　　　　　どうする？
　　　　　　　[劇症 1 型糖尿病] ………………… 德永あゆみ・今川彰久　*195*

コンサルト [16] SU 薬服薬患者が低血糖で時間外受診．帰宅させて
　　　　　　　いいですか？
　　　　　　　[SU 薬による低血糖] ………………………… 櫻田麻耶　*201*

コンサルト [17] インスリン自己注射施行中の患者が低血糖で時間
　　　　　　　外受診．帰宅させていいですか？
　　　　　　　[インスリン製剤による低血糖] ……………… 倉﨑康太郎　*205*

コンサルト [18] 今日は具合が悪くて食べられそうにないので薬を
　　　　　　　飲まなくていいですか？
　　　　　　　[経口糖尿病薬服用患者のシックデイルール]
　　　　　　　………………………………………………… 倉﨑康太郎　*209*

コンサルト [19] 今日は具合が悪くて食べられそうにないのでイン
　　　　　　　スリン打たなくていいですか？
　　　　　　　[インスリン患者のシックデイルール] ……… 倉﨑康太郎　*212*

4 特殊な糖尿病の診断と治療 ………… 215

コンサルト [20] 難聴の患者，あなたの外来にもいませんか？
[ミトコンドリア糖尿病] ………… 米本崇子 216

コンサルト [21] SU 薬服薬患者が抗 GAD 抗体陽性！ どうする？
[SPIDDM] ………… 村田 敬 224

コンサルト [22] 若年発症だから 1 型糖尿病？ インスリン？
[MODY] ………… 徳永あゆみ・今川彰久 228

5 合併症のある患者の治療 ………… 235

コンサルト [23] 眼科で網膜症を指摘されたので血糖コントロールを強化したら急激な視力低下！
[網膜症患者の血糖コントロール] ………… 調進一郎 236

コンサルト [24] 糖尿病の治療をしたら足のしびれが悪化！
[神経障害患者 post treatment neuropathy]
………… 馬場正之 241

コンサルト [25] 足のしびれがよくならない！
[重度末梢神経障害患者への対応] ………… 馬場正之 247

コンサルト [26] 急に天ぷらやアイスクリームを食べていいと医者が言い出すとき
[腎不全患者の食事療法] ………… 林 哲範 254

コンサルト [27] 最近、血糖コントロールがかなり改善してきたので、インスリンを導入しましょう!?
[腎不全患者の治療選択] ………… 林 哲範 260

コンサルト [28] 透析終了後に低血糖と高血糖を繰り返す症例
[血液透析患者の血糖動態] ………… 林 哲範 266

6 特殊な状況での管理 ………… 273

コンサルト [29] 腰部脊柱間狭窄症と診断されました！ でも，血糖コントロールが悪くてしばらく手術はできないと言われました！
[周術期管理] ………… 村田 敬 274

コンサルト [30]　先生！　私妊娠しました！
　　　　　　　　［妊婦の糖代謝異常と血糖管理］……………… 村田　敬　279

コンサルト [31]　来週からパリに出張です！　インスリンどうしましょう？
　　　　　　　　［海外旅行と血糖管理］…………………… 菅野一男　286

コンサルト [32]　来週大腸内視鏡です！　内服薬とインスリンをどうしましょう？
　　　　　　　　［検査に伴う血糖管理の注意点］…………… 菅野一男　294

コンサルト [33]　インスリンの種類を間違って打ちました！　どうしましょう？
　　　　　　　　［インスリンエラーの対応］……………… 菅野一男　300

7 高齢者の管理 …………………………………………………… 305

コンサルト [34]　高齢になると薬が変わる？
　　　　　　　　［高齢者の管理目標と薬剤選択］…………… 松下隆哉　306

コンサルト [35]　インスリン治療患者が寝たきりになったら？
　　　　　　　　［訪問介護，老健施設の注意点］…………… 重田真幸　313

コンサルト [36]　患者が認知症になったら？
　　　　　　　　［認知症患者の対応と注意点］……………… 矢島　賢　321

8 その他 …………………………………………………………… 327

コンサルト [37]　教育入院にはどんな患者が向いていますか？
　　　　　　　　［教育入院の適応と注意点］………………… 宮内雅晃　328

コンサルト [38]　ドロップアウト患者が現れた！　対応は？
　　　　　　　　［通院中断患者の対応と注意点］…………… 宮内雅晃　336

コンサルト [39]　炭水化物を抜けば何食べてもいいって本当ですか？
　　　　　　　　［低炭水化物ダイエットの注意点］………… 調進一郎　341

コンサルト [40]　うつ病・摂食障害患者の管理
　　　　　　　　［精神疾患特性と薬物の注意点］…………… 調進一郎　348

コンサルト [41]　糖尿病患者の免疫抑制薬使用
　　　　　　　　［ステロイド糖尿病の管理と注意点］……… 宮内雅晃　354

索　引 …………………………………………………………………… 361

1章

プロブレムを
的確に認識するには

1 認識されないと何も始まらない

　認識されない限り，プロブレムは抽出も解決もできない．これは，臨床プロブレムに限らず，神話時代から，人間の活動に共通の事実であろう．

　本シリーズの最初にあたる「腎臓・水電解質コンサルタント」（金芳堂，2009）の冒頭では，プロブレムをもれなくリストアップするためには，診察，検査は，必ず結果を予想してから行うべきこと，異常値の印がついていないことが正常であることを必ずしも意味しないこと，一つの病態で説明出来るか常に考えて診ること，一点だけでなく経過で判断することなどを強調したが，これは内科的アプローチとして，どの分野にも共通することではないだろうか[1]．

　本書「糖尿病・血糖管理コンサルタント」の読者は，内科を研修している若い医師，科に限らず受け持ちに糖尿病ないし耐糖能異常患者のいる主治医，コンサルトされる側の糖尿病専門医に大別されよう．全員の血糖を専門医がチェックしている規模の病院でない限り，主治医が認識しなければ，血糖管理に関してコンサルトされることはない．ここでは，必ずしも糖尿病がメインプロブレムではない患者の担当になった非専門医の立場で，いかにしてプロブレムを認識し，解決を進めて行くかについて簡単に考えてみたい．

2 受け持ち患者の血糖には将来問題が生ずるかもしれないと疑う姿勢

　受け持ちになった時点で糖尿病であるとわかっていれば，専門医に丸投げすればそれで済むのであろうか？

　そんなことは，主治医としてあり得ないことである．まずは食事の内容，治療法の内容について，妥当であるか確認する．そして，インスリン分泌能の評価，全身の合併症の評価を行うことになる．

　それでは，ルーチン検査で血糖が基準値であれば，そこで終わりで，あとは何も考えなくて良いのであろうか？

　受け持ち患者の血糖には将来問題が生ずるかもしれないと疑うことは，主治医としての義務であり，そのためには病歴や身体所見が重要なヒントとなる．

過去に一度でも高血糖を指摘されていたら，少なくとも外来での随時血糖に問題がなかったかどうかは確認するであろう．もし，高血糖があったことが確認されれば，HbA1cくらいは追加の検査をするであろうが，これも基準値内にあるかだけでなく，貧血など検査値に影響を及ぼす因子がないかも考慮して判断しなければならない．

　次に考えるべきことは，原病，ないしはこれから行う治療，手術によって耐糖能異常が生ずる可能性があるのかどうかである．このような予想が立てば，血糖を定期的にモニターし，異常が生じた場合に短期的，長期的にどのように対処すべきかの計画が前もって立てられる．

　さて，糖尿病と診断された場合は，糖尿病は全身疾患であることを配慮して，さまざまな臓器の合併症の有無と程度を正確に評価することも重要である．腎症は，アルブミン尿の程度と腎機能によって病期が分類されている[2]．アルブミン尿が著明であれば，血漿の膠質浸透圧の低下によって浮腫が生じやすい状態になっているし，腎機能低下によっては使用する薬剤の用法，用量を調節する必要が出てくるかもしれない．網膜症の存在は眼科にコンサルトすることもできるが，これも丸投げにするのでなく，例えば緊急に血液透析をしなければならないときは，現在activeな出血があるのかどうかを事前に自分で判断しないといけないこともある．神経障害については，振動覚の低下や末梢神経障害だけでなく，自律神経障害もチェックが必要となる．

　それにもまして重要なのが，糖尿病にともなう心血管病変，脳血管病変の存在を見逃さないことである．これも，基本になることは自分で行い，専門医に精査をお願いすることとなる．

3　自分で考え，予想し，前もって準備する：丸投げ厳禁

　主治医としての基本は，患者の病歴と所見をもとにして，自分で考え，予想し，前もって十分な準備をして経過を追うということにつきる．専門家へのコンサルトはその助けにはなるが，丸投げしていては，専門家が一人もいない環境に移ったときに何もできないことになる．ベーシックなことは自分で評価，診断し，それをもとに，いったいどういう専門的な情報が欲しいのかを明確にして，コンサルトするべきであろう．つまり，可能な限り自分の答えを用意して，聞くということである．

また，専門医がいる環境であれば，それはコンサルトした内容の答え合わせができるということであり，やはり丸投げは厳禁である．

糖尿病のような全身疾患を診る場合には，血糖だけ見るのではなく，内科医としての能力を最大限発揮して，総合的に診療することが強く望まれている．

文献

1) 深川雅史：プロブレムを的確に認識するためには？ 深川雅史，小松康宏編集：腎臓・水電解質コンサルタント-「ちょっと聞きたい」から「じっくり聞きたい」まで，金芳堂，pp1-4, 2009.
2) 糖尿病性腎症合同委員会：糖尿病性腎症病期分類の改訂について．http://www.jds.or.jp/common/fckeditor/editor/filemanager/connectors/php/transfer.php?file=/uid000025_7570646174655F6E657068726F70617468795F73746167696E672E706466

2章

医療連携とチーム医療

患者を中心にすえた医療連携とチーム医療とは

　限られたリソースの中で診療の質を保ちつつ効率的な糖尿病治療を行うには，疾病管理の視点から必要とされる外部連携（病診連携と診診連携）と個々の患者のための内部連携（チーム医療）の両者が重要となる．広義に解釈すると「医療連携」はこの外部連携と内部連携の両者を包括した意味で使用されるが，ここでは医療機関同士の連携（病診連携と診診連携）に限定して用いる．

　この糖尿病診療における連携の形態を理解するには，車輪型（医療連携）とクロス型（チーム医療）モデルをイメージすると良い．車輪型とは専門医療機関（病院および専門クリニック）を中心とし，かかりつけ医や関連する様々な診療科を結ぶ基本的医療連携の形態である．クロス型はオーダーメイド治療を目指した個々の患者を中心として成り立つ各職種間の連携であり，チーム医療の根幹をなすモデルといえる．

　医療連携とチーム医療は糖尿病地域医療システムを構築する過程で必要とされる基本的要素を構成している．すなわち，糖尿病診療は各医療機関，各地域の実情に即して最適化を進めることが重要であるが，この両者はその過程で必要とされる共通の基盤といえる．

1．医療連携とは

　糖尿病は年余にわたる生活習慣の改善の継続がより良い血糖コントロールに重要であることはいうまでもない．従って，日常の生活自体が適切な糖尿病療養となるように生活習慣の変更を行い，尚かつそれを長期にわたり維持していくことが必須の条件となる．しかし，日常診療で経験するように，flying away や dropout の症例は常に存在する．このような現象はなぜ生じてくるのかその原因を探ってみると，医療に対するアクセスの問題が一番大きい．

　糖尿病診療の現状をみると糖尿病専門医療機関に糖尿病患者が集中し，診療に十分な時間を割くことが困難な状況が未だに解消されていない．それに加えて長期間未治療で放置されていた症例や血糖コントロール不良の合併症進展例が集中する傾

向も著しい.

　従って，予約制を厳格に施行している施設では受診間隔が長くなり，そうでない施設では診察に至るまでの待ち時間が長いのみならず，受付から支払い終了までの在院時間が長時間にわたることになる．患者満足度の観点からすると極端に低い評価にならざるを得ない．即ち，多くの症例が長期にわたり継続的に専門医療機関を受診できる環境にはないということになる．一方，かかりつけ医の側からすると生活習慣に対する介入を効率的に行うには人的リソース不足が大きい問題となる．

　このような現状を考えると通常の診療や療養指導も極めて重要であるが，それ以上に**医療連携**（病診連携と診診連携の両者を含む）に対する積極的な関与を各人が意識していくことが必要である．また，糖尿病診療にかかわる医師の持つリソースが患者数に比して充分ではない現状の中で各種連携が機能していくためには，**糖尿病療養指導士（CDE）**の果たす役割が大きい（後述）．医療連携の必要性は高齢化

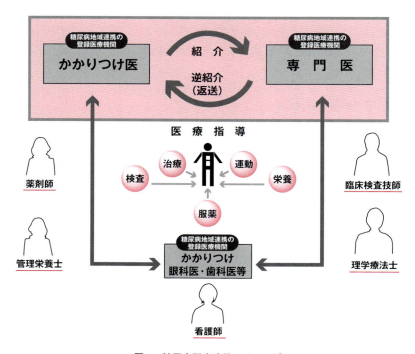

図1　糖尿病医療連携のイメージ
（東京都糖尿病医療連携協議会のイメージ図を元に作成）

社会，専門医療化，患者意識の変化，医療費高騰等を背景とした，適切かつ良質な医療への要望に由来する．良質な医療を迅速に実現するには，現在あるリソースを効率的に活用することも重要である．各医療機関の「機能分担」と「連携」，「専門知識をもった人材」がその主な要素となる．これらの有機的活用により中核病院，専門クリニックやかかりつけ医間の円滑な紹介・逆紹介が進展し，医療機器共同使用等が有効に機能し，その結果として患者の継続的な通院治療が可能になることが期待できる．

その中で忘れてはいけないことは，患者のための医療連携を目指すことである．すなわち，医療連携の糸は，コメディカルスタッフの協力のもとに，患者を中心として専門医とかかりつけ医が縦と横に織りなすものである点に留意する必要がある．

実際に患者が医療側に望むことは，一貫したていねいな治療方針の説明や治療の標準化と継続性などである．この点については専門医とかかりつけ医を中心として緊密なネットワークを構築し，治療方針や治療内容の確実な共有を実現しながら，常に地域における診断と治療の均霑化のための活動を続けることで対応可能と考えられる．その一例として図1に東京都の糖尿病医療連携のイメージ図を示した．

2．チーム医療とは

チーム医療とは医療に従事する多種多様な医療スタッフが，各々の高い専門性を前提に，目的と情報を共有し，業務を分担しつつ互いに連携・補完し合い，患者の状況に的確に対応した医療を提供することである．療養指導をはじめとして糖尿病の診療はチーム医療が非常に有効に機能する代表的な領域の一つである．

① 糖尿病のチーム医療

糖尿病専門医療機関では**専門医，教育担当看護師，管理栄養士，健康運動指導士，薬剤師，臨床心理士**などがそれぞれ役割を分担し，専門性を生かし診療にあたることが可能な仕組みを構築する必要がある．即ち，医師とコメディカルスタッフが患者の生活習慣，目標，治療内容など患者プロファイルに関する情報を共有し，1例ごとに目標，問題点，特別な配慮の必要性などについて検討することになる．

チーム医療のメリットは，それぞれの専門性を生かした多角的な指導や支援ができることであるが，かかわる人間が増えれば増えるほど，円滑な情報共有が難しく

なり，チームとしての意見がまとまりにくくなる傾向が存在する．それを避けるためには定期的にカンファレンスを開催することはもちろん，患者について何か気になることがある場合には，直ちに電話確認をするか直接話すなど可能な限りその場で解決を図ることがポイントである．即ち，些細なことでも全員で情報を共有する意識が重要である．

　地域において限られた糖尿病医療のリソースを有効に生かす点からは，専門医療機関は主として治療困難例や重篤な合併症を持つなど intensive care が必要な患者の急性期医療を担い，慢性管理についてはかかりつけ医の負担を過度に増やさないかたちで機能分担をすすめることが望まれる．

② CDE の役割

　現在，療養指導士制度には日本糖尿病療養指導士認定機構が認定する**日本糖尿病療養指導士（CDEJ）**と各地の NPO 法人などで認定される**地域糖尿病療養指導士（L-CDE）**とがある．CDEJ は，その限定された受験資格のため，かかりつけ医療機関に勤務する看護師や薬局薬剤師，保健師など地域の糖尿病診療において密接な関わりを持つ人材であっても取得が困難であるのが現状である．このため実際の臨

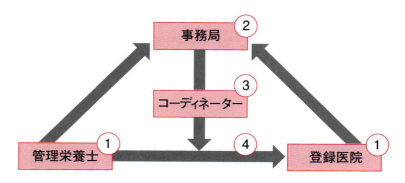

◆紹介までの流れ（管理栄養士）
　①申込用紙で，事務局まで登録申請
　②コーディネーターと面接（履歴書・管理栄養士免許が必要）
　③審査後，理事長から登録書の発行
　④登録医院へ紹介

図2　管理栄養士紹介派遣事業の仕組み

（NPO 法人西東京臨床糖尿病研究会）

床の場で必要とされる人的リソースをカバーするためにL-CDE制度が全国各地で普及している．療養指導士制度では，最新の知識を常に維持できるような研修が組まれており指導内容の質が担保されている．

最近，調剤薬局所属の薬剤師が地域CDEの資格を取得する事例が増加しつつある．服薬指導を通した生活習慣への介入効果の向上も期待でき，地域糖尿病診療システム構築にとってこれから取り組むべき課題の一つであると考えられる．

③ 管理栄養士紹介派遣事業

かかりつけ医療機関で食事栄養指導を管理栄養士が行う枠組みも準備されている．日本栄養士会が主導して各都道府県に栄養ケアステーションが設置されており，管理栄養士の紹介派遣を可能とする事業展開を図っている．これとは別に首都圏では，NPO法人西東京臨床糖尿病研究会が先行して同様の事業を実施しており，年間1万件を超える栄養指導の実績が示されおりここに実例として提示したい（図2）．

この地域では西東京糖尿病療養指導士（地域CDE）認定事業を通じて数多くの優秀なコメディカルスタッフが育ち，いろいろな場で活躍している．その中で重要な位置を占めるものとして**管理栄養士紹介派遣事業**が存在する．実地医家が栄養指導のため管理栄養士を常勤として雇用することは一部の糖尿病専門クリニックを除いて経済的に極めて困難である．必要に応じて常勤雇用関係を構築するには管理栄養士を雇用したい医療機関と非常勤雇用を希望する管理栄養士双方にとって情報を共有するシステムの存在が不可欠である．そのニーズを満たすため同研究会所属の糖尿病療養指導士の資格を持ち，かつ面接を含む審査の上登録された管理栄養士を，同研究会会員である医院へ紹介し，院内での栄養指導や情報交流を行う管理栄養士紹介事業が展開されてきた．

糖尿病のチーム医療には様々な形態が存在しうるので，それぞれの状況に最適化した運用形態を検討していくことが重要である．その中で中長期的視野に立ち人を育てて生かす観点からの地道な努力が期待される．

2 糖尿病の特殊性
～糖尿病に主治医なし～

糖尿病の特殊性とは

　慢性疾患である糖尿病は生涯に渡る治療が必要であり，治療の継続性が重要である．2012年の国民健康・栄養調査[1]によれば糖尿病が強く疑われる人は約950万人，糖尿病予備軍を含めると2,050万人と推定されており，実に国民の5人に1人が該当する．強く疑われる人のうち医療機関に継続的に通院出来ている者は約6割程度に留まり，約3割は受療にも至っていないと推定されている．一方，糖尿病学会認定の糖尿病専門医は平成27年4月現在で5,176人を数えるのみである．従って，多くの糖尿病患者がかかりつけ医である実地医家を中心として診療を受けることとなるが，医師の臨床経験や専門領域も様々であり当然その診療レベルは一様でない．

　歴史的に日本の医療制度はフリーアクセスが担保されており，それが全体として医療の質と供給に貢献してきたことが特徴であった．医療制度が変遷を遂げるなか未だに地域の基幹病院など比較的規模の大きい病院に通院を希望する患者は少なくない．患者にその理由を問うと「なにかあったときに優先的に入院させてもらえる」といった誤解から，「病院の通院のほうが医療費が安く済む」といった現実まで患者側には様々な理由がある．地域連携を円滑に稼働させるために，医療者はこれら一つ一つの患者の思いを常に意識する必要がある．

　すべての糖尿病患者が，その時代の標準的な糖尿病医療を均等に享受する機会を提供するためには，**医療連携・チーム医療**により限られた医療資源を有効に活用する仕組みが必要であり，地域ごとに様々な連携システムが工夫されている．医療連携を確実に進めるためには，診療情報の共有化が鍵となる．限られた診療時間の中で必要十分な診療情報を記録するために日本糖尿病協会の「糖尿病連携手帳」を活用する他，地域ごとに様々な記録方法が工夫されている．これらは医療者の診療情報共有のみならず患者自身が治療に対するモチベーションを維持するためにも重要なツールである．

診療の役割分担

糖尿病地域連携における役割分担には，**かかりつけ医**と**糖尿病専門医**との連携（二人主治医制），かかりつけ医と眼科をはじめとした他科医との連携，かかりつけ医とコメディカルとの連携がある．

① かかりつけ医と専門医の連携

複数の医療機関・医療スタッフで一人の患者の療養を継続的に行うためには，医療者同士で顔の見える関係を築くことが重要である．このためにも，地域で行われる症例検討会などの機会を積極的に利用することが重要となる．このような活動から地域全体の糖尿病診療の質を上げるとともに地域連携医療の標準化を目指すことが可能となる．

② かかりつけ医と眼科をはじめとした他科医との連携

糖尿病には様々な合併症があり，その進展を防ぐためにはそれぞれの専門医との連携が必要となる．網膜症に対する眼科との連携は特に重要であり，日本糖尿病眼学会の発行する**「糖尿病眼手帳」**や，日本糖尿病協会の発行する**「糖尿病連携手帳」**を活用することは，詳細な情報共有が出来るのみならず，患者の網膜症に対する注意を常に喚起させ，しばしば陥りがちな網膜症に対する病識不足からくる眼科通院中断を防ぐ目的でも有効である．

③ かかりつけ医とコメディカルとの連携

療養指導において運動指導・食事指導が重要であることは言うまでもないが，日本の医学教育では多くの医師が，その卒前後に栄養療法学や運動療法学などの系統的な教育は受けておらず，専門的に教育を受けたコメディカルによる指導がより実践的であることが多い．しかし，全てのかかりつけ医療機関において，療養指導を展開出来る人材を常に雇用することは困難である．日本栄養士会では，この問題に対応するために栄養ケアステーション事業[2]を展開しつつあり，各診療所は非常勤雇用の形態で外来個別栄養指導，外来集団栄養指導が出来る管理栄養士の紹介を受けることが可能である．

またフットケアをはじめとした療養生活全般における指導も不可欠であり，かかりつけ医療機関においても激増する糖尿病患者に適切な療養指導を展開出来る人的

リソースを確保することは重要である．ここでは**糖尿病療養指導士（CDE）**，特に地域 CDE の資格を有するコメディカルスタッフの果たす役割が大きい．CDE はその資格取得の課程で糖尿病診療に必要な知識とスキルを体系的に習得可能なため，かかりつけ医との協同作業で，質の担保された糖尿病診療が効率的に実現できる．

また，かかりつけ医療機関では，病院において開催されるような糖尿病教室を常時行うことは，集団教育としての非効率性や医師の時間的制約などから困難であることが多い．この教育は特に糖尿病の初療時に受講することが必要であるが，連携病院で行われる糖尿病教室の受講が出来ない場合には，各地で行われる市民公開講座などの活用[3]も有効である．

糖尿病は急性期の重篤性や，その合併症の多様性から連携医療が真価を発揮する疾患の代表であるが，治療継続こそが糖尿病診療の全てである．一人の脱落者も出さないためには，「糖尿病に主治医なし」の立場に立った連携を構築していくことが成功の鍵である．

文 献

1) 2012 年国民健康調査，厚労省．
2) 坂根久仁子，他：栄養ケア・ステーション活動の実際診療所等の医療機関と連携した事業展開をめざして．臨床栄養 116:147-151, 2010.
3) 糖尿病ネットワーク（http://www.dm-net.co.jp/event/ippan.php）

3 合併症（腎症）を通じたチーム医療の有用性　〜患者医師関係に亀裂？〜

　本章の第1・2項では，糖尿病における医療連携とチーム医療の意義や重要性が述べられてきた．本項ではその具体例を糖尿病合併症の1つである腎症に焦点を当てて紹介したい．

① 糖尿病腎症のかかえる問題点

　糖尿病腎症はいわゆる**3大合併症**の1つであるが，眼科を受診して検査を受ける網膜症や痺れなどの症状を自覚しやすい末梢神経障害と比べると，患者にとって腎症の認識は薄いことが多い．

　また医師も，微量アルブミン尿が出て来る程度の早期の段階では，その重要性を患者にいちいち説明しないことが往々にしてある．そして腎症がさらに進行して顕性アルブミン尿や腎機能低下が見られるようになって，これはさすがに，ということで初めて患者に腎症が進行していることを伝える．しかしこれは患者にとっては寝耳に水のことで，「数年後には透析になります」と恐ろしい言葉，「これからは食事のカロリーは多くし，蛋白質やカリウムを制限してください」と今まで心掛けてきた食事療法がいけなかったのかと思えてしまうようなことを言われ，医師が信頼できなくなってしまう．**信頼関係**が損なわれると治療はなおさらうまくいかなくなり，腎症はますます進行してしまう．

　このようなことにならないためには，糖尿病の状態や合併症に関する情報を患者と正しく共有することが必要である．口頭で伝えるだけでなく，糖尿病連携手帳などに記入すれば，患者はより理解しやすい．早期の段階から伝え，蛋白質摂取量なども段階的に制限していけば，患者も受け入れやすい．この食事療法の指導には，管理栄養士の果たす役割が大きい．また腎機能低下が進行するとそれに応じて薬物療法にも変更が生じることがあるが，その説明や服薬指導には薬剤師の関与が大である．

② 糖尿病腎症に対してのチーム医療

　医師の限られた診察時間で十分な説明を行うことは難しい．しかしチームとして

表1　糖尿病透析予防指導管理料（要旨）

【算定要件】
　　透析予防に関する指導の必要性があると医師が認めた糖尿病腎症2～4期の患者に，透析予防診療チームが食事・運動療法や生活習慣に関する指導管理を個別に行った場合に，月1回に限り350点を算定する．
【施設基準】
　①透析予防診療チームが設置されていること．
　　・構成員：医師，看護師（または保健師），管理栄養士（以上3職種は必須で，経験年数などの条件も定められている），薬剤師，理学療法士など．
　②糖尿病教室などを定期的に実施していること．
　③1年間に指導管理料を算定した患者の人数や状態変化などについて報告すること．

患者に対応すれば，患者から話を聞き，医療者側から説明や指導をする時間を合計としては長くとることができ，患者の満足や信頼も得られやすくなる．その結果として患者の治療意欲も増し，腎症の進展抑止，早期であれば寛解を実現することさえ可能である．糖尿病治療の成否には患者の主体性が何より重要であり，その主体性を引き出すためにチームでの介入はとても有用なのである．

③ 糖尿病透析予防指導管理料

　糖尿病腎症に対しての**チーム医療**の有用性は診療報酬体系にも反映され，2012年4月より**糖尿病透析予防指導管理料**が設定された（**表1**）．1998年以降，糖尿病腎症は透析導入の原疾患の第1位となっており，より早期からの，そしてチーム医療での介入が糖尿病腎症による透析導入患者数の減少に寄与するという期待に基づいたものである．これを支持するエビデンスとしてSteno-2 studyがある．この試験では微量アルブミン尿を呈する患者（腎症第2期に相当）に対する包括的治療が腎症の進行を抑制することが証明されたが，この包括的治療の一要素としてチーム医療が含まれている[1]．

　糖尿病透析予防指導管理料については**表1**のような施設基準があるため，一般のクリニックでは，指導を行っても診療報酬の算定が不可能なことがある．その場合は透析予防診療チームを持つ専門医療機関に紹介して，指導を依頼することになる．専門医へ紹介する目安は，「科学的根拠に基づく糖尿病診療ガイドライン2013」では「顕性腎症期（第3期）まで進行した症例では，腎臓専門医に紹介」と記載されている[2]．一方糖尿病透析予防指導管理料は，これより早期の段階である腎症第2期からの介入による腎症の進行予防を目指して導入された．現在全国各地

で糖尿病診療の病診連携がその地域の実情に即して構築されている．腎症についてもどの時点で専門医へ紹介するかという目安を各地域で定め，それに基づいて普段の診療はかかりつけ医で，そして腎症に関しての経験・知識を有する看護師や管理栄養士による生活指導を専門医の下で定期的に，という効果的な役割分担が進められることが望ましい．医療連携とチーム医療を活かしたきめ細やかな患者指導により，1人でも多くの患者が透析治療を回避できることを願いたい．

文 献

1) Gaede P, et al: Intensified multifactorial intervention in patients with type 2 diabetes mellitus and microalbuminuria: the Steno type2 randomised study. Lancet 353: 617-622, 1999.
2) 日本糖尿病学会編：科学的根拠に基づく糖尿病診療ガイドライン2013，8. 糖尿病腎症の治療，p97-113，南江堂，2013.

3章

コンサルテーションについて

1 コンサルテーションの意義

　日々の診療のなかで専門家の助言を求めることは多い．医学情報量が急増し，専門分化が進み，複数の疾患を有する患者が増加している現在，一人の医師が単独で患者の臨床的問題をすべて解決することはできない．最善の医療を適時に患者に提供するためには，専門医間の協働が不可欠となっており，コンサルテーションは医療の質・安全を保証するものでもある[1]．医療事故の中で最も多いものは医薬品関連事故で，その中でもインスリン，血糖に関するものが多い．糖尿病・血糖管理のコンサルテーション技能は，個々の専門医に求められるだけではなく，病院全体のシステムの問題としてとらえるべきものとなっている．

2 医学コンサルテーションとは

　コンサルテーションに関する古典的名著"The Consulting Process in Action"のなかで，Lippitt and Lippittらは，コンサルテーションとはただ単にアドバイスをすることだけではなく，「内外の資源を用いて，問題を解決したり変化を起こすことができるように，その当事者やグループを手助けしていくプロセス」と定義している[2]．コンサルテーションは，単に一方向に知識・技術を伝授することではなく，当事者間の双方向の相互作用を持つものである．そして「単に参考意見をきく」ことでもなければ，「全面的に治療の責任を委ねる」ことでもなく[3]，コンサルト依頼者とコンサルタントが協働して問題解決にあたるプロセスである．

　医療現場でのコンサルテーションは，特定の分野の知識，技術，経験を有する専門家が，依頼に応じて問題解決にあたっての援助をする過程である．「コンサルテーション」と「リファーラル（referral）」という似た言葉がある．Grossらは，「コンサルテーションとは他の医師に診断，治療に関する意見を求めること」と定義し，患者管理を部分的，全面的に委ねるリファーラルとは区別すべきであるとしている[4]．コンサルテーションの場面では，あくまで患者の診療の最終責任はコンサルトを依頼した主治医（依頼医）にあり，リファーラルといった場合には，患者の診療に関しての責任を他の医師に委ねることという意味である．有効なコンサルテーションに関して，1983年にGoldmanは「コンサルテーションの十戒」を提言してい

るが，その中でコンサルタントはあくまで脇役，助言者であり，直接の診療は主治医が行うという立場をとっている[5]．しかし2006年に実施された米国の調査では，「コンサルタントは直接の指示を出すべきでない」という見解をもつのは内科医は6割，外科医は3割強であり，「一緒に患者管理をすることが望ましい」と考えるのは内科医で約2割，外科医で6割であった[6]．内科的合併症を持つ外科患者が増加するにつれ，今後，本邦でも内科医，糖尿病専門医に期待される役割が増加していくと思われる．

3 有効なコンサルテーションを進めるために

　コンサルテーションは患者診療の質を向上させ，依頼医の診療に貢献してはじめて意味を持つ．依頼医の意図をくみ，依頼内容と緊急性を把握し，できるだけ早く具体的な方針を簡潔に提示すること，そして直接依頼医と話し合うことが鍵である．前述したように，疾患によっては直接の検査・処方指示など患者診療の一部を担当することも求められるだろう．

　Salernoらは，2006年にGoldmanが提言した「有効なコンサルテーションの十戒」（1983年）の修正版を提言している．要点をまとめると①依頼医が何を求めているか，困っているか，②緊急性を把握し，③コンサルタントは他者からの伝聞ではなく，自らが情報を収集するが，④既知のデータを新たに収集する必要はなく，⑤具体的な提案を示すこと，必要に応じ自らが指示を出したほうがよいかを申し出ること，⑥不測事態への対応を示すこと，⑦依頼医の求めに応じ併診すること，⑧依頼医の専門性，経験，緊急性に応じた対応，教授をすること，⑨カルテ上のやり取りではなく直接話し合うこと，⑩毎日フォローアップすること（問題が解決したらサインオフする），となっており参考にしたい．

　「三人よれば文殊の知恵」とのことわざがある一方，「船頭多くして船山に登る」という反意句がある．患者診療の最終責任は主治医（attending physician）にあるが，特定の問題（血糖コントロールの検査，指示など）を誰が担当するかなどは，依頼医，コンサルタント側で誤解のないようにしておく必要がある．また，廊下や昼食時などに専門医にあった際，非公式に相談することも多い．こうしたcurbside consultationは便利なこともあるが，正確性に欠け，不適切な患者管理を招くので[7]，特定患者の特定の問題については正規コンサルテーションを行うようにしたい．

入院中の糖尿病患者に対し，すべての検査，処方を糖尿病専門医が担当することは現実的ではないし，その必要もない．同時に，専門医の診療が求められる患者に適切な診療を提供することは医療の質と安全を保証し，病院全体の人的資源の有効活用の面から業務改善にもつながる．病院全体の血糖管理を監督，助言するうえで糖尿病専門医の役割がますます重要となる．筆者が属する病院では入院患者に対するインスリン指示の方法が一定せず，それぞれの医師が自分流の指示を出していた．これは，医師・看護師のコミュニケーション・エラーが，業務負担に加え，インシデントの発生要因にもなりかねない問題だった．糖尿病専門医の指導下で標準的なインスリン指示方法を作成したところ，インシデントが激減したという経験がある．米国の主要病院でもコンサルテーションを出す基準，コンサルテーションを受ける側の対応項目などを標準化しており医療の質改善・安全の見地から，研修医教育の見地からも有用である[8, 9]．

文 献

1) 小松康宏：医学コンサルテーションを活用するために．コンサルテーションの概要と心得．深川雅史，小松康宏編集：腎臓・水電解質コンサルタント，金芳堂，2009．
2) Lippitt G, Lippitt R: The Consulting Process in Action. 2nd ed, p.1. Jossey-Bass/PfeifferA Wiley Co. San Francisco, 1986.
3) アンダーウッド PR, 勝原裕美子（訳）：コンサルテーションの概要．インターナショナルナーシングレビュー 18: 4-12, 1995.
4) Gross RJ, Caputo GM, General Medical Consultation Services: The Role of the Internist. In Gross RJ, Caputo GM eds. Kammerer and Gross's Medical Consultation. 3rd ed, Williams & Wilkins, 1998.
5) Goldman L, et al: Ten commandments for effective consultations. Arch Intern Med 143:1753-5, 1983
6) Salerno SM, Hurst FP, Halvorson S, et al: Principles of effective consulation. An update for the 21st –century consultant. Arch Intern Med 167:271-275, 2007.
7) Burden M, Sarcone E, Keniston A, et al: Prospective comparison of curbside versus formal consultations. J Hosp Med 8:31-35, 2013.
8) ジョスリン糖尿病センター，Beth Israel Deaconess医療センター：コントロール不良な成人入院患者に対する管理ガイドライン．https://www.joslin.org/docs/unc_gluc_in_hosp_guideline_final_5_13.pdf　アクセス日時．2014/12/15
9) ジョスリン糖尿病センター．専門家コンサルテーション・リファーラルに関するガイドライン．https://www.joslin.org/docs/Referral_Guidelines_8_6_13(1).pdf　アクセス日時．2014/12/15

4章 血糖管理に必要な知識
【知識の引き出し】

知識の引き出し 1

糖尿病の診断分類と管理目標

　糖尿病の診断基準は細小血管合併症の発症に関与する空腹時血糖，食後血糖の疫学的エビデンスから設定されてきた．また，HbA1cの測定が一般的となり，種々の大規模研究の結果から，患者の個々の病態に応じたHbA1cの目標設定の重要性も明らかとなった．本稿では，糖尿病の**診断基準**，診断方法，血糖コントロール目標設定について述べる．

《A. 診断基準》

1. 糖代謝異常の判定区分と判定基準

　① 早朝空腹時血糖値 126mg/dl 以上
　② **75gOGTT**で2時間値 200mg/dl 以上
　③ 随時血糖値 200mg/dl 以上
　④ HbA1c（NGSP）が6.5％以上
上記の①〜④のいずれかが確認された場合に「**糖尿病型**」と判定する．
　⑤ 早朝空腹時血糖値 110mg/dl 未満
　⑥ 75gOGTTで2時間値 140mg/dl 未満
　　⑤及び⑥が確認された場合に「**正常型**」と判定する．上記の「糖尿病型」
　　と「正常型」いずれにも属さない場合は「**境界型**」と判定する．
　ただし，正常型であっても1時間値が180mg/dl以上の場合には180mg/dl未満のものに比べて糖尿病の悪化する危険が高いので，境界型に準じた取扱いが必要である．また，空腹時血糖値が100〜109mg/dLは正常域であるが，「正常高値」とする．この集団は糖尿病への移行やOGTT時の耐糖能障害の程度からみて多様な集団であるため，OGTTを行うことが勧められる[1]．

2. 糖尿病の診断

空腹時血糖 126mg/dl，2 時間血糖 200mg/dl が疫学的にエビデンスのある糖尿病診断基準値であり，長らくこの空腹時血糖と食後血糖，随時血糖を用いて糖尿病の診断が行われてきた．しかし，世界的に糖尿病をより簡便かつ迅速に診断することの重要性が議論され，日本でも 2010 年 5 月に新しい基準が公表された．糖尿病の診断は高血糖が慢性に持続していることを証明することが重要であり，初回の検査で糖尿病型（**図 1**）[2] を確認し，別の日に行った検査で，糖尿病型が再確認できれば糖尿病と診断できる．ただし，初回検査と再検査の少なくとも一方で，必ず血糖値の基準を満たしていることが必須で，HbA1c のみの反復検査による診断は不可である．HbA1c は貧血，肝障害などの種々の要因の影響を受けるため血糖値と乖離する症例が存在するからである．一方，血糖値と HbA1c を同時測定し，ともに糖尿病型であることが確認されれば，1 回の採血のみで糖尿病と診断することができ，利便性が格段に向上した．

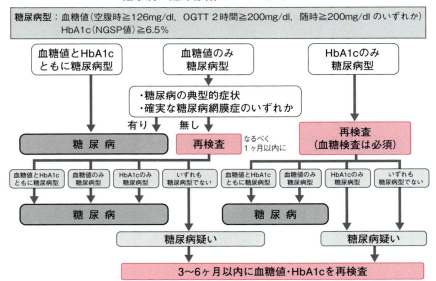

図 1　糖尿病の診断フローチャート
（清野　裕，他：糖尿病の分類と診断基準に関する委員会報告，2012）[2]

また，血糖値が糖尿病型を示し，かつ次のいずれかが認められる場合は，HbA1c値にかかわらず初回検査だけでも糖尿病型と診断できる．
　(1) 口渇，多飲，多尿，体重減少などの糖尿病の典型的な症状
　(2) 確実な糖尿病網膜症
血糖値や HbA1c が糖尿病型の判定基準以下であっても，過去に糖尿病型を示した資料（検査データ）がある場合や，上記(1)，(2)の記録がある場合には，糖尿病の疑いをもって対応する[1]．

《B. 病型分類》

糖尿病を成因（発症機序）と病態（病期）の両面から分類する[1]．

1. 成因分類

① 1型糖尿病

【コンサルト [15] [21]】

"膵β細胞の破壊的病変でインスリンの欠乏が生じることによっておこる糖尿病"と定義されている[3]．
　自己免疫機序（IA）によるものが多いとされているが，自己免疫機序が証明できない症例も存在し，これを特発性として分類する（表1）．特発性における膵β細胞の破壊機序は現在不明である．劇症1型糖尿病は特発性に分類される．

② 2型糖尿病

　インスリン分泌低下にインスリン抵抗性が加わって相対的にインスリン不足をきたす病態である．
　主に糖尿病に感受性のある遺伝子を持った患者に生活習慣などの環境因子が組み合わさって発症する．2型糖尿病では，多くの候補遺伝子の解析がなされてきたが，まだ糖尿病の遺伝の全体像を説明するには十分ではない．今後のさらなる研究の進展が期待されている．

表1 糖尿病，糖代謝異常の成因分類

Ⅰ．1型糖尿病
　A．自己免疫性
　B．特発性
Ⅱ．2型糖尿病
Ⅲ．その他の特定の機序，疾患による糖尿病
　A．遺伝因子としての遺伝子異常が同定されたもの
　　(1) 膵β細胞機能に関わる遺伝子異常
　　(2) インスリン作用に伝達機構に関わる遺伝子異常
　B．他の疾患条件に伴うもの
　　(1) 膵外分泌疾患
　　(2) 内分泌疾患
　　(3) 肝疾患
　　(4) 薬剤や化学物質による
　　(5) 感染症
　　(6) 免疫異常による稀な病態
　　(7) その他の遺伝子異常で糖尿病を伴うことが多いもの
Ⅳ．妊娠糖尿病

（清野　裕，他：糖尿病の分類と診断基準に関する委員会報告，2012）[2]

③ 遺伝子異常

インスリンの合成・分泌・作用に関連する特定遺伝子の異常により糖尿病を発症する疾患として MODY（maturity-onset diabetes of the young）やミトコンドリア糖尿病があげられる．MODY は"25歳以下で診断され，3世代以上の家族歴があり，同胞の約半数に糖尿病をみとめるもの"とされ，膵β細胞の発生，分化，機能にとって重要な転写因子の遺伝子である hepatocye nuclear factor（HNF)-4α[4]，HNF-1α[5]，HNF-1β[6]，insulin promoter factor（IPF)-1[7]，neurogenic differentiation（NeuroD）1 などが MODY の原因遺伝子であることが明らかとなっている．その他にグルコキナーゼ遺伝子異常は MODY2 として知られている[8]．

④ 2次性糖尿病

その他の特定の機序，疾患に起因する糖尿病を指す．
(1) 膵外分泌疾患
慢性膵炎では炎症の進行に伴い，膵外分泌のみならず内分泌細胞も障害され，インスリン分泌障害が起こる．膵外傷，膵摘出術では膵β細胞の欠損によって糖尿病

が生じる．膵切除後の耐糖能の低下は膵切除範囲に依存する．臨床的には膵の90％以上を切除しないと明らかな糖尿病発症はみられないが，耐糖能低下やインスリン分泌低下は50％以下の切除でもみられる．膵癌でも高頻度に糖尿病を合併する．また，逆に糖尿病患者の膵癌の発症率は高値である[9]．

(2) 内分泌疾患

クッシング症候群，末端肥大症はインスリン抵抗性を悪化させる．一方，褐色細胞腫，アルドステロン症ではインスリン分泌が抑制される．一般的にインスリン分泌能に余力ない患者に上記の病態が加わって糖尿病が発症または増悪すると考えられている[10]．甲状腺機能亢進症では，胃腸運動の亢進により糖の吸収が亢進し，OGTTでの血糖曲線がoxyhyperglycemia型となるとともに，カテコラミン感受性亢進等による耐糖能の悪化も認められる．

(3) 肝疾患

肝臓は，インスリンの標的臓器の一つであり，糖代謝において中心的な役割を担っている．アルコール性肝炎，C型肝炎，非アルコール性脂肪性肝炎（NASH）などの慢性肝障害で肝硬変に至っていない状態でも，インスリン抵抗性や耐糖能異常が併存する．肝硬変では96％に耐糖能異常が，30％に糖尿病が認められる[11]．インスリン抵抗性並びに高インスリン血症が特徴である．

高インスリン血症はインスリン抵抗性に対する膵β細胞の代償作用と，門脈－体循環のシャント形成によるインスリンクリアランスの低下に起因する．また，肝疾患と糖尿病の合併例では肝臓に加え，骨格筋，脂肪組織においてもインスリン抵抗性が認められる．

(4) 薬剤や化学物質によるもの

グルココルチコイド，インターフェロンなどが有名である．グルココルチコイドは自己免疫疾患に対する治療のみならず，化学療法などに使用されているためいわゆるステロイド糖尿病の頻度は増している．糖尿病発症までの期間は多くはステロイド投与開始1年以内で，60歳以上の高齢者や糖尿病の家族歴を有する患者に多い．治療には約半数例でインスリン治療が必要とされている．インターフェロンによる糖尿病発症はインスリン抵抗性の増加による場合と，膵島に対する自己抗体が誘導され，1型糖尿病を発症する場合とがある．

最近，第2世代抗精神病薬による糖尿病の誘発が報告されており，オランザピン，クエチアピン，クロザピンは糖尿病患者または既往のある患者では投与禁忌である．糖尿病の発症機序は第2世代抗精神病薬による食欲亢進，体重増加，インスリ

表2 耐糖能異常をきたしうる薬物や化学物質

1. グルココルチコイド
2. インターフェロン
3. 抗精神病薬
4. その他
   1) 利尿薬（サイアザイド，フロセミド）
   2) 降圧薬（β遮断薬，Ca拮抗薬，ジアゾキシド）
   3) ホルモン薬（α-，β-アドレナリン作動薬，エストロゲン，プロゲステロン，GH，グルカゴン）
   4) 抗痙攣薬（ジフェニルヒダントイン）
   5) 抗腫瘍薬（L-アスパルキナーゼ，ストレプトゾトシン）
   6) 抗原虫薬（ペンタミジン）
   7) 殺鼠薬（ピリミニール）
   8) 免疫抑制薬（シクロスポリン，タクロリムス）
   9) 脂質異常薬（ニコチン酸）
   10) 抗菌薬（リファンピシン）

（日本糖尿病学会編・著：糖尿病専門医研修ガイドブック，改訂第6版，p.83，診断と治療社）

ン抵抗性の増強などの関与が考えられていた．最近，オランザピンによる膵β細胞のアポトーシスの誘発の報告がなされている[12]．その他多くの薬剤が耐糖能異常を引き起こすことが報告されている（**表2**）．

(5) 感染症

サイトメガロウイルス，コクサッキーBウイルス，ムンプスウイルス，Epstein-Barrウイルス感染後に1型糖尿病の発症が報告されている．劇症1型糖尿病もウイルス感染の関与が疑われている．

(6) 免疫異常による稀な病態

インスリン受容体抗体はType Bインスリン受容体異常症の原因となる．インスリン自己免疫症候群は，インスリン自己抗体の存在により血中インスリン濃度が高い．この自己抗体がインスリンから遊離すると重症の低血糖をおこす．

(7) その他の遺伝子異常で糖尿病を伴うことが多いもの

稀な遺伝性症候群には，染色体異常，先天性代謝異常などが含まれる[13-17]．染色体異常としてDown症候群，Turner症候群，Klinefelter症候群がある．肥満と関連した遺伝性症候群ではPrader-Willi症候群，Laurence-Moon-Biedl症候群が知られている．Werner症候群は常染色体劣性遺伝の早老症候群であり，インスリン受容体後の障害によるインスリン抵抗性を示す．Wolfram症候群として知られるDIDMOAD症候群は常染色体劣性遺伝でインスリン依存状態を示す．セルロプラ

スミン低下症としては Wilson 病や Menkes 症候群がある．その他，筋強直性ジストロフィーや Friedreich 失調症にも糖尿病を合併する．

2. 病期分類

① インスリン依存期，非依存期

糖尿病の病期別に分類したのが図 2[18)] である．大きく分けると 1 型糖尿病，2 型糖尿病，その他の糖尿病に分けられる．

2 型糖尿病はインスリン分泌低下にインスリン抵抗性が加わって相対的にインスリン作用不足をきたす病態である．高血糖の程度はその病気の背景，進行度により変動する．2 型糖尿病は進行性の疾患であり，糖尿病と診断された時点のかなり前から糖尿病状態であるが，無症状の時期が長い．無症状の時期でも，空腹時や食後血糖の測定あるいは OGTT を行うと代謝異常が検出できる（IFG と IGT）．さらにその前には血糖値自体は正常であるが，インスリン抵抗性やインスリンの過分泌の状態の時期がある．進行すると血糖は上昇するが，食事療法，運動療法や経口糖尿病薬で適正な血糖コントロールの維持が可能である．一方，インスリン分泌は残存

病態（病期）成因（機序）	正常血糖		高血糖		
	正常領域	境界領域	糖尿病領域		
			インスリン非依存状態		インスリン依存状態
			インスリン不要	高血糖是正に必要	生存に必要
1型					
2型					
その他特定の型					

図 2　糖尿病における成因（発症機序）と病態（病期）の概念

右向きの矢印は糖代謝異常の悪化を表す．矢印の線のうち，■■■の部分は「糖尿病」と呼ぶ状態を示す．たとえば 2 型糖尿病でも，感染時にケトアシドーシスに至り，救命のために一時的にインスリン治療を必要とする場合もある．また，糖尿病がいったん発病した場合は，糖代謝が改善しても糖尿病とみなして取り扱うという観点から，左向きの矢印は黒く塗りつぶした線で表した．その場合，糖代謝が完全に正常化するに至ることは多くないので，破線であらわした．

（清野　裕，他：糖尿病の分類と診断基準に関する委員会報告，2002 を改訂）[18)]

しているが，血糖コントロールにインスリンが必要な時期が存在し，この時期はインスリンを注射しなくても生存には支障がない．しかし，さらにインスリン分泌が低下すると，生存するためにインスリン注射が必須のインスリン依存状態となる（**インスリン依存期**）．

② SPIDDM とは

【コンサルト 8 9 21】

1型糖尿病は自己免疫機序により β 細胞が進行性に破壊される疾患であるが，単一な機序で起こるものではなくまた，臨床経過も様々である[19, 20]．一般的な1型糖尿病は小児期に発症し，急速にインスリン分泌が低下しインスリン依存状態になる．しかし，30〜50％の患者は20歳以降に発症することが明らかとなり[21]，WHOとADAは糖尿病の病因分類のみならず，臨床分類の重要性を提唱した[22, 23]．実際，膵島に対する自己抗体を有しながらインスリン非依存状態の糖尿病患者が存在し，小林らは抗ICA抗体が陽性にも関わらずインスリン非依存状態であり，数年間かけて緩徐に β 細胞機能が低下していく日本人症例を報告した[24]．このような1型糖尿病を slowly progressive insulin dependent diabetes mellitus（**SPIDDM**，緩徐進行1型糖尿病），latent autoimmune diabetes in adults（LADA），1.5 diabetes という[25, 26]．

成人発症の糖尿病患者4,980人を対象としたEHIME研究ではGAD抗体陽性率は3.8％であり，GAD陽性患者のインスリン欠乏の比率は38.3％，51.6％はインスリン非欠乏状態（残りの10.1％は分類不能）であった[27]．SPIDDMにおいてはβ細胞機能の廃絶を予防することが重要であり，インスリンの投与が進行を遅らせるのではないかと考えられている．実際，GAD抗体が高力価陽性（>10 U/mL）のSPIDDM患者に対し，早期からの少量インスリン投与はβ細胞機能の低下を遅延する効果が認められている[28]．今後，β細胞機能保護作用が期待されるインクレチン関連薬やSGLT2阻害薬などの効果についても検討していく必要があると思われる．

《C. 血糖コントロール目標》

1. 熊本宣言　　　　　　　　　　　　　　　　　【コンサルト 11 13】

　平成25年5月に熊本で開催された第56回日本糖尿病学会総会において，**熊本宣言2013**が発表され，新しい**血糖コントロール目標**が呈示された（**表3**）．従来の血糖コントロール目標値では，優・良・可など評価を伴う分類の難点が指摘されていた．新しいコントロール目標は，ADA/EASDによる「patient centered approach」[29]を参考にして作成された．

　次の3つが主な採用理由である．

　①医療者が患者の血糖コントロールを一方的に採点するのではなく，患者と医療者が共に目指す糖尿病治療の目標とすること．②HbA1cの国際標準化を契機に，国際的な基準との整合性をとること．③非専門医にも理解されやすく，活用しやすいようにできる限り簡素化すること．

表3　血糖コントロール目標

目標	血糖正常化を[注1] 目指す際の目標	合併症予防[注2] のための目標	治療強化が[注3] 困難な際の目標
HbA1c（％）	6.0未満	7.0未満	8.0未満

治療目標は年齢，罹病期間，臓器障害，低血糖の危険性，サポート体制などを考慮して個別に設定する．
注1）適切な食事療法や運動療法だけで達成可能な場合，または薬物療法中でも低血糖などの副作用なく達成可能な場合の目標とする．
注2）合併症予防の観点からHbA1cの目標値を7％未満とする．対応する血糖値としては，空腹時血糖値130mg/dl未満，食後血糖180mg/dl未満をおおよその目安とする．
注3）低血糖などの副作用，その他の理由で治療の強化が難しい場合の目標とする．
注4）いずれも成人に対しての目標値であり，また妊娠例は除くものとする．

　　　　　　　　　　　（日本糖尿病学会編・著：糖尿病治療ガイド2014-2015，p.25，文光堂，2014）[1]

2. HbA1c 6.0%, 6.5%, 7%, 8%の意義（表4）

① HbA1c 6.0%

空腹時血糖110mg/dlに相当し，正常血糖の指標となる．食事療法や運動療法などにてコントロールできる場合や合併症のない若年者では低血糖を起こさない限りなるべく正常血糖を目指すべきであり，HbA1c 6.0%未満が目標となる．

② HbA1c 6.5%

日本糖尿病学会，米国糖尿病学会（ADA），欧州糖尿病学会（EASD）など多くの学会がHbA1c 6.5%以上を糖尿病と診断しているが[30, 31]，その根拠は細小血管障害が6.6%以上で明らかに増加することを示したSabanayagam等の研究に基づいている[32]．また，他の多くの疫学研究もHbA1c 6.5%以上で網膜症頻度が高くなることを支持している．糖尿病の診断基準として空腹時血糖126mg/dl以上，OGTT 2時間値200mg/dl以上が用いられているが，この値に相当するHbA1cが6.5%である[33]．

ADAでは罹病期間が短く，余命が長く，心血管合併症がない患者で，低血糖や副作用がなく下げられるのであれば，HbA1c 6.5%未満を目標とすることも一つの選択肢にしている[31]．一方，米国老年病学会ではHbA1c 6.5%未満は高齢者において有害である可能性を指摘し，推奨していない[34]．

表4 HbA1cの意義

HbA1c	EBM, 意義	文献
8.0%	[DCCT, UKPDS] 8%以上にて細小血管症が有意に上昇． [AGS] 虚弱高齢者や余命5年以内の患者の目標値と設定．	31, 34, 37〜39
7.0%	[DCCT, Kumamotoなど] 細小血管障害予防に有効な目標値である． [ADA, JDS] 合併症予防のための目標値として設定．	1, 35, 36
6.5%	糖尿病の診断基準である空腹時血糖126mg/dl, OGTT 2時間値200mg/dlに相当．これ以上だと，網膜症が有意に増加する． [ADA] 罹病期間が短く，低血糖や副作用がなく下げられる場合のオプションとしての目標値．	31, 32, 33
6.0%	空腹時血糖110mg/dlに相当． [JDS] 食事療法や運動療法だけで達成可能な場合の目標値．	1

（ADA：米国糖尿病学会，JDS：日本糖尿病学会，AGS：米国老年病学会）

③ HbA1c 7.0%

Kumamoto Study において2型糖尿病患者を強化療法により HbA1c（NGSP）6.9%未満にすると，細小血管合併症の出現する可能性が少ないことが明らかとなった[35]．また，1型糖尿病を対象としたDCCTでは，強化療法群の平均HbA1cは7.1%であり，通常コントロール群と比較して，有意に細小血管症の発症を抑制した[36]．このことからHbA1c 7%未満にすることは細小血管症の予防に根拠のある目標値と言える．

④ HbA1c 8.0%

【コンサルト 36】

HbA1cと細小血管症出現との関係は連続性が認められ，閾値はないが，DCCTにおいてHbA1c 8.0%を超えると網膜症のリスク増加の傾きが大きくなること[37]，2型糖尿病を対象としたUKPDSの従来療法群ではそのHbA1cの中央値が7.9%で，この群において有意に細小血管合併症の発症が多かった[38]ことが指摘されている．

米国老年病学会では，虚弱高齢者や余命5年以内の患者の目標値としてHbA1c 8.0%未満を目標としている．なお，併存疾患が多く余命も短い場合にはHbA1c 8〜9%が適当としている[34]．

以上のことを考慮し，熊本宣言では，低血糖などの副作用，その他の理由で治療の強化が難しい場合HbA1c 8.0%を最低限達成が望ましい目標値に設定し，この数値以上であれば治療法を変更するなどの工夫を要する血糖コントロール状態であるとしている[39]．

文献

1) 日本糖尿病学会編・著：糖尿病治療ガイド 2014-2015，文光堂，2014.
2) 清野 裕，他：糖尿病の分類と診断基準に関する委員会報告（国際標準化対応版）．糖尿病 55: 485-504, 2012.
3) 葛谷 健，他：糖尿病の分類と診断基準に関する委員会報告．糖尿病 42:385-404, 1999.
4) Yamagata K, et al: Mutations in the hepatocyte nuclear factor-4alpha gene in maturity-onset diabetes of the young (MODY1). Nature 384: 458-60, 1996.
5) Yamagata K, et al: Mutations in the hepatocyte nuclear factor-1alpha gene in maturity-onset diabetes of the young (MODY3). Nature 384: 455-8, 1996.

6) Horikawa Y, et al: Mutation in hepatocyte nuclear factor-1 beta gene (TCF2) associated with MODY. Nat Genet 17: 384-5, 1997.
7) Stoffers DA, et al: Pancreatic agenesis attributable to a single nucleotide deletion in the human IPF1 gene coding sequence. Nat Genet 15: 106-10, 1997.
8) Bell GI, et al: Glucokinase mutations, insulin secretion, and diabetes mellitus. Annu Rev Physiol 58: 171-86, 1996.
9) Noto H, et al: Latest insights into the risk of cancer in diabetes. J Diabetes Investig 4: 225-32, 2013.
10) 日本糖尿病学会編：糖尿病専門医研修ガイドブック，改訂6版，診断と治療社，2013.
11) Hickman IJ, et al: Impact of diabetes on the severity of liver disease. Am J Med 120: 829-34, 2007.
12) Ozasa R, et al: The antipsychotic olanzapine induces apoptosis in insulin-secreting pancreatic beta cells by blocking PERK-mediated translational attenuation. Cell Struct Funct 38: 183-95, 2013.
13) 島　健二：垂井清一郎，他編，糖尿病学，p112-119，朝倉書店，1990.
14) 辻井　悟，他：糖尿病の診断と治療，河盛隆造，他編，p72-78，メジカルビュー社，1997.
15) 橋本浩三編：糖尿病学の進歩95，日本糖尿病学会編，p121-129，診断と治療社，1995.
16) Ganda PO, 他：ジョスリン糖尿病学，p301-316，医学書院，1995.
17) 平田幸正：糖尿病の治療，p198-217，文光堂，2003.
18) 清野　裕，他：糖尿病の分類と診断基準に関する委員会報告．糖尿病 53: 450-467, 2010.
19) Karjalainen J, et al: A comparison of childhood and adult type I diabetes mellitus. N Engl J Med 320: 881-6, 1989.
20) Caillat-Zucman S, et al: Age-dependent HLA genetic heterogeneity of type 1 insulin-dependent diabetes mellitus. J Clin Invest 90: 2242-50, 1992.
21) Laakso M, et al: Age of onset and type of diabetes. Diabetes Care 8: 114-7, 1985.
22) Alberti KG, et al: Definition, diagnosis and classification of diabetes mellitus and its complications. Part 1: diagnosis and classification of diabetes mellitus provisional report of a WHO consultation. Diabet Med 15: 539-53, 1998.
23) Report of the Expert Committee on the Diagnosis and Classification of Diabetes Mellitus. Diabetes Care 20: 1183-97, 1997.
24) Kobayashi T, et al: Immunogenetic and clinical characterization of slowly progressive IDDM. Diabetes Care 16: 780-8, 1993.
25) Groop LC, et al: Islet cell antibodies identify latent type I diabetes in patients aged 35-75 years at diagnosis. Diabetes 35: 237-41, 1986.
26) Zimmet PZ, et al: Latent autoimmune diabetes mellitus in adults (LADA): the role of antibodies to glutamic acid decarboxylase in diagnosis and prediction of insulin dependency. Diabet Med 11: 299-303, 1994.
27) Takeda H, et al: Clinical, autoimmune, and genetic characteristics of adult-onset diabetic

patients with GAD autoantibodies in Japan (Ehime Study). Diabetes Care 25: 995-1001, 2002.
28) Kobayashi T, et al: Insulin intervention to preserve beta cells in slowly progressive insulin-dependent (type 1) diabetes mellitus. Ann N Y Acad Sci 958: 117-30, 2002.
29) Inzucchi SE, et al: Management of hyperglycemia in type 2 diabetes: a patient-centered approach: position statement of the American Diabetes Association (ADA) and the European Association for the Study of Diabetes (EASD). Diabetes Care 35: 1364-79, 2012.
30) International Expert Committee report on the role of the A1C assay in the diagnosis of diabetes. Diabetes Care 32: 1327-34, 2009.
31) Standards of medical care in diabetes--2014. Diabetes Care 37 (Suppl 1): S14-80, 2014.
32) Sabanayagam C, et al: Relationship between glycated haemoglobin and microvascular complications: is there a natural cut-off point for the diagnosis of diabetes? Diabetologia 52: 1279-89, 2009.
33) Ito C, et al: Correlation among fasting plasma glucose, two-hour plasma glucose levels in OGTT and HbA1c. Diabetes Res Clin Pract 50: 225-30, 2000.
34) Moreno G, et al: Guidelines abstracted from the American Geriatrics Society Guidelines for Improving the Care of Older Adults with Diabetes Mellitus: 2013 update. J Am Geriatr Soc 61: 2020-6, 2013.
35) Ohkubo Y, et al: Intensive insulin therapy prevents the progression of diabetic microvascular complications in Japanese patients with non-insulin-dependent diabetes mellitus: a randomized prospective 6-year study. Diabetes Res Clin Pract 28: 103-17, 1995.
36) Group, T.D.C.a.C.T.D.R: The effect of intensive treatment of diabetes on the development and progression of long-term complications in insulin-dependent diabetes mellitus. The Diabetes Control and Complications Trial Research Group. N Engl J Med 329: 977-86, 1993.
37) Group, T.D.C.a.C.T.D.R: The absence of a glycemic threshold for the development of long-term complications: the perspective of the Diabetes Control and Complications Trial. Diabetes 45: 1289-98, 1996.
38) Intensive blood-glucose control with sulphonylureas or insulin compared with conventional treatment and risk of complications in patients with type 2 diabetes (UKPDS 33). UK Prospective Diabetes Study (UKPDS) Group. Lancet 352: 837-53, 1998.
39) 日本糖尿病学会編：科学的根拠に基づく糖尿病診療ガイドライン 2013，南江堂，2013.

病態の把握のための検査

《A. インスリン分泌能とインスリン抵抗性の指標》

【コンサルト 1 2 7 12 13 22 34 37 41】

2型糖尿病においては，インスリン分泌能低下とインスリン抵抗性の増大が発病に関与しており，その割合は症例ごとに異なる（図1）．1型糖尿病においても，基本的な病態はインスリン分泌低下であるが，症例によってはインスリン抵抗性も関与している．従って，糖尿病の"型"に関わらず，糖尿病の病態を把握するにあたって，**インスリン分泌能**と**インスリン抵抗性**を評価することは極めて重要である．

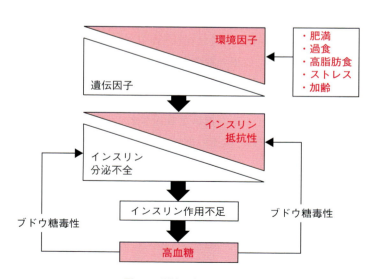

図1 2型糖尿病の発症機序

（日本糖尿病学会編：糖尿病専門医研修ガイドブック，改訂第6版, p.66-73, 診断と治療社, 2014）[1]

表1　インスリン分泌能およびインスリン抵抗性の指標

	インスリン分泌能の指標	インスリン抵抗性の指標
最低限知っておくべき検査	IRI CPR インスリン分泌指数（II） HOMA-β CPI	(IRI) (CPR) HOMA-R
専門医が行うのがふさわしい検査	グルカゴン負荷試験	Matsuda index ミニマルモデル インスリン負荷試験 インスリン抑制試験 グルコースクランプ法

　インスリン分泌能およびインスリン抵抗性の指標となるものを**表1**に示す．これらのうち，日常診療で用いられる項目を以下に詳述していく．なお，血糖値の高低によってインスリン分泌は変化するため，インスリン分泌能を評価する際には，血中インスリンレベルだけでなく血糖値を考慮する必要がある．

1. インスリン　　【コンサルト ① ② ③ ⑥ ⑧ ⑪ ⑫ ㉒ ㊳】

　インスリン抗体を用いて免疫学的に測定されることから，測定値は免疫インスリン（immunoreactive insulin；IRI）と呼ばれる[2]．夜間や空腹時に食事と関係なく分泌される基礎インスリンと，食事の際に分泌される追加インスリンがある（**図2**）．健常人における空腹時血中インスリン値は5～10μU/mlである．血中インスリン値はインスリン分泌能あるいはインスリン抵抗性の指標となるが，血中インスリン値単独よりも血中インスリン値を用いて算出される**インスリン分泌指数（II）**，**HOMA-β**，**HOMA-R**（いずれも後述）などを用いて総合的に評価することが肝要である．

　血中インスリン値は外因性インスリンと内因性インスリンを識別できないため，基本的にはインスリン治療を行っている患者では血中インスリン値を測定すべきではない．ただし，最近では一部のキットでインスリンアナログ製剤を検出しないことが明らかとなっている．従って，インスリンアナログ製剤を使用している患者においては，血中インスリン値によって内因性インスリンを評価し得る場合がある．

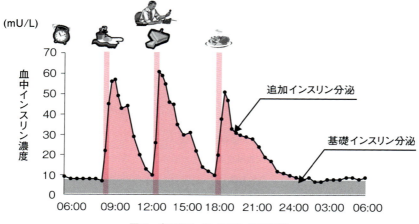

図2 生理的なインスリン分泌動態

(Polonsky KS, et al:N Engl J Med 318:1231-9,1988 を改変)
【ノボノルディスクファーマ社より】

2. Cペプチド

【コンサルト 1 2 4 6 8 9 10 11 13 15 22 36 37 38 41】

Cペプチドは膵β細胞からインスリンが分泌される際に等モル比で分泌される．体内で代謝されず，主に腎臓から排泄されるため，インスリン分泌能の指標として有用である．実際には抗体を用いた免疫活性，すなわちCPR（C peptide immunoreactivity）として測定する．血中インスリン値と異なり，インスリン治療中の患者においてもインスリン分泌能の指標となる．

① 血清Cペプチド

測定キットや施設による多少の違いはあるが，空腹時血清Cペプチドの基準値は1.0〜3.5ng/ml程度である．0.6ng/ml未満であれば，原則としてインスリン依存状態と考えられる．通常，食後には3〜5倍に上昇するが，食後2時間で1.0ng/ml以下であれば，インスリン依存状態と考えられる[2]．

② 尿中 C ペプチド

24 時間蓄尿し，尿中に排泄される C ペプチドを評価する．1 日の尿中 C ペプチドは正常耐糖能者では 40〜100 μg/日である．20 μg/日以下であれば，インスリン依存状態と考えられる[2]．

尿中の細菌により C ペプチドが分解されると，C ペプチドを過小評価することになるため，防腐剤や C ペプチド安定化剤を蓄尿容器に添加する．

表2　C ペプチドによるインスリン依存性の目安

	空腹時血清 CPR (ng/ml)	尿中 CPR (μg/日)
インスリン依存性	0.6 未満	20 以下
劇症 1 型糖尿病におけるインスリン欠乏の基準	0.3 未満	10 未満

(日本糖尿病学会編：糖尿病専門医研修ガイドブック，改訂第 6 版，p.99-102, 診断と治療社，2014)[1]

3. HOMA-R (homeostasis model assessment for insulin resistance)

【コンサルト ①③④⑥⑧⑪㉒】

インスリン抵抗性を評価する簡便な指標として **HOMA-R** がある．HOMA-R の計算式を以下に示す．

$$\text{HOMA-R} = \frac{空腹時血糖(mg/dl) \times 空腹時インスリン濃度(\mu U/ml)}{405}$$

HOMA-R は肝のインスリン抵抗性を反映する．1.6 以下の場合は正常，2.5 以上でインスリン抵抗性があると判断する．ただし，空腹時血糖が高い (140 mg/dl 以上) 症例や内因性インスリン分泌が高度に低下した症例ではインスリン抵抗性を正確に反映しなくなるため，注意が必要である．

4. HOMA-β (homeostasis model assessment for β cell)

【コンサルト ②③④⑧】

インスリン分泌能を評価する簡便な指標として HOMA-β がある．HOMA-β の計算式を以下に示す．健常白人で 100% となるように設定されているが，日本人で

は40〜60％が正常値であり，30％未満でインスリン分泌能低下と考える．HOMA-Rと同様に，空腹時血糖が140mg/dl以上では正確な評価ができなくなる．

$$\text{HOMA-}\beta = \frac{360 \times 空腹時インスリン濃度（\mu U/ml）}{空腹時血糖（mg/dl）- 63}$$

5. 75g経口ブドウ糖負荷試験（oral glucose tolerance test；OGTT）

【コンサルト 22】

　糖尿病の診断時に用いられるが，糖尿病の病態を把握するためにも有用な検査である．血糖と同時に血中インスリン値やCペプチドを測定することで，インスリン分泌能やインスリン抵抗性を評価できる．下記のIIのほか，上述したHOMA-RやHOMA-βも求めることができる．

①インスリン分泌指数（insulinogenic index；II）

【コンサルト 3 4】

　IIは以下の式で算出され，インスリン初期分泌の指標となる．0.4以下で初期分泌の低下があると考える．糖尿病患者では0.4以下となることが多いが，OGTTの結果で境界型であってもIIが0.4以下の場合には糖尿病への進展率が高い．

$$II = \frac{30分後インスリン値 - 負荷前インスリン値（\mu U/ml）}{30分後血糖値 - 負荷前血糖値（mg/dl）}$$

6. Cペプチドindex（CPI）

【コンサルト 2 4 22 38】

　CPIもインスリン分泌能を示す指標となる[3]．一般に，CPIが0.8未満であればインスリン治療が必要であり，CPIが1.8以上であればインスリン治療が不要とされる．

$$CPI = \frac{100 \times 空腹時血清CPR（ng/ml）}{空腹時血糖値（mg/dl）}$$

7．グルカゴン負荷試験 【コンサルト 8 10 15 22 38】

　グルカゴンは膵β細胞を直接刺激し，インスリン分泌を促進するため，グルカゴン負荷試験によりインスリン分泌能を評価できる．具体的には，早朝空腹時にグルカゴン 1mg を静脈注射し，静脈注射前および 6 分後に血中 C ペプチドを測定する．負荷前後の C ペプチドの差（ΔC ペプチド）が 0.5ng/ml 未満であればインスリン依存状態，2.0ng/ml 以上であればインスリン非依存状態と考えられる．

表3　グルカゴン負荷試験による糖尿病患者のインスリン分泌予備能の推定

血清 CPR 6 分値 (ng/ml)	ΔCPR（負荷後の増加）(ng/ml)	評価
> 4.0	> 2.0	予備能（比較的）保持
2.0〜4.0	1.0〜2.0	予備能低下
< 2.0	< 1.0	インスリン依存状態に近い
< 1.0	< 0.5	インスリン依存状態

（日本糖尿病学会編：糖尿病専門医研修ガイドブック，改訂第 6 版，p.128-35，診断と治療社，2014）[1]

8．Matsuda index [4]

　下記の式で表される．HOMA-R が主として肝のインスリン抵抗性を示すのに対し，Matsuda index は筋肉を含む全身のインスリン抵抗性を評価できる．正常値は 3.0 以上である．

$$\text{Matsuda index} = \frac{10{,}000}{\sqrt{3\,負荷前血糖値\left(\frac{\text{mg}}{\text{dl}}\right) \times 負荷前インスリン値\left(\frac{\mu\text{U}}{\text{ml}}\right) \times \text{OGTT 中の平均血糖値}\left(\frac{\text{mg}}{\text{dl}}\right) \times \text{OGTT 中の平均負荷インスリン値}\left(\frac{\mu\text{U}}{\text{ml}}\right)}}$$

《B. 糖毒性》

【コンサルト 37 38 41】

　インスリン分泌障害やインスリン抵抗性によって，高血糖状態が生じる．また，高血糖状態によってインスリン分泌障害やインスリン抵抗性の増悪が惹起され，さらなる高血糖を招くという悪循環を生じ得る．この機構を**糖毒性**（glucotoxicity）と呼ぶ．

　高血糖で入院した患者に対し強化インスリン療法を導入した際，導入当初はインスリン量を連日増やしていくが，ある一定のところ（空腹時血糖 200mg/dl 未満程度）で，血糖が徐々に下がり始めることをしばしば経験する．この場合，インスリン量を減じないと低血糖をきたす可能性が出てくる．このように，高血糖の是正によりインスリン分泌能およびインスリン抵抗性が改善し，血糖がさらに改善していくことを糖毒性の解除と呼ぶ．インスリン治療を例に挙げたが，糖毒性の程度によっては，経口糖尿病薬，食事療法・運動療法でも糖毒性を解除し得る．進行した糖尿病網膜症がある場合や，痺れなどの自覚症状を伴うような糖尿病神経障害がある場合には，糖毒性の解除による低血糖などによりいっそう注意が必要である．

《C. IFG と IGT》

【コンサルト 3】

　75gOGTT における「境界型」の中には，WHO 分類での IFG（impaired fasting glucose：空腹時血糖異常）と IGT（impaired glucose tolerance：耐糖能異常）が含まれる（**図3**）．両者は似て非なるものである．すなわち，IFG は肝におけるインスリン抵抗性（糖新生が抑制されない）を特徴とするのに対し，IGT は筋肉におけるインスリン抵抗性（糖の取り込みが低下している）を特徴とする[5]．

　IFG と IGT は，いずれも糖尿病発症リスクが高い群である．一方，舟形町研究[6]や DECODE Study[7] などで，空腹時血糖よりも 75gOGTT の2時間後血糖の方が心血管疾患とより強い関連を有することが示されている．従って，IGT は IFG よりも心血管疾患リスクが高い集団であることを念頭において，診療を行う必要がある．

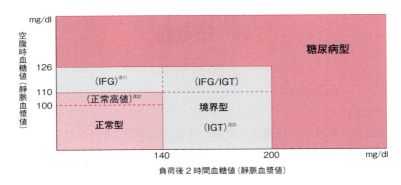

図3 空腹時血糖値および75gOGTTによる判定区分

注1) IFGは空腹時血糖値110～125mg/dlで、2時間値を測定した場合には140mg/dl未満の群を示す（WHO）。ただしADAでは空腹時血糖値100～125mg/dlとして、空腹時血糖値のみで判定している。

注2) 空腹時血糖値が100～109mg/dlは正常域ではあるが、「正常高値」とする。この集団は糖尿病への移行やOGTT時の耐機能障害の程度からみて多様な集団であるため、OGTTを行うことが勧められる。

注3) IGTはWHOの糖尿病診断基準に取り入れられた分類で、空腹時血糖126mg/dl未満、75gOGTT2時間値140～199mg/dlの群を示す。

(日本糖尿病学会編・著：糖尿病治療ガイド2014-2015, p.22, 文光堂, 2014)

文献

1) 日本糖尿病学会編：糖尿病専門医研修ガイドブック，改訂第6版，診断と治療社，2014.
2) 門脇 孝編：糖尿病研修ノート，診断と治療社，2010.
3) 浅野貴子，他：2型糖尿病患者におけるインスリン治療の要否判定の指標としての尿中Cペプチド補正値（UCC）およびCペプチドインデックス（CPI）の有用性．糖尿病51：759-763, 2008.
4) Matsuda M, et al : Insulin sensitivity indices obtained from oral glucose tolerance testing : comparison with the euglycemic insulin clamp. Diabetes Care 22:1462-70, 1999.
5) Abdul-Ghani MA, et al: Contributions of beta-cell dysfunction and insulin resistance to the pathogenesis of impaired glucose tolerance and impaired fasting glucose. Diabetes Care 29:1130-9, 2006.
6) Tominaga M, et al:Impaired glucose tolerance is a risk factor for cardiovascular disease, but not impaired fasting glucose. The Funagata Diabetes Study. Diabetes Care 22:920-924, 1999.
7) The DECODE-study group on behalf of the European Diabetes Epidemiology Group:Glucose tolerance and cardiovascular mortality: Comparison of fasting and 2-hour diagnostic criteria. Arch Intern Med 161:397-405, 2001.

知識の引き出し

血糖管理・合併症管理のための検査

《A. 血糖管理のための検査》

1. 血糖コントロール指標

患者の血糖コントロールを表す検査項目は複数存在するが，臨床的意義はそれぞれ異なる．日常臨床でよく用いる指標を下記に示すが，これらを組み合わせて用いることで，総合的に血糖コントロール状態を評価する．

① HbA1c

【コンサルト 23 27 28 34 36 41】

HbA1cは，ヘモグロビンにブドウ糖が非酵素的，かつ，不可逆的に結合したものである．過去1〜2ヵ月の血糖コントロール状態を反映し，血糖コントロールの指標のみならず糖尿病の診断にも用いられ，基準値は4.6〜6.2％である．

細小血管障害の発症予防や進展抑制にはHbA1c 7.0％未満を目指すようにするが，個々の患者ごと（年齢や合併症などに応じて）に目標を設定することが求められる【▶引き出し1 表3】．

HbA1cは血糖変動の評価には有用ではない．すなわち，高血糖を繰り返していても，同程度に低血糖を繰り返していると，HbA1cはそれほど高値とはならない．また，低血糖を頻回に起こしているとHbA1cは低値となるため，ともすると「良好な」コントロールと誤って判断され得る．従って，HbA1cを評価する際には，血糖変動を表す他の項目を用いながら，HbA1cの「質」についても考慮する必要がある．

また，HbA1cは赤血球寿命と関連があるため，**表1**のような病態では平均血糖値との間に乖離が生じる可能性があることに留意したい．

表1 HbA1cと血糖値の間に乖離があるとき

HbA1cが高め	HbA1cが低め	どちらにもなり得るもの
・急速に改善した糖尿病 ・鉄欠乏状態	・急激に発症・増悪した糖尿病 ・鉄欠乏性貧血の回復期 ・溶血（赤血球寿命↓） ・失血後（赤血球生成↑），輸血後 ・エリスロポエチンで治療中の腎性貧血 ・肝硬変	・異常ヘモグロビン症

（日本糖尿病学会編・著：糖尿病治療ガイド2014-2015，p.9，文光堂，2014）

② グリコアルブミン（GA）

【コンサルト 7 12 27 28 30】

　GAはアルブミンにブドウ糖が非酵素的に結合したものである．過去2週間の血糖コントロール状態を反映するため，HbA1cと比較してより最近の血糖コントロールを評価することができる．基準値は11～16％である．

　GAは，貧血等によりHbA1cがコントロール指標として不十分な状況においても有用であるが，表2のような病態には注意が必要である．

　また，HbA1cと比較し，GAが食後血糖をより反映することも示されている[1]．

表2 グリコアルブミンと血糖値の間に乖離があるとき

グリコアルブミンが高値	グリコアルブミンが低値
甲状腺機能低下症 肝硬変 低栄養	甲状腺機能亢進症 ネフローゼ 腹水（腹膜透析） 乳幼児 ステロイド糖尿病 BMI高値

（日本糖尿病学会編：糖尿病専門医研修ガイドブック，改訂第6版，p.109-10，診断と治療社，2014）

③ 1,5-AG

【コンサルト 7】

　1,5-アンヒドログルシトール（anhydroglucitol；AG）は生体内に最も多く含まれるポリオールである．1,5-AGは主に食物から供給され，相当量が体内にプールさ

れている．1,5-AG が尿中に排泄されると腎尿細管で再吸収されるが，ブドウ糖に
よって競合阻害をうける．高血糖によって尿糖が増加すると，1,5-AG の再吸収が
阻害されて尿中に排泄される．その結果，血清 1,5-AG は低下する．基準値は 14.0
μg/ml 以上である．

　1,5-AG は食後血糖を鋭敏に反映し，数日間の血糖コントロールの指標となる．
著しい高血糖状態では 1,5-AG の血中濃度が低下し，鋭敏に反応できなくなるため，
比較的血糖コントロールが良い患者（HbA1c 7.0％未満）に用いる．

　腎性糖尿病，慢性腎不全，アカルボースや SGLT2 阻害薬内服中，飢餓，長期中
心静脈栄養，肝硬変などでは低値を示すことが知られている．

④ SMBG

【コンサルト 9 12 13 17 18 19 27 30】

　患者自身が血糖自己測定（self-monitoring of blood glucose；SMBG）を行うことで，
今現在の血糖値を知ることができる．単に「測定する」だけではなく，どうしてそ
の血糖値になったのか，血糖変動要因（食事，運動，薬物，ストレス等）の影響は
どうかなど，患者自身で評価できるようになるのが理想である．少なくとも，血糖
を測定することで患者の自己効力感を高めることが大切である．また，1 回 1 回の
血糖値に一喜一憂するのではなく，血糖推移にどのような傾向があるのか判断する
べきであることを患者に説明しておく．また，低血糖対処時やシックデイ時には特
に有用であり，積極的に活用する．

　SMBG の主な適応は，インスリンあるいは GLP-1 受容体作動薬を自己注射して
いる患者，妊娠時に明らかになった糖尿病患者，ハイリスク妊娠糖尿病患者などで
ある．

⑤ CGM

【コンサルト 3 9 17 28 30】

　本邦では 2010 年 4 月から持続血糖モニター（continuous glucose monitoring；
CGM）が保険適用となった．CGM を用いて血糖値を連続的に測定することにより，
血糖変動を詳細に評価することが可能となった．皮下組織に留置したセンサーを用
いて，間質液中のブドウ糖濃度を連続測定する（便宜上，間質液中のブドウ糖濃度
＝血糖値として扱う）．

　健常者の CGM 結果を図 1 に示す．絶食下ではなく，3 食を普段通り摂取してい

るにも関わらず，90〜100mg/dl前後でほぼ平坦な血糖推移であった．図2には2型糖尿病患者のCGMデータを示すが，図1と異なり，全体的に血糖が高値であり，食後高血糖も認められる．このように，CGMを用いることで，血糖推移を「点」ではなく「線」で評価することができる．また，CGMのデータから1日の平均血糖，標準偏差，mean amplitude of glucose excursion（MAGE）等も算出可能である．

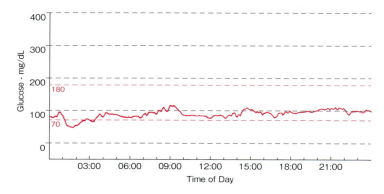

図1 健常者のCGM結果

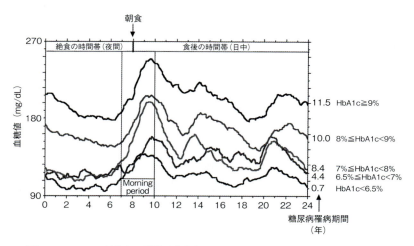

図2 CGMでみた欧米2型糖尿病患者130人におけるHbA1c別の血糖変動

（Monnier L, et al: Diabetes Care 30:263-9, 2007 より改変）

2. 膵島関連自己抗体 【コンサルト ②　15　21　22】

　膵島関連自己抗体は，1型糖尿病の診断および発症予知に用いられる．最初に発見された膵島関連自己抗体は，膵島細胞抗体（islet cell antibodies：ICA）であるが，測定法が煩雑であり，また，ICA の主な対応抗原が GAD や IA-2 であることから，日常臨床で用いられることは少ない．ここでは，GAD 抗体，IA-2 抗体，IAA について解説する．

① GAD 抗体

【コンサルト ②　22　36　41】

　GAD（グルタミン酸脱炭酸酵素）はグルタミン酸から抑制性神経伝達物質である γ-アミノ酪酸（γ-aminobutyric acid；GABA）を合成する酵素である．ヒトでは GAD65 と GAD67 の2つのアイソフォームがあるが，膵島には主として GAD65 が存在する．GAD 抗体は主に GAD65 に対する自己抗体である．

　1型糖尿病における GAD 抗体の陽性率は 60～80％であり[2]，発症後より抗体価は徐々に減少するが，発症10年を越えても約 20％で GAD 抗体が検出される[3]．

　GAD 抗体は1型糖尿病発症の数年前から陽性となり，発症予知の点でも有用である．見かけ上2型糖尿病であっても，数年でインスリン依存状態となる緩徐進行1型糖尿病（slowly progressive insulin dependent diabetes mellitus；SPIDDM）が存在するが，この診断においても GAD 抗体は重要である．SPIDDM では早期のインスリン使用が β 細胞機能低下抑制に有効であったという報告があり[4]，糖尿病と診断されたら，1回は GAD 抗体を測定すべきという考えもある．

② IA-2 抗体

【コンサルト 15　22】

　IA-2（insulinoma-associated antigen-2）抗体は若年発症1型糖尿病患者での出現頻度が高く，本邦での報告によると，1型糖尿病患者のうち19歳以下では IA-2 抗体陽性かつ GAD 抗体陰性例の頻度は 18.4～30.9％であったのに対し，成人では 6.9％とされている[5]．これは決して高頻度とは言えないが，1型糖尿病が疑われ，かつ，GAD 抗体陰性の場合には，IA-2 抗体を測定することが望ましい．ただし，「糖尿病の診断が確定し，かつ GAD 抗体陰性が確認された30歳未満の患者」に対してのみ，保険適用される（2014年9月現在）．

③インスリン自己抗体（insulin autoantibody；IAA）

IAA の本邦における陽性率は，発症年齢 0～19 歳では 37～48％と高かったが，発症年齢 20～29 歳では 10％と低かった[6]．IAA は小児発症 1 型糖尿病の診断に有用と考えられる．なお，IAA はインスリン治療中の患者に生じるインスリン抗体（insulin antibody；IA）とは異なる抗体である．

《B. 慢性合併症管理のための検査》

1．神経障害　　　　　　　　　　　　　　　【コンサルト 24 26 34 37 38】

糖尿病神経障害の診断にあたり，日常診療で頻用されるものとして，表3の簡易診断基準がある．

表3　糖尿病性神経障害を考える会の診断基準（1998 年作成，2000，2002 年改定）

必須項目
1. 糖尿病が存在する． 2. 糖尿病性多発神経障害以外の末梢神経障害を否定しうる．
以下の 3 項目のうち 2 項目以上を満たす場合を"神経障害あり"とする．
1. 糖尿病性多発神経障害に基づくと思われる自覚症状 2. 両側アキレス腱反射の低下あるいは消失 3. 両側内踝の振動覚低下

（糖尿病性神経障害を考える会：末梢神経 23：109-111, 2012）

①アキレス腱反射

患者に膝立位になってもらい，図4のようにして足底を軽く押さえて，打腱器を用いてアキレス腱を叩打する．正常，低下，消失を判定する．

②振動覚検査

C128 音叉を用いるのが一般的である．叩打して振動させた音叉を患者の内踝に垂直にあて，患者が振動を感じなくなるまでの時間を計測する．10 秒未満であれば，振動覚低下と判断する．ただし，高齢者においては健常者でも軽度低下することがある．

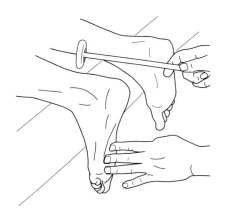

図4　アキレス腱反射

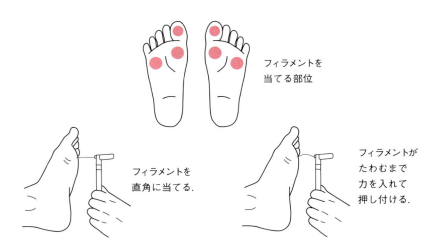

図5　モノフィラメントを用いた圧覚検査

③モノフィラメント

モノフィラメント（Semmes-Weinstein monofilamennt）を用いて圧触覚を評価することがある．様々な太さのフィラメントがあり，フィラメントが曲がるまで押さえると一定の圧がかかる（**図5**）．一般的には5.07のフィラメント（10gの圧がかかる）を使用する．

④神経伝導速度

神経障害の診断をより確実にするために，神経伝導速度を測定することがある．運動神経電動速度や感覚神経伝導速度がある．

⑤ CV_{R-R}（coefficient of variation of R-R interval）

安静仰臥位において心電図を記録し，連続した100心拍のR-R間隔の平均値と標準偏差より変動係数を求める．一般に，変動係数が2.0％未満であれば心臓自律神経障害が疑われる．

⑥起立負荷試験

安静臥位と起立時で血圧を測定し，収縮期血圧が30mmHg（20mmHg）以上低下した場合に陽性とする．active standing test（Schellong試験）と passive head-up tilt test がある．

2．網膜症　　【コンサルト 23 26 30 34 37 38】

糖尿病網膜症が原因で失明する人は年間約3,000人とされており，本邦における成人の失明原因の第2位となっている（第1位は緑内障）．自覚症状はほとんどなく，ある日突然眼底出血をきたし，「目の前が真っ暗になった」ということも起こりうる．従って，早期発見が重要になるが，そのためには眼底検査が必須になる．定期的な眼科受診を勧めることが重要である．

評価には，本邦においては，Davis分類（**表4**）や福田分類（**表5**）が頻用されている．Davis分類では，病変が網膜内に限局する単純糖尿病網膜症（simple diabetic retinopathy；SDR），網膜表層に拡がる増殖前糖尿病網膜症（preproliferative diabetic retiopathy；PPDR），硝子体内に増殖組織が侵入する増殖糖尿病網膜症（proliferative diabetic retiopathy；PDR）に分類される．福田分類では眼底所見を良性のA群と悪性のB群に大別し，さらに5段階に分類する．

表4　Davis分類（改変）

病期	眼底所見
単純糖尿病網膜症	毛細血管瘤，点状・斑状出血，火焔状出血，少数の軟性白斑
増殖前糖尿病網膜症	多発する軟性白斑，網膜内細小血管異常，無還流野（蛍光眼底造影）
増殖糖尿病網膜症	新生血管，硝子体出血，線維血管性増殖組織，牽引性網膜剥離

表5　福田分類

AI	：毛細血管瘤，点状出血	BI	：多発する軟性白斑，線状・火焔状出血，静脈数珠状変化
AII	：斑状出血，少数の軟性白斑	BII	：網膜上新生血管
AIII	：陳旧性の新生血管	BIII	：乳頭上新生血管
AIV	：陳旧性の硝子体出血	BIV	：網膜前出血，硝子体出血
AV	：陳旧性の増殖組織	BV	：硝子体に立ち上がる新生血管（増殖膜を伴う）
VI	：牽引性網膜剥離		

付加記号：P：光凝固術後，V：硝子体手術後，M：黄斑症，G：新生血管緑内障
（船津英陽：糖尿病網膜症の病期分類．堀　貞夫，他編，新糖尿病眼科学―日一課，p.73-75，メディカル葵出版，2004）

3．腎　症　　【コンサルト 26 30 34 37 38】

　糖尿病腎症が原因で新規に透析導入となる患者は年間16,000人を超える．ここ最近は，その数が横ばいになってきてはいるものの，依然として透析導入原因疾患の第一位であることには変わりはない[7]．医療経済学的な側面も含め，いかに透析導入となる患者を減らしていけるかが課題である．

　糖尿病腎症の病期は**表6**のように分類される．また，一般に広く普及している慢性腎臓病（chronic kidney disease；CKD）と糖尿病腎症病期分類の関係を**表7**に示す．これらの詳細については，糖尿病性腎症合同委員会の報告[8]を参照されたい．

表6　糖尿病性腎症病期分類 2014

病期	尿アルブミン値（mg/gCr）あるいは尿蛋白値（g/gCr）	GFR (eGFR) (ml/分 /1.73 m^2)
第1期（腎症前期）	正常アルブミン尿（30 未満）	30 以上
第2期（早期腎症期）	微量アルブミン尿（30 ～ 299）	30 以上
第3期（顕性腎症期）	顕性アルブミン尿（300 以上）あるいは持続性蛋白尿（0.5 以上）	30 以上
第4期（腎不全期）	問わない	30 未満
第5期（透析療法期）	透析療法中	

（文献 8 より改変）

表7　糖尿病性腎症病期分類 2014 と CKD の重症度分類との関係

アルブミン尿区分		A1	A2	A3
尿アルブミン定量		正常アルブミン尿	微量アルブミン尿	顕性アルブミン尿
尿アルブミン /Cr 比（mg/gCr）		30 未満	30-299	300 以上
（尿蛋白定量）				（もしくは高度蛋白尿）
（尿蛋白 /Cr 比）（g/gCr）				（0.50 以上）
GFR 区分 (ml/分/1.73 m^2)	G1　≧ 90	第1期（腎症前期）	第2期（早期腎症期）	第3期（顕性腎症期）
	G2　60～89			
	G3a　45～59			
	G3b　30～44			
	G4　15～29	第4期（腎不全期）		
	G5　< 15			
	（透析療法中）	第5期（透析療法期）		

（文献 8 より改変）

　糖尿病合併症は一般に，神経障害→網膜症→腎症の順に進行する．従って，尿アルブミンあるいは尿蛋白が第 2 期以降に分類されても，その患者の糖尿病網膜症が全く認められない場合には，その尿アルブミンの原因が糖尿病腎症でない可能性があるため（腎硬化症など），注意が必要である．

①尿クレアチニン補正

【コンサルト 37】

　尿アルブミンや尿蛋白は 24 時間蓄尿を行って評価する方法があるが，日常臨床（外来）では全ての患者に蓄尿を行うのは容易ではない．そこで，随時尿（午前中に採取）で同時に測定した尿クレアチニンで補正した値を用いる．これは，1 日の尿クレアチニン排泄量を 1.0g と仮定したもので，以下の式で求める．高齢者など体格の小さい人では，1 日の尿クレアチニン排泄は 1.0g を下回ると考えられ，過大評価（本来の排泄量よりも高値）する可能性がある．逆に，体格の大きい人では，過小評価する可能性がある．

$$\text{尿アルブミン値 (mg/gCr)} = \frac{\text{尿アルブミン (mg/dL)}}{\text{尿クレアチニン (mg/dl)}} \times 1000$$

※施設によって単位が異なる可能性があることに注意．

②推算糸球体濾過量（estimated glomerular filtration rate；eGFR）

【コンサルト 6 7 8 34】

　蓄尿を要せずに腎機能を評価する方法として，eGFR が多用されている．eGFR は血清クレアチニン（mg/dl），年齢，性別から以下の式で求める．

$\text{eGFR (ml/分/1.73m}^2\text{)} = 194 \times (\text{血清クレアチニン})^{-1.094} \times \text{年齢}^{-0.287}$

（女性：上記 eGFR × 0.739）

　なお，最近では筋肉量に依存しないシスタチン C を用いて腎機能を評価することも多くなっている．

4．大血管障害

①頸動脈エコー

【コンサルト 26 34 37 38】

　頸動脈エコー検査は，動脈硬化病変を簡便かつ非侵襲的に評価できる優れたツールである．検査方法の詳細については成書に譲るが，内膜中膜複合体厚（intima media thickness；IMT）や頸動脈の狭窄率等を評価する．IMT は 1.0mm 以下が正常

とされ，1.1mm 以上ではプラークと定義される．IMT が高い群ほど，心筋梗塞や脳梗塞の発症率が高いことが示されており[9]（**図6**），心血管イベントのサロゲートマーカーとして有用である．

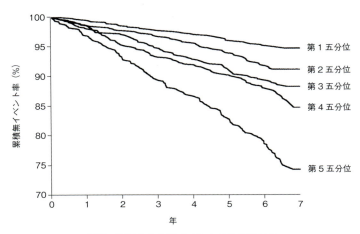

図6 IMT と心血管イベントの発症リスク

65 歳以上の高齢者 5,858 名を対象に頸動脈エコーを施行し，心血管イベント発生との関連を 6.2 年間追跡した．IMT が高い群ほど，心血管イベントの発症率が高かった（文献9 を改変）．

②足関節上腕血圧比（ankle-brachial pressure index；ABI）

ABI は以下の式で表される．

$$\text{ABI} = \frac{\text{足関節での収縮期血圧}}{\text{上腕の収縮期血圧}}$$

健常人では，足関節の収縮期血圧は，上腕の収縮期血圧よりも 10〜20mmHg 程度高い．しかし，下肢動脈に閉塞性病変があると，足関節の収縮期血圧は低下がみられ，ABI が低値となる．この ABI により，動脈閉塞の評価を行う（**表8**）．なお，ABI が異常高値を示す場合には高度の石灰化を呈するメンケベルグ型動脈硬化の可能性を考える．

表8 ABIによる動脈閉塞の評価

ABI ≦ 0.9	動脈閉塞の疑いがある
ABI ≦ 0.8	動脈閉塞の可能性が高い
0.5 < ABI ≦ 0.8	動脈閉塞が1箇所はある
ABI ≦ 0.5	動脈閉塞が複数箇所ある
1.3 ≦ ABI	動脈石灰化

(AHA Medical/Scientific Statement, 1993)

③脈波速度(pulse wave velocity;PWV)

PWVは動脈スティフネス(動脈壁硬化)を評価する指標として用いられ,高値であるほど血管が障害されていることを示す.PWVの測定方法は複数あるが(図7),現在本邦でよく用いられているのはbaPWVである.ABIが動脈の器質的

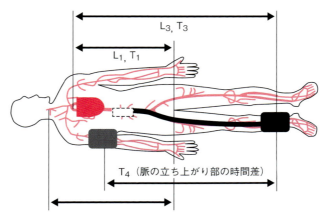

図7 各種脈波伝播速度(hfPWV, cfPWV, baPWV)

(大平征宏,他:医学のあゆみ 245: 1189-1193, 2013)

変化を捉えるのに対し，PWV は動脈の機能的変化を捉えるものであり，動脈硬化性変化をより早期から判定することができる．

④心エコー

糖尿病は冠動脈疾患のリスクファクターであることは言うまでもないが，冠動脈病変に起因しない，糖尿病性心筋症を有することも少なくない．糖尿病性心筋症の初期では，収縮能は正常でも，拡張障害が認められる．心エコー検査によりこれらの病変を抽出することができる．

5．その他　　　　　　　　　　　　　　　　　　　　　　【コンサルト 11 29 34 ㊶】

糖尿病患者では癌の発症が多いことが明らかとなっているが[10]，糖尿病発症時や急激に血糖コントロールが悪化した際には癌の検索が極めて重要である．詳細な病歴聴取や身体診察は勿論のこと，CEA や CA19-9 等の腫瘍マーカーを確認するとともに，腹部エコー，CT，上部／下部消化管内視鏡検査等を施行する．なお，CEA や CA19-9 は血糖コントロールの悪化でも上昇し得るが，これはあくまでも癌の存在を否定してから判断する．

また，糖尿病患者は感染症にかかり易く，尿路感染症や皮膚感染症だけでなく術後感染症などにも注意を要する．

《C．急性合併症管理のための検査》

1．血漿浸透圧　　　　　　　　　　　　　　　　　　　　　　　　　　【コンサルト 14】

血漿浸透圧の測定設備のない場合は，血清 Na，血糖，BUN（血中尿素窒素）を測定し，下記の式で計算した値を血漿浸透圧の目安とする．

血漿浸透圧 = 2Na（mEq/L）+ 血糖（mg/dL）/18 + BUN（mg/dL）/2.8
基準値：275〜295mOsm/L

2．DKA と HHS の鑑別のポイントとなる検査

表9 糖尿病ケトアシドーシス（DKA）と高血糖高浸透圧症候群（HHS）の鑑別

	糖尿病ケトアシドーシス*	高血糖高浸透圧症候群
糖尿病の病態	インスリン依存状態	インスリン非依存状態，発症以前には糖尿病と診断されていないこともある
発症前の既往，誘引	インスリン注射の中止または減量，インスリン抵抗性の増大，感染，心身ストレス，清涼飲料水の多飲	薬剤（降圧利尿薬，グルココルチコイド，免疫抑制薬），高カロリー輸液，脱水，急性感染症，火傷，肝障害，腎障害
発症年齢	若年者（30歳以下）が多い	高齢者が多い
前駆症状	激しい口渇，多飲，多尿，体重減少，甚だしい全身倦怠感，消化器症状（悪心，嘔吐，腹痛）	明確かつ特異的なものに乏しい，倦怠感，頭痛，消化器症状
身体所見	脱水（+++），発汗（-），アセトン臭（+），クスマウル大呼吸，血圧低下，循環虚脱，脈拍頻かつ浅，神経学的所見に乏しい	脱水（+++），アセトン臭（-），血圧低下，循環虚脱，神経学的所見に富む（けいれん，振戦）
検査所見 　血糖 　ケトン体 　HCO_3^- 　pH 　浸透圧 　Na 　K 　Cl 　FFA 　BUN/Cr 　乳酸	 300〜1,000mg/dL 尿中(+)〜(+++)，血清総ケトン体3mM以上 10mEq/L 以下 7.3 未満 正常〜300mOsm/L 正常〜軽度低下 軽度上昇，治療後低下 95mEq/L 未満のことが多い 高値 高値 約20％の症例で＞5mM	 600〜1,500mg/dL 尿中(-)〜(+)，血清総ケトン体0.5〜2mM 16mEq/L 以上 7.3〜7.4 350mOsm/L 以上 ＞150mEq/L 軽度上昇，治療後低下 正常範囲が多い 時に低値 著明高値 しばしば＞5mM，血液pH低下に注意
鑑別を要する疾患	脳血管障害，低血糖，他の代謝性アシドーシス，急性胃腸障害，肝膵疾患，急性呼吸障害	脳血管障害，低血糖，けいれんを伴う疾患
注意すべき合併症 （治療経過中に起こりうるもの）	脳浮腫，腎不全，急性胃拡張，低K血症，急性感染症	脳浮腫，脳梗塞，心筋梗塞，心不全，急性胃拡張，横紋筋融解症，腎不全，動静脈血栓，低血圧

＊症状発現後1週間前後でケトーシスあるいはケトアシドーシスに陥る劇症1型糖尿病があるので注意を要する．

（日本糖尿病学会編・著：糖尿病治療ガイド2014-2015，p.75，文光堂，2014）

文 献

1) 古賀正史：食後高血糖とグリコアルブミン．日本医事新報 4516: 60-64, 2010.
2) Sera Y, et al: Autoantibodies to multiple islet autoantigens in patients with abrupt onset type 1 diabetes and diabetes diagnosed with urinary glucose screening. J Autoimmun 13 : 257-265, 1999.
3) 春日　明，他：日本人糖尿病患者におけるGAD65抗体の検討―新しい測定法，radioligand binding assay を用いて―．糖尿病 39：497-502, 1996.
4) Maruyama T, et al: Insulin intervention in slowly progressive insulin-dependent (type 1) diabetes mellitus. J Clin Endocrinol Metab 93: 2115-21, 2008.
5) 松浦信夫，他：1型糖尿病におけるIA-2抗体の測定およびGAD抗体との組合せ解析．プラクティス 5：567-572, 1999.
6) Yamada H, et al: Onset age-dependent variations of three islet specific autoantibodies in Japanese IDDM patients. Diabetes Res Clin Pract 39 :211-217, 1998.
7) 図説わが国の慢性透析療法の現況，日本透析医学会統計調査委員会 http://docs.jsdt.or.jp/overview/index.html
8) 糖尿病性腎症合同委員会：糖尿病性腎症病期分類2014の策定（糖尿病性腎症病期分類改訂）について．糖尿病 57：529-534，2014.
9) O'Leary DH, et al: Carotid-artery intima and media thickness as a risk factor for myocardial infarction and stroke in older adults. Cardiovascular Health Study Collaborative Research Group. N Engl J Med 340: 14–22, 1999.
10) 糖尿病と癌に関する委員会：糖尿病と癌に関する委員会報告．糖尿病 56:371-390, 2013.

知識の引き出し

4 食事療法

《A. 食事療法とは》

【コンサルト 1 2 3 6 37 40 】

　食事療法はすべての糖尿病患者において治療の基礎・根幹をなすものであり，必須の治療である．適正な体重を保ちながら，日常生活に必要なエネルギーを摂取することが重要である．食事内容では，エネルギー摂取量，蛋白質・脂質・炭水化物バランスの設定が必要である．適正なエネルギー量の設定は患者の病態，背景により個別に算出し，また，身体の働きを正常に保つため，適切なビタミンやミネラルの摂取が必要である．さらに血糖コントロールをよくするためには食物繊維の摂取や食物を食べる順番についても考慮する．適正な食事療法を行うことにより血糖コントロールは良好となる[1]．

1. エネルギー摂取量の設定　　　【コンサルト 11 13 34 36 】

　まず，標準体重を算出し，性，年齢，肥満度，身体活動量，血糖値，合併症の有無などを考慮し，エネルギー摂取量を決定する．
　エネルギー摂取量の算出方法は
　　　エネルギー摂取量（kcal）＝標準体重×身体活動量
身体活動量の目安は**表1**[2] のとおりである．
※糖代謝異常を合併した妊婦の食事エネルギーについては**コンサルト** 30 を参照．

2. 蛋白質・脂質・炭水化物バランス　　　【コンサルト 39 】

　炭水化物を指示エネルギーの50〜60％，蛋白質を標準体重1kg当たり1.0〜1.2kg,

表 1　摂取エネルギー算定の方法

```
エネルギー摂取量(kcal)＝標準体重×身体活動量
標準体重(kg)＝身長(m)×身長(m)×係数〔22(kg/m²)〕
身体活動量
　労作の軽い者(デスクワークが多い職業など)＝25〜30
　通常の労作(立ち仕事が多い職業など)＝30〜35
　重労作(力仕事が多い職業など)＝35
```

（日本糖尿学会編・著：糖尿病治療ガイド 2014-2015，p.39，文光堂，2014 より改変）[2]

残りを脂質でとるようにする．飽和脂肪酸や多価不飽和脂肪酸は，それぞれ摂取エネルギーの 10％以内におさめる．

3．食物繊維の摂取，食べる順番など　　　　　　　　　　　【コンサルト [7]】

1 日 20〜25g の食物繊維を摂取することは血中脂質レベルを低下させるのみならず血糖コントロールを改善する[3]．また，野菜を 350g 以上食べることが勧められている．食事摂取の順番では，野菜を先に食べることより食後血糖，HbA1c を改善し，体重減少効果があることが報告されている[4]．

《B．エネルギー基準食》

【コンサルト [1] [2] [3] [26]】

わが国では「糖尿病食事療法のための食品交換表第 7 版」[5]を用いることが勧められており，一定の指示エネルギー量を守りながらバラエティーに富んだ食品を摂取することができる．食品交換表では 1600kcal（20 単位：80kcal が 1 単位）の食事の献立例を示してあり，それを参考に同じ表の中で食品を交換することにより，栄養量とバランスを維持できるように指導できる．第 7 版の特徴は，炭水化物比率 50，55，60％の 3 種類の献立例を用意したことである．従来は 60％のエネルギー配分例のみを示していたが，現在の日本人食生活の現状や昨今の世の中の流れを考慮し，新たに 50，55％の配分例も示した．これによって，個々の症例に応じた柔軟な対応が可能となった．

米国糖尿病学会が推奨する医学的栄養療法（Medical Nutrition Therapy；MNT）で

は，様々の食習慣を許容し，食生活の指導を行う際には，個人の背景（宗教，文化，健康志向，目標，経済観念）を優先することを勧めている[6]．その中で，すべての糖尿病患者に適する炭水化物，蛋白質，脂質の比率は存在しないとされ，3大栄養素の配分比率は患者の食習慣に配慮して患者個々に設定すべきであると述べている．特に，炭水化物量を計算することが血糖コントロールに有用であると述べ，後述する基礎カーボカウントの考えかたを取りいれている．

《C. 腎症発症後の食事・蛋白制限食》

1. 蛋白制限食の実際　　　　　　　　　　　　　　　【コンサルト 26】

　総エネルギー量は，前述の糖尿病自体に対する摂取目標量に準じて設定する．
　尿中アルブミン排泄量（UAE）300 mg/g・Cr 以上，あるいは持続性蛋白尿 0.5 g/g・Cr 以上であれば腎症3期以降であり，蛋白質制限の対象となる[2]．腎症3期でCKDG3a[7]では蛋白質を 0.8〜1.0 g/kg/日に制限する．GFR が<45 の場合（CKDG3b）では4期に準じて蛋白質をさらに 0.6〜0.8 g/kg/日に制限し，エネルギー量は 25〜35 kcal/kg/日に増量する．

2. 早期腎症における蛋白制限の限界

　蛋白制限食の有効性を明らかにした報告は限られている．これまでに行われたRCT のほとんどは，対象の平均年齢が 50〜55 歳で，主に顕性蛋白尿を呈しているCKD ステージ G3b〜5 であること，つまり末期腎不全のリスクが高い集団に対して行われている．日本の CKDG3a に多くみられるような蛋白尿の少ない高齢者は末期腎不全に至るリスクが低く，腎機能低下速度自体の抑制効果は明らかでないことから蛋白質制限を行う意義は乏しい．
　また，現時点では早期 CKD における有効性は不明である．個々の症例に対する適応や制限のレベルは，事前に予想される末期腎不全に至る可能性と蛋白質制限の潜在的な危険性の両面を考慮して，リスクとベネフィットの観点から，安全面に配慮した指導が望ましい[8]．

表2　糖尿病腎症の病期に応じた食事基準

病　期	eGFR (ml/min/1.73m²)	エネルギー量 (kcal/kg/日)	蛋白質 (g/kg/日)	食　塩 (g/日)	カリウム (g/日)
第1期（腎症前期）	>30	25〜30	1.0〜1.2	*高血圧があれば6g未満	制限せず
第2期（早期腎症）	>30	25〜30	1.0〜1.2 [注1]	*高血圧があれば6g未満	制限せず
第3期（顕性腎症期）	>45	25〜30	0.8〜1.0	6g未満	制限せず 高K血症あれば<2.0
第3期（顕性腎症期）	44〜30	25〜35 [注2]	0.6〜0.8 [注2]	6g未満	制限せず 高K血症あれば<2.0
第4期（腎不全）	29>	25〜35	0.6〜0.8	6g未満	<1.5
第5期（透析療法期）		透析療法に準ずる			

注1）一般的な糖尿病の食事基準に従う
注2）GFR<45 では第4期の食事内容への変更も考慮する

（日本糖尿病学会：糖尿病腎症生活指導基準より一部改訂）

《D. 末期腎不全の食事》

1. 第4期（腎不全期）　　　　　　【コンサルト [7] [26]】

　摂取蛋白質量を 0.6〜0.8g/kg/ 日に厳格に制限する．主食を低蛋白ごはん・うどんに代替する方法もあるが，患者の嗜好や経済性を考慮する．カリウム摂取は 2,000mg/ 日以下の軽度制限を行うが，血清カリウム濃度が 5.5mEq/L 以上では 1,500mg/ 日以下に制限する．具体的には，果物・海草・野菜・イモ類・豆類などのカリウムが多い食品を制限する．

　蛋白制限に伴い摂取エネルギーが減少してしまうと，体蛋白の異化亢進を招き窒素排泄量を増加させ，腎への負担を増大するので，脂質や糖質を増やし適正エネルギー量 25〜35 kcal/kg/ 日の確保を行う[9]．

2. 第5期（透析療法期）

　透析維持期になると摂取蛋白質は緩和されるが，高カリウム，高リン血症のリスクが高いため，カリウム制限，リン制限食が必要となる．血清カリウム濃度が5.5mEq/L以上では摂取カリウム2,000mg/日以下に制限し，高リン血症の対応には摂取リン量を蛋白質（g）×15mg/日以下に制限する．摂取リン量は蛋白質の摂取量とほぼ一致するため，摂取蛋白質量を1.0〜1.3g/kg/日の適正量とし，加えてリン酸を多く含有する加工食品などの摂取を避ける[9]．

《E. その他》

1. カーボカウント　【コンサルト30】

　カーボカウントとは，短期的には血糖上昇をもたらすのは炭水化物であることから，食事中の炭水化物量を計算して治療に役立てる食事法である．基礎カーボカウントと応用カーボカウントに分けられる．

　基礎カーボカウントはすべての糖尿病患者を対象に，食事に含まれる糖質量を見積もっておおよその目安をつけられるようにすることである．この方法により，偏った食事を是正し，食事中の炭水化物量を一定に保つことができるようになる．食後高血糖の改善にも役立つ．

　一方，応用カーボカウントは強化インスリン療法中の患者や，インスリンポンプを利用中の患者が主に対象となる．これから食べる食事の糖質量を計算し，血糖を目標範囲内に保つために，インスリン量を調整することである．

　カーボカウントはしばしば，糖質制限と混同されているが，全く異なる概念であり，注意が必要である．糖質制限は一食の糖質量を血糖が上がらないレベルまで制限することである．しかし，極端な制限は様々な障害を引きおこすため，1日130g未満の糖質制限は避けるように指導することが重要である．

2. グリセミックインデックス　【コンサルト3】

　グリセミックインデックス（glycemic index；GI）は，炭水化物の消化吸収に関

わる機能的評価を目的として，50gの炭水化物を含有する食物を摂取した際の血糖曲線下面積を，50gブドウ糖との面積比で表した数値であり，血糖上昇に寄与する指標とされている．これに炭水化物摂取量を乗じた値をグリセミックロード（glycemic load；GL）とよんでいる．食事のGIあるいはGL値と糖尿病発症率あるいは血糖コントロールとの関係については，これまでの検討では相反するデータが混在しており，諸外国のガイドラインにおける記載にも違いがみられる[10]．

文献

1) Wing RR, et al: Caloric restriction per se is a significant factor in improvements in glycemic control and insulin sensitivity during weight loss in obese NIDDM patients. Diabetes Care 17: 30-6, 1994.
2) 日本糖尿病学会編・著：糖尿病治療ガイド 2014-2015，文光堂，2014.
3) Chandalia M, et al: Beneficial effects of high dietary fiber intake in patients with type 2 diabetes mellitus. N Engl J Med 342: 1392-8, 2000.
4) Imai S, et al: A simple meal plan of 'eating vegetables before carbohydrate' was more effective for achieving glycemic control than an exchange-based meal plan in Japanese patients with type 2 diabetes. Asia Pac J Clin Nutr 20: 161-8, 2011.
5) 日本糖尿病学会編：糖尿病食事療法のための食品交換表，第7版，文光堂，2013.
6) Standards of medical care in diabetes--2014. Diabetes Care 37（Suppl 1）: S14-80, 2014.
7) 日本腎臓学会編：CKD診療ガイド 2012，東京医学社，2012.
8) 日本腎臓学会編：エビデンスに基づくCKD診療ガイドライン 2013，東京医学社，2013.
9) 本田佳子，他：合併症の食事療法．糖尿病研修ノート，p241-246，診断と治療社，2010.
10) 日本糖尿病学会編：糖尿病専門医研修ガイドブック，6版，診断と治療社，2013.

知識の引き出し

5 運動療法

　運動療法は食事療法，薬物療法とともに糖尿病治療の基本であるが，最も実行度が低いとされている．その理由は，運動をいつ，どこで，どのくらいすればいいのか明確でないこと，薬物治療をしている場合には低血糖に対する対処の必要性があるが，その方法が明確になっていないことがあげられる．そこで，本稿では，運動療法の基本と，禁忌，運動時の薬物調節などについて述べる．

《A．運動療法の基本》

【コンサルト ① ② ⑬ ㊲ ㊵】

1．効　能

　糖尿病の運動療法としては有酸素運動が行われることが多い．有酸素運動の効果には筋収縮の刺激により血液中のブドウ糖が骨格筋に取り込まれることで血糖値が低下する「急性効果」と，運動を継続することでインスリン抵抗性を改善させる「慢性効果」がある．
　急性効果として，食後の急激な血糖上昇を抑制し，食後血糖の改善が期待できる．
　慢性効果として，運動はインスリン抵抗性を改善し，HbA1cの低下作用を示す．体重減少を促進し，食事療法と組み合わせることによりその効果はより発揮され，肥満糖尿病患者に週175分以上の運動を取り入れた生活習慣指導により，体重はコントロール群に比べて7％以上有意に減少した[1]．また，血清中性脂肪の低下，HDL-コレステロールの上昇などの脂質異常症改善作用，血圧低下作用などを示す．さらに，心肺機能の改善，体力，持久力が向上する．加齢に伴う筋萎縮や骨粗鬆症の予防にも有効で，生活習慣の介入は，加齢に伴う運動機能低下を緩やかにする[2]．心血管イベントの抑制効果は2型糖尿病発症後の介入では十分な効果はなく，IGT

の段階から介入すると一定の効果を認めるため，早期からの指導が必要と思われる[3,4]．

2. 強　度　　　　　　　　　　　　　　　　　　　　　　　【コンサルト 11】

　運動時の筋肉の主要エネルギー源はブドウ糖と遊離脂肪酸（FFA）である．
　運動（筋収縮）の初期（5〜10 分）には，主として筋グリコーゲンが利用され，ついで血中ブドウ糖と FFA が主要エネルギー源となり，運動が長時間（180〜240 分）になると FFA が中心となる[5]．
　最大酸素摂取量の 50％程度までの中等度運動では，数分という短時間でも，筋のエネルギー源として糖質，FFA の両者が利用される．しかし，乳酸性閾値（lactate threshold；LT）を超え，運動強度が高まるにつれ，糖質利用の比率が増大，最大運動（無酸素運動）では嫌気性解糖に依存し，糖質のみがエネルギー源となる．したがって，血中と脂肪組織に貯蔵されている脂質の利用を高めることを目的とした 2 型糖尿病の運動療法は中等度以下で，しかも糖尿病のコントロールが良好な状態で行う必要がある．

3. 有酸素運動

　一般的に中等度の強度の有酸素運動を行う．中等度の運動とは，最大酸素摂取量（VO_2max）の 50％前後のものを指し，運動時の心拍数によってその程度を判定する[6]．運動時の心拍数を，50 歳未満では 1 分間 100〜120 拍，50 歳以降は 1 分間 100 拍以内に留める．具体的には歩行運動では 1 回 15〜30 分間，1 日 2 回．1 日の運動量としては歩行約 1 万歩，消費エネルギーとしてはほぼ 160〜240kcal 程度が適当とされる．運動は日常生活に組み入れ，毎日行うことが基本であるが，少なくとも週 3 日以上の頻度で実施することが望ましい．米国糖尿病学会（ADA）では 1 週間に少なくとも 150 分の中等度強度の有酸素運動（最大脈拍数の 50〜70％）を行い，連続 2 日間運動をしない日が継続しないように分割し，子供の場合には毎日 60 分以上の運動を行うように勧めている[7]．

4. レジスタンス運動

レジスタンス運動は筋力トレーニングともいわれ，筋力や筋量の増加を目的に行われる．

ダンベルやゴムチューブなどを用いて行われ，具体的には週に2～3回8～10種類の運動を8～15回繰り返す（1セット）．徐々に強度やセット数を増加させることが推奨されている．レジスタンス運動には糖代謝を改善させる効果は弱く，強度が強くなりやすい運動のため血圧上昇を招き，合併症を悪化させる危険があることから，糖尿病の運動療法としてはあまり行われてこなかった．

近年，インスリン抵抗性の改善，血圧低下，血清脂質や血糖コントロールの改善を示した研究が多く報告されてきた[8, 9, 10]．特に，レジスタンス運動は，高齢者2型糖尿病のインスリン感受性を有酸素運動と同程度に改善し，高齢者2型糖尿病のHbA1c低下作用を認めた[9, 10]．さらに，レジスタンス運動と有酸素運動には相加的な作用がある[12, 13]との報告がなされた．これらの研究から，米国糖尿病学会（ADA）と米国スポーツ医学会（ACSM）によるガイドラインでは，禁忌がない患者では少なくとも週2回のレジスタンス運動を行い，それぞれ5種類以上のレジスタンス運動を行うよう勧告している[14]．

《B. 運動療法指導上の注意点》

【コンサルト 6 23 26】

1. メディカルチェックと禁忌

運動療法開始にあたっては，禁止あるいは制限したほうがよい場合（**表1**）があるので，指導前にメディカルチェックが必要である．

まず患者の病歴を把握する．40歳以上，罹病期間15年（1型糖尿病），10年（2型糖尿病）以上，末梢動脈疾患，間欠性跛行，喫煙者，心血管疾患の家族歴，高脂血症合併，起立性低血圧などの場合には特に十分な注意が必要である．次に現在の代謝状態を把握する．空腹時血糖250mg/dl以上の場合には運動が逆に血糖を上昇させることがあり，**運動療法は禁忌**である．インスリン療法などにより血糖が低下してから運動を始める必要がある．

表 1　運動療法を禁止あるいは制限したほうがよい場合

① 糖尿病の代謝コントロールが極端に悪い場合（空腹時血糖値 250mg/dl 以上，または尿ケトン体中等度以上）
② 増殖網膜症による新鮮な眼底出血がある場合（眼科医と相談する）
③ 腎不全の状態にある（血清クレアチニン：男性 2.5mg/dl 以上，女性 2.0mg/dl 以上）
④ 虚血性心疾患や心肺機能に障害のある場合（各専門医の意見を求める）
⑤ 骨・関節疾患がある場合（専門医の意見を求める）
⑥ 急性感染症
⑦ 糖尿病壊疽
⑧ 高度の糖尿病自律神経障害

（日本糖尿病学会編・著：糖尿病治療ガイド 2014-2015，p.45，文光堂，2014）[6]

　細小血管障害の把握も重要であり，増殖網膜症による新鮮な眼底出血がある場合には硝子体出血や網膜剥離の危険性があるため，激しい有酸素運動やレジスタンス運動は禁忌である．運動は蛋白排泄を増加させ，腎不全の状態にある（血清クレアチニン：男性 2.5mg/dl 以上，女性 2.0mg/dl 以上）場合にも禁忌とされている．しかし，激しい運動が糖尿病腎症の進行を促進するという明確なエビデンスはない[15]．

　自律神経障害を有する患者では運動に対する心筋の反応性の低下，起立性低血圧，対応調節機能の異常，低血糖リスクの増加などにより運動による危険性が高まる[16]．心臓の自律神経障害は心臓死や無症候性心筋梗塞の独立した危険因子である[17]．従って，自律神経障害を有する患者では，心疾患の精査が必要であり，高度な自律神経障害のある場合などは，**運動療法は禁忌**である．虚血性心疾患を疑う場合には，負荷心電図，シンチ，心エコーなどにて精査を行う．

2. 低血糖への配慮

　運動療法指導では低血糖を起こさないように十分な配慮が必要である．インスリンや SU 薬で治療中の患者ではインスリン量を減量したり，炭水化物の補食を行わない場合低血糖を生じる恐れがある．また，運動終了後においてもグリコーゲン合成やインスリン感受性の亢進により血糖値は低下する．そのため，運動当日から翌日にも低血糖の危険性があり，夕方以降に運動を行う場合には深夜の低血糖のリスクが高まることに注意する．インスリン投与量の調節は運動強度や運動の持続時間

により異なるが，投与インスリン量を 1/2〜2/3 に減量するのが一般的である[18]．

3. バルサルバ効果

バルサルバ効果とは「いきむ」動作によって呼吸が止まり，血圧上昇をきたす現象をいう．

　このバルサルバ効果は循環器疾患合併症を有する罹病期間の長い患者や高齢者などのリスク管理に重要である．血圧が高く，再発の危険が大きい脳卒中患者や心疾患患者には息こらえを起こさせるような運動は禁忌となる．したがって，レジスタンス運動でも，息が止まってしまうような強度の負荷や長時間の運動を避ける必要がある．リスクのある患者は常に経過観察し，血圧測定や呼吸管理を怠らないことが重要である．

《C. 運動療法を長続きさせるコツ》

　運動療法を長続きさせるためには，医療者側と患者側の障壁を理解し，その障壁を取り除く努力をすることが重要である．また，指導法にはコツがあるので，それに則って行うことが効率的である．

1. 指導上の障壁

　運動療法が長続きしない理由には，医療者側と患者側の障壁がある．

① 医療者側の障壁

　指導時間が取れないことと，患者のステージに応じた指導法の理解が不十分なことである．運動療法が十分に行われない理由を調べた佐藤らのデータ[19]によると，運動療法が十分に行われていない理由には「指導時間がない」「診療報酬に反映されない」「糖尿病運動療法指導のガイドラインがない」ことなどがあげられ，特に「適切な運動指導者がいない」ことが最も重要な阻害因子であった．食事療法に関しては管理栄養士などによる指導が行われていることが多いが，運動療法に関しては医師自身が行うことが多く，また上記の問題などにより十分な時間が確保されて

いない．今後，様々な角度からの改善策が求められる．
　次に，他の療養行動と同様であるが，望ましい行動は「する」「しない」で2分されるのではなく，「行動の状態」と「意図」によって5段階の変化ステージに分類される．運動をはじめてもらう，あるいは継続してもらうには患者の病期に応じた指導が必要であるが，指導者がそのことを理解していない場合が多い．

② 患者側の障壁

　患者側の障壁を解析すると，そもそも運動を開始しない理由として「時間がない」「膝が痛い」「暑い，寒い」などと言い訳をする患者が多い．多くの患者は血糖を下げるには，ある程度の激しい運動を一定時間行うことが必要と考えている．そのことが，運動の開始のハードルとなっているケースが多い．運動を気楽に考えることが重要である．すべての活動（ゴルフや芝刈り，ガーデニング，歩行など）を30〜45分行うだけで，十分に健康にメリットがあり，低強度の運動を10分間行うだけでも効果があることが明らかとなっている．したがって，比較的軽い運動や，活動性の増加から開始して行くことで運動の開始につなげることができる．

2．指導のコツ

　運動療法が長続きさせるためには，患者に負担のかからない運動を見つけることが第一である．無理して行うことは患者の精神的な負担となり，継続していくことは困難である．やはり，患者の嗜好に合った運動を取り入れることが基本である（**表2**）．野球が好きな患者にテニスなどを無理に勧めても，長続きはしない．患者の趣味，嗜好を聞き，患者に最も適すると思われる運動を考え，運動の種類，時間，

表2　運動療法を継続するためのコツ

1. 負担のかからない運動を見つける．
2. 患者の嗜好に合った運動を取り入れる．
3. 運動の種類，強度，時間，頻度などを具体的に指導する．
4. 日常生活に運動を取り入れる．
5. 目標の設定．
6. 歩数計，活動量計を使用し，結果を数値やグラフ化する．
7. 細切れ運動．
8. 家族の協力．

強度，頻度などを具体的に指導することが肝要である．日常生活に身体活動を取り入れることも重要である．座り仕事から 1 時間に 5 分間だけ立ったり，周りを歩行するだけでも効果がある．8 時間仕事の場合にはこれで 132kcal 余分にエネルギーを消費することができ，脂肪燃焼や血糖低下につながる．このような細切れの運動も効果的であることが明らかとなっている．歩数計，活動量計を使用し，結果を数値やグラフ化して目に見える形にすることが，やる気を引き出し運動の継続につながる．

《D．1 型，2 型における運動療法の位置付け》

① 2 型糖尿病における運動療法

2 型糖尿病における運動療法は血糖コントロール改善作用のほかに，インスリン抵抗性改善作用，肥満，高血圧，脂質異常症改善作用など様々の効果を有する[20-23]．また，血管内皮機能の改善，心血管病リスクの低下，死亡率の軽減，β細胞機能の維持など様々の効能が明らかとなっており，糖尿病合併症のリスクを低下させると考えられている[24]．

② 1 型糖尿病における運動療法

1 型糖尿病における運動療法エビデンスは必ずしも十分ではない．

運動療法プログラムは 1 型糖尿病患者の体力を増強する[25-27]．1 型糖尿病における運動の長期的な血糖コントロールへの効果は不明であるが，インスリンの必要量は 6〜15％減少する[27, 28]．低血糖頻度についても必ずしも明確ではない．心血管のリスク因子については，HDL-コレステロールを増加させ，LDL-コレステロールを低下させるなど脂質のレベルを改善する[25, 27-29]．これらの効果は血糖コントロールの改善や体重減少とは独立した作用である．また，血管内皮機能を改善するが[30]，血圧に対する効果は弱い．身体活動量の増加が糖尿病細小血管合併症を予防するかどうかの明確なエビデンスはないが，心血管症のリスクや死亡率の減少と関連が認められている[31, 32]．

2 型糖尿病では運動療法により膵β細胞機能の保持作用が報告されているが，1 型糖尿病についての報告はない．1 型糖尿病の合併症として，骨粗鬆症と骨折リス

クの増加が指摘されている[33]が，やはり，運動療法がこれらを改善するという報告はない．2型糖尿病において癌の発症率が高いことが明らかとなっているが，1型糖尿病においては不明であり[34]，また身体活動の増加により癌の発症抑制ができるかどうかについても不明である．

以上のように，1型糖尿病における運動療法の意義は，健康状態の維持，筋力増強，心血管リスクの減少などである．しかし，膵β細胞保護作用，骨粗鬆症，癌などに対する効果は不明であり今後の検討を要する．

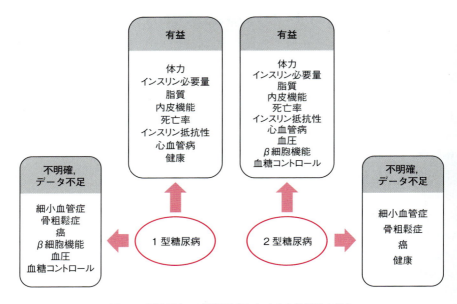

図1　1型糖尿病，2型糖尿病における身体活動の利点
（Chimen M, 他：Diabetologia, 2012 を一部改変）

《E. 高齢者患者の内服時，インスリン注射時の注意点》

【コンサルト 7 34 36】

　運動は高齢者の糖尿病療養指導においても不可欠な要素であり，可動性の維持，転倒防止，バランス，精神活動，QOLの向上に効果を発揮する．筋肉量と筋力は加齢とともに減少し，糖尿病の他の合併症，入院期間などにより悪化する．罹病期間が長い場合や，HbA1cの高値が持続すると，そうでない場合に比べて筋力が低下する．運動療法はADLの維持[35]，認知機能低下予防にも有効である[36]．

　運動療法を進める前に，高齢者では特に併存する疾患が多いため，メディカルチェックを十分に行うことが必要である．高い強度の運動では血圧上昇をともなう危険性が高いため，中等度以下の運動が好ましい．散歩，軽いジョギング，ラジオ体操，水泳などの全身を使った有酸素運動が望ましいが，筋力低下例では軽いレジスタンス運動も推奨される[6]．

　高齢者の場合，筋力の低下，心肺機能の低下，骨粗鬆症や変形性関節症などによりADLの制限があることが多い．その場合には，筋力の増強を図るとともに，水中歩行，椅子に座ってできる運動，腰痛体操などを勧めるなどの配慮が必要である．

　インスリンや経口糖尿病薬（特にSU薬）で治療中の患者では，運動中のみならず運動後の低血糖を生じる恐れがあるので，食前に運動する場合には，インスリン量や補食での調整を考慮する．また，新規の経口薬であるSGLT2阻害薬の場合には脱水を助長する懸念がある．特に夏場の運動においては十分な水分補給が必要であり，熱中症を避けるための工夫も行うことが求められる．

文献

1) Gregg EW, et al: Association of an intensive lifestyle intervention with remission of type 2 diabetes. JAMA 308: 2489-96, 2012.
2) Rejeski WJ, et al: Lifestyle change and mobility in obese adults with type 2 diabetes. N Engl J Med 366: 1209-17, 2012.
3) Yates T, et al: Association between change in daily ambulatory activity and cardiovascular events in people with impaired glucose tolerance (NAVIGATOR trial): a cohort analysis. Lancet 383: 1059-66, 2014.
4) Wing RR, et al: Cardiovascular effects of intensive lifestyle intervention in type 2 diabetes.

N Engl J Med 369: 145-54, 2013.
5) 日本糖尿病学会編：糖尿病専門医研修ガイドブック，6版，診断と治療社，2013.
6) 日本糖尿病学会編・著：糖尿病治療ガイド 2014-2015，文光堂，2014.
7) Standards of medical care in diabetes-2014. Diabetes Care 37 (Suppl 1): S14-80, 2014.
8) Maiorana A, et al: Combined aerobic and resistance exercise improves glycemic control and fitness in type 2 diabetes. Diabetes Res Clin Pract 56: 115-23, 2002.
9) Dunstan DW, et al: High-intensity resistance training improves glycemic control in older patients with type 2 diabetes. Diabetes Care 25: 1729-36, 2002.
10) Castaneda C, et al: A randomized controlled trial of resistance exercise training to improve glycemic control in older adults with type 2 diabetes. Diabetes Care 25: 2335-41, 2002.
11) Herriott MT, et al: Effects of 8 weeks of flexibility and resistance training in older adults with type 2 diabetes. Diabetes Care 27: 2988-9, 2004.
12) Sigal RJ, et al: Physical activity/exercise and type 2 diabetes. Diabetes Care 27: 2518-39, 2004.
13) Church TS, et al: Effects of aerobic and resistance training on hemoglobin A1c levels in patients with type 2 diabetes: a randomized controlled trial. JAMA 304: 2253-62, 2010.
14) Colberg SR, et al: Exercise and type 2 diabetes: the American College of Sports Medicine and the American Diabetes Association: joint position statement executive summary. Diabetes Care 33: 2692-6, 2010.
15) Mogensen CE : Nephropathy. In Handbook of Exercise in Diabetes. 2nd ed, ed: N Ruderman, et al: American Diabetes Association, Alexandria, VA, p433-449, 2002.
16) Spallone V, et al: Cardiovascular autonomic neuropathy in diabetes: clinical impact, assessment, diagnosis, and management. Diabetes Metab Res Rev 27: 639-653, 2011.
17) Pop-Busui R, et al: Effects of cardiac autonomic dysfunction on mortality risk in the Action to Control Cardiovascular Risk in Diabetes (ACCORD) trial. Diabetes Care 33: 1578-84, 2010.
18) 日本糖尿病学会編：科学的根拠に基づく糖尿病診療ガイドライン 2013，南江堂，2013.
19) Sato Y, et al: Present situation of exercise therapy for patients with diabetes mellitus in Japan: a nationwide survey. Diabetol Int 3: 86-91, 2012.
20) Thomas DE, et al: Exercise for type 2 diabetes mellitus. Cochrane Database Syst Rev 3: CD002968, 2006.
21) Ishii T, et al: Resistance training improves insulin sensitivity in NIDDM subjects without altering maximal oxygen uptake. Diabetes Care 21: 1353-5, 1998.
22) Chudyk A, et al: Effects of exercise on cardiovascular risk factors in type 2 diabetes: a meta-analysis. Diabetes Care 34: 1228-37, 2011.
23) Kelley GA, et al: Effects of aerobic exercise on lipids and lipoproteins in adults with type 2 diabetes: a meta-analysis of randomized-controlled trials. Public Health 121: 643-55, 2007.
24) Chimen M, et al: What are the health benefits of physical activity in type 1 diabetes mellitus? A literature review. Diabetologia 55: 542-51, 2012.

25) Laaksonen DE, et al: Aerobic exercise and the lipid profile in type 1 diabetic men: a randomized controlled trial. Med Sci Sports Exerc 32: 1541-8, 2000.
26) Wallberg-Henriksson H, et al: Increased peripheral insulin sensitivity and muscle mitochondrial enzymes but unchanged blood glucose control in type I diabetics after physical training. Diabetes 31: 1044-50, 1982.
27) Yki-Jarvinen H, et al: Normalization of insulin sensitivity in type I diabetic subjects by physical training during insulin pump therapy. Diabetes Care 7: 520-7, 1984.
28) Fuchsjager-Mayrl G, et al: Exercise training improves vascular endothelial function in patients with type 1 diabetes. Diabetes Care 25: 1795-801, 2002.
29) Mosher PE, et al: Aerobic circuit exercise training: effect on adolescents with well-controlled insulin-dependent diabetes mellitus. Arch Phys Med Rehabil 79: 652-7, 1998.
30) Nadeau KJ, et al: Insulin resistance in adolescents with type 1 diabetes and its relationship to cardiovascular function. J Clin Endocrinol Metab 95: 513-21, 2010.
31) LaPorte RE, et al: Pittsburgh Insulin-Dependent Diabetes Mellitus Morbidity and Mortality Study: physical activity and diabetic complications. Pediatrics 78: 1027-33, 1986.
32) Moy CS, et al: Insulin-dependent diabetes mellitus, physical activity, and death. Am J Epidemiol 137: 74-81, 1993.
33) Janghorbani M, et al: Systematic review of type 1 and type 2 diabetes mellitus and risk of fracture. Am J Epidemiol 166: 495-505, 2007.
34) Simon D, et al: Diabetes mellitus, hyperglycaemia and cancer. Diabetes Metab 36: 182-91, 2010.
35) Wannamethee SG, et al: Changes in physical activity, mortality, and incidence of coronary heart disease in older men. Lancet 351: 1603-8, 1998.
36) Weuve J, et al: Physical activity, including walking, and cognitive function in older women. JAMA 292: 1454-61, 2004.

知識の引き出し

薬物療法（経口薬）

　DPP-4阻害薬，SGLT2阻害薬が上市され，SU薬，グリニド薬，α-グルコシダーゼ阻害薬，ビグアナイド薬，チアゾリジン薬を含めて7種類となった．これを患者の病態に合わせて使用していくことが重要であるが，「どれからどう使うのか」という質問を受けることも多い．

　まず糖尿病薬を使用する場合には病態に合わせた選択が重要となる[1]．さらにインスリン分泌を介するもの，介さないものと，主に空腹時血糖低下をさせるか，食後血糖のみかの2つの軸で経口薬を分類した．SGLT2阻害薬はインスリン分泌を介さないが，食後血糖を中心に空腹時血糖も下げるので中央に，DPP-4阻害薬はインスリン分泌を促進するが，グルカゴン分泌抑制作用もあり，空腹時も食後も低下させるので中央に置いた（図1）．

　著者ら南多摩と北多摩南部糖尿病医療連携検討会は合同で，SGLT2阻害薬が上市される直前に，糖尿病が初めて指摘された患者に対する薬物療法マニュアルを作成した[2]（図2）．さらにもっとも簡便な選択法は図3に示した．

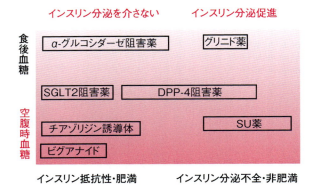

図1　経口糖尿病薬の分類

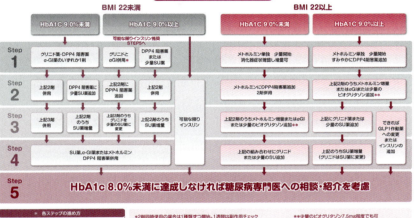

図2 南多摩保健医療圏糖尿病治療マニュアル（2013年版）

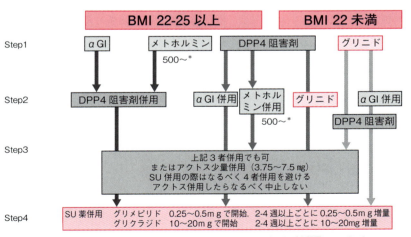

図3 薬物療法マニュアル（簡便な選択法）

《A. スルフォニル尿素（SU）薬とグリニド薬》

【コンサルト ① ⑥ ⑦ ㉒】

1. 作用機序

- グルコースは膵β細胞のGLUT2により取り込まれ，代謝され，ATP濃度が上昇して，KATPチャネルを閉鎖，細胞膜電位を脱分極させる．脱分極すると電位依存性Ca^{2+}チャネルが活性化し，細胞外のCa^{2+}が細胞内に流入する．
- 一方インスリンは粗面小胞体でプロインスリンとして生合成され，ゴルジ体でcペプチドを切り離し，切断され，インスリン分泌顆粒は小胞として蓄積されている．
- 細胞内でCa^{2+}の濃度が上昇すると，インスリン分泌顆粒を細胞外へ開口放出する．
- このインスリン分泌機構のうち，GLUT2により取り込まれ，グルコースが代謝され，ATP濃度が上昇する機転のどこかが遺伝的に障害されているのが2型糖尿病である．
- SU薬・グリニド薬は直接膵β細胞膜上のSU受容体に結合し，グルコース代謝と同様に，KATPチャネルを閉じ，細胞膜電位を脱分極させる．脱分極すると電位依存性Ca^{2+}チャネルが活性化され，細胞外のCa^{2+}が細胞内に流入する．遺伝的にグルコース代謝が破たんしていたとしても，インスリン分泌顆粒を蓄えていれば（インスリン分泌が残存していれば）効果を発揮する．
- 以上より，SU薬はインスリン分泌を促進する薬であるが，インスリンの合成を増量する薬ではないと言える．

2. SU薬・グリニド薬には2×2種類ある．

- 主なSU薬には，トルブタミド，グリクラジド，グリメピリド，グリベンクラミドがある．グリニド薬にはナテグリニド，ミチグリニド，レパグリニドがある（表1）．
- SU受容体には膵β細胞にのみあるスルホニル尿素基が結合するSUR1受容体と，膵β細胞のみでなく心筋細胞等にもあるベンズアミド基が結合するSUR2受容体

表1 作用時間や用量を知っておくべき経口薬

	一般名	主な商品名	血中半減期(時間)	作用時間(時間)	特性
SU薬	トルブタミド	ラスチノン	5.9	6〜12	現在使用減少
	グリベンクラミド	オイグルコン ダオニール	2.7	12〜24	なるべく用いない
	グリクラジド	グリミクロン	12.3	12〜24	弱いが長時間
	グリメピリド	アマリール	1.5	12〜25	強力
グリニド薬	ナテグリニド	スターシス ファステック	0.8	3	短時間で弱い
	ミチグリニド	グルファスト	1.2	3	短時間で弱い
	レパグリニド	シュアポスト	0.8	4	短時間だが強い
ビグアナイド薬	メトホルミン	メトグルコ	2.9	6〜14	高用量まで使用可
	ブホルミン	ジベトス	1.5〜2.5	6〜14	使用しない
α-グルコシダーゼ阻害薬	アカルボース	グルコバイ		2〜3	血中に入らない
	ボグリボース	ベイスン		2〜3	境界型にも使用可
	ミグリトール	セイブル	2	1〜3	速効性,食後投与可
DPP-4阻害薬	シタグリプチン	ジャヌビア グラクティブ	11	24	使用経験多い 1日1回
	ビルダグリプチン	エクア	1.8	12	1日2回,すこし強い?
	アログリプチン	ネシーナ	17	24	1日1回,配合剤あり
	リナグリプチン	トラゼンタ	105	24以上	胆汁排泄85%
	テネリグリプチン	テネリア	24.2	24	1日1回,24時間代謝
	アナグリプチン	スイニー	2〜6	12	1日2回,LDL低下?
	サキサグリプチン	オングリザ	6.5	24	海外エビデンス

がある.

- うちSUR1受容体にのみ結合するものは効果が比較的弱い(トルブタミド,グリクラジド,ナテグリニド,ミチグリニド).グリクラジドは半減期が長いことで,弱い受容体結合度を代償し,中等度の効力がある[3].ナテグリニド,ミチグリニドは吸収も早く,代謝時間も短く,効果は比較的弱く,投与直後に限られる(図4).
- SUR1受容体とSUR2受容体に結合するグリメピリドやグリベンクラミドは代謝時間がグリクラジドに比べ短いにもかかわらず,受容体結合度が高く,長時間作用し,強力である.レパグリニドもSUR2受容体に結合するため,他のグリニドに比べ,比較的強力に作用する.
- グリベンクラミドは心筋への悪影響や(心筋梗塞の際の生体の予防反応であるプ

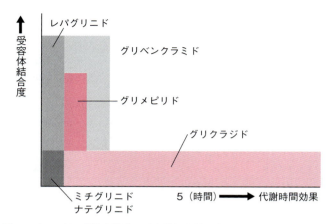

図4 インスリン分泌促進薬の受容体親和性と代謝効果時間から見た特性
(清野 裕：インスリン分泌促進薬．SU薬とグリニド．フジメディカル出版，2006から改変)

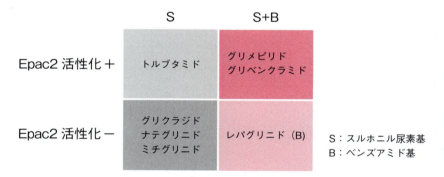

図5 SU薬，グリニド薬には2×2種類ある！
注：Epac2はSU受容体と複合体を形成し，活性化されると副経路としてインスリン分泌をさらに促す．

レコンディショニング作用を解除）や膵β細胞のアポトーシスを促進する可能性があり，使用は推奨されない．
・トルブタミド・グリメピリド・グリベンクラミドは，EPAC2を活性化し，インクレチンと共同で，インスリン分泌を促進するため，DPP-4阻害薬やGLP-1受容体作動薬と併用すると，強い相乗作用を持つので注意が必要である[4]．
・これらをまとめると，SU薬・グリニド薬は2×2種類に分類される（**図5**）．

3. SU薬の使用法

- インスリン分泌能が低下（しかし残存）し，インスリン抵抗性の少ない「比較的やせ型」の2型糖尿病患者が適応となる．インスリン分泌が極端に低下した患者には効果がない．
- 食事療法・運動療法を行っても，十分な血糖コントロールが得られない患者に適応となる．
- インスリン非依存状態の1型糖尿病（GAD等陽性者も含む）に使用すると，インスリンを早期に枯渇させる可能性があるので用いない．
- 投与量が少量であっても低血糖を惹起する場合がある．高齢者や肝・腎機能障害者では特に注意する．
- 低血糖による空腹感から，食欲がより亢進する場合がある．
- グリメピリド0.5mg，グリクラジド20mgから開始する．
- グリメピリド2〜3mg，グリクラジド60〜80mg程度を上限とする．それ以上になる場合は他の薬との併用を考慮する．増量しても，作用はそれほど増強せず，低血糖の危険が増加する．
- DPP-4阻害薬やGLP-1受容体作動薬（以下インクレチン関連薬）と併用する際は，SU薬を減量する．少なくともグリメピリド2mg，グリクラジド40mg以下にすべきだが，グリメピリドについてはEpac2を介した相乗作用があるので，できるだけ0.5〜1mg程度に減じ，万一血糖コントロールが悪化するようなら，慎重に0.5mgずつ増量するのが望ましい．
- 他の経口糖尿病薬を用いてから，第二・第三選択として少量付加するのが望ましい．しかし薬価が安価なので，少量であれば第一選択としても良い．

4. グリニド薬の使用法

- SU薬に比べ，吸収および血中からの消失が早い．
- インスリン分泌が低下するも残存している（遅延分泌，遅延過分泌）比較的軽症患者のインスリン分泌を前倒しし，正常の分泌に近づかせる．
- 食後高血糖の是正が良い適応である．
- 必ず食直前に投与する．食前30分投与では低血糖を惹起する可能性がある．食後では効果が極めて減弱する．

- 当初は単独で投与し，さらに食後高血糖を是正させたい場合には，α-グルコシダーゼ阻害薬と併用する．
- 低血糖に注意する．特に肝・腎障害のある場合．透析患者にはナテグリニドは禁忌，ミチグリニド・レパグリニドは慎重投与である．
- レパグリニドは強力なので特に低血糖に注意．0.25mg 3錠分3 各食前より開始し，低血糖のないことを確認したうえで 0.5mg 錠に増量する．
- 作用機序上，SU薬との併用は意味がなく，保険上も査定される．

《B. ビグアナイド薬》

【コンサルト [1] [41]】

1. 作用機序と副作用

- メトホルミン，ブホルミンがある（**表1**）．
- ミトコンドリアにおける adenosine monophosphate-activated protein kinase（AMPK）を活性化し，その結果肝における糖新生を抑制する．
- 消化管からの糖吸収の抑制や，筋肉における糖取り込み促進など様々な膵外作用を持つ．
- 廉価，強力で（2250mg で HbA1c1.8），欧米では第一選択となっている．
- 体重増加をきたさないため，インスリン抵抗性のある肥満患者に特に推奨されるが，非肥満例でも効果がある．
- 単独で低血糖を通常は起こさない．
- 胆汁酸の再吸収を抑え，胆汁酸が下部消化管を刺激し，GLP-1 分泌を促進する等のインクレチン増強作用[5]があり，インクレチン関連薬との相乗作用がある．
- 重大な副作用に乳酸アシドーシスがある．肝・腎・心・肺機能障害，血中 Cr 値男性 1.3mg/dl，女性 1.2mg/dl 以上，大量飲酒者，下垂体・副腎機能不全者，高齢者には使用しない（75歳以上には新規投与しない）．用量依存性とは限らず少量でも発症する．
- ヨード造影剤使用の際は，使用の2日前から2日後までの間，投与を中止する．
- 他に消化器症状・葉酸，ビタミン B_{12} の吸収低下などの副作用がある．
- ブホルミンは脂溶性であり，ミトコンドリア膜に結合しやすく，乳酸アシドーシ

スを起こしやすいので，用いない方が無難である．
・機序的に癌抑制作用がある可能性があるが，まだエビデンスに乏しい．

2. 使用法

・単独でも，併用でも用いることができる．
・メトホルミンは半減期が短いので，原則 500mg 朝・夕分 2 から開始する．
・用量依存性に消化器症状（下痢・悪心・食思不振・腹痛・嘔吐）の副作用が多くなるので少量より漸増する．高齢者等では 250mg 分 1 から開始しても良い．
・メトホルミン製剤の中でメトグルコ®のみ 2250mg まで使用可能であるが，通常男性 1500〜2000mg，女性 1000〜1500mg，高齢者 500〜1000mg 程度までの投与量とする．それ以上使用するよりは他剤との併用が望ましい．
・脱水が乳酸アシドーシスの契機になるので，SGLT2 阻害薬，利尿薬との併用は特に注意する．
・シックデイ（発熱・下痢・食思不振など）には速やかに中止するよう患者指導が大切である．
【コンサルト 18】

《C．α-グルコシダーゼ阻害薬（α-GI）》

【コンサルト 6 7 36】

1. 作用機序と副作用

・アカルボース，ボグリボース，ミグリトールがある．
・多糖類は α-アミラーゼにより二糖類に分解され，二糖類は小腸粘膜に存在する α-グルコシダーゼにより単糖類に分解され，絨毛上皮より吸収される．
・α-グルコシダーゼ阻害薬は α-グルコシダーゼを競合的に阻害し，糖質の吸収を穏やかにし，食後高血糖を緩やかにする．
・アカルボースは α-アミラーゼ，ミグリトールはラクターゼ等も阻害する．
・二糖類の分解抑制により，グルコースの吸収が，小腸下部にシフトするため，GLP-1 分泌を促進することも，作用機序の 1 つと考えられる．そのためインクレチン関連薬との相乗作用がある．

- アカルボース，ボグリボースはほとんど吸収されない．ミグリトールは小腸上部から吸収され，小腸下部へ到達する薬物濃度が低下するため，濃度勾配を付けやすく，比較的強力である．なお吸収されたものは薬効はきたさない．
- 単独では通常低血糖を起こさない．体重増加をきたさない．
- 食後高血糖を抑制し，IGT において動脈硬化の進展を抑制するという報告があり，ベイスン® 0.2mg（他のボグリボースジェネリックは不可）のみ，耐糖能異常における 2 型糖尿病の発症抑制に適応がある．
- 副作用として腹部膨満感，放屁の増加，下痢がある．放屁は次第に慣れて減弱することが多い．下痢はややミグリトールに多い．
- 肝障害も頻度が高い．アカルボースでは重篤な肝障害例が報告されている．アカルボース，ボグリボースでは分解産物が吸収されることによっておこる．ミグリトールは薬剤が吸収されるので直接惹起される可能性がある．
- 高齢者・腹部手術歴のある患者では腸閉塞を惹起しうる．高齢者において，腹部症状，食欲不振などの症状が現れたら，速やかに中止したほうが無難である．
- SU 薬やインスリン等低血糖を惹起しうる薬剤との併用では低血糖を起こしたときブドウ糖を投与する．ショ糖では効果がないので注意が必要．

2. 使用法

- 必ず食直前で服用する．速効性（食後 1 時間の血糖値の低下度が高い）のミグリトールは食直後投与でも効果がある．
- 放屁の副作用による羞恥心を防ぐため，家庭内にいる夕食直前 1 回投与より開始する．放屁の状況を見つつ，朝夕 2 回，毎食と漸増していったほうが認容しやすい．
- 低用量（アカルボース 50mg，ボグリボース 0.2mg，ミグリトール 25〜50mg）から開始し，認容力を見て高容量にするか検討する．
- 糖質過多の食事傾向のある患者では副作用が出やすい．「おならが出ないように糖質過多を是正する」指導が有効なことがある．
- グリニドと併用すると食後血糖をしっかり抑制できる．配合薬（ミチグリニドとボグリボース；グルベス®）もある．

《D. チアゾリジン薬》

【コンサルト ① 41】

1. 作用機序と副作用

・ピオグリタゾン.
・核内受容体である PPARγ を活性化し，前駆脂肪細胞より脂肪細胞を分化促進して，小型脂肪細胞を増加させる.
・その結果，肥満者で減少していたインスリン感受性因子のアディポネクチンを正常化させ，亢進していたインスリン抵抗性を惹起する TNF-α，レジスチンの発現を抑制し，インスリン抵抗性改善作用を持つ.
・インスリン抵抗性の強い患者に適応がある．脂肪細胞が多い肥満者，女性ほど効果が高い.
・プロアクティブ試験などで心血管イベントの抑制が示唆されている.
・膀胱癌の発症リスクを男性でわずかに高めたという CNAMTS という報告がある．他の報告では有意差が出ていないものも多いが，添付文書では膀胱癌治療中の患者には使用せず，膀胱癌既往患者への使用は慎重に判断して，十分説明の上使用するとされている.
・海外の臨床試験で類薬において女性の骨折の発現頻度上昇が報告されている[6].
・浮腫，貧血，血清 LDH，血清 CPK の上昇などの副作用がある．発売中止になった類薬で重篤な肝障害の副作用があったため，本薬においても定期的に肝機能検査を実施し，肝機能障害に注意する.

2. 使用法

・男性の膀胱癌，女性の骨折の副作用は用量依存性の可能性があり，できるだけ少量が望ましい．浮腫などの副作用も用量が多くなると起きやすい.
・用法用量では 15～30mg とされているが，男性 7.5～15mg，女性 3.75～7.5mg 程度で使用するのが浮腫などの副作用も少なく，無難である.
・体重が増加しやすいので食事療法を徹底する必要がある.
・DPP-4 阻害薬，SGLT2 阻害薬の上市，ビグアナイドの高容量認可により，インス

リン抵抗性の強い患者，肥満者にも他の経口糖尿病薬が先に選択されるようになり，付加薬としての位置づけになりつつある．
- 比較的高用量使用時に急に中止すると，インスリン抵抗性の急激な増大により，血糖コントロールが極めて悪化することがある．中止する場合は時間をかけ漸減する．
- ピオグリタゾンを中心とした配合薬がある．メトホルミンとの配合薬，グリメピリドとの配合薬，アログリプチンとの配合薬がある．それぞれ低用量（LD）と高容量（HD）があるので，それぞれの成分の用量を確認して使用する必要がある．

《E. DPP-4 阻害薬》

【コンサルト 6 8】

1. 作用機序と特徴

- シタグリプチン，ビルダグリプチン，アログリプチン，リナグリプチン，テネリグリプチン，アナグリプチン，サキサグリプチンがある（**表1**）．
- 小腸粘膜にある細胞から食事刺激により分泌され，膵β細胞にてインスリン分泌を促進するホルモンをインクレチンという．インクレチンには GLP-1 と GIP がある．
- 小腸上部の粘膜に存在する K 細胞より GIP が，小腸下部から大腸粘膜に存在する L 細胞から GLP-1 が分泌される．
- GLP-1 にはインスリン分泌促進作用の他，グルカゴン抑制作用，食欲抑制作用，胃排泄遅延作用がある．
- GIP にはインスリン分泌促進作用の他，骨芽細胞でのカルシウム蓄積作用，脂肪蓄積作用がある．
- インクレチンは食事刺激により分泌され，DPP-4 に速やかに分解される．よって食後の生理的インスリン分泌を促進する．
- DPP-4 阻害薬により，インクレチン作用は増強し，継続する．
- インクレチンには膵β細胞保護効果も期待されるが，ヒトについては未知である．
- 血糖依存的にインスリン分泌促進，グルカゴン分泌抑制するため，単独では低血

- 糖は少ない．
- 低血糖など血糖値が低下すると，グルカゴン分泌抑制も解除されるため，血糖調整化作用がある[7]．しかしSU薬では相乗作用が強いので，この作用を上回り，低血糖となる．
- 当初はGLP-1優位に効果があり，のちGIP優位となる．そのため開始当初は体重が増加しにくい．GIPは血糖値が高いと分泌・作用とも減弱する[8]．
- そのため食事療法・運動療法の励行が不十分だと，体重増加，血糖再上昇を来たし，DPP-4阻害薬の効果が減弱する．24週目頃に多いので，24週現象と呼ばれることもある．食事・運動療法を励行したり，他の経口糖尿病薬と併用すると，再度効果が発揮される．
- 食事摂取の影響を受けないので，食前，食後投与いずれも可能である．
- シタグリプチン，アログリプチン，アナグリプチン，サキサグリプチンは腎障害のある場合投与を減らす必要がある．ビルダグリプチンは重度肝障害で禁忌である．
- 効果としての差別化は十分エビデンスがない．1日1回投与か，2回投与か，尿中排泄か胆汁排泄かなどによる使い分けとなる．
- 副作用は消化器症状などがあるが少ない．むしろSU薬やインスリンを併用した際の重篤な低血糖が問題となる．
- 持効型製剤であるトレラグリプチンは1週間1回の投与で済む．

2. 多剤併用の相乗・相加効果

- SU薬・グリニド薬での細胞内Ca^{2+}上昇によるインスリン分泌促進作用を，インクレチンはC-AMPの上昇により，増強する．相乗作用といえる．さらにグリベンクラミド，グリメピリド，トルブタミドにはEpac2を通した共同のインスリン分泌促進作用があり，いわば3乗作用があり，併用した時に低血糖を起こしやすいので，必ず減量してから併用する[4]．
- ビグアナイド薬は胆汁酸の再吸収を抑え，胆汁酸が下部消化管を刺激し，GLP-1分泌を促進する等のインクレチン増強作用があり，相乗作用がある．
- α-グルコシダーゼ阻害薬ではグルコースの吸収が，小腸下部にシフトするため，GLP-1分泌を促進する作用があり，相乗作用がある[9]．
- 肥満者ではDPP-4活性が増加しており[10]，DPP-4阻害薬の効果が減弱している．

チアゾリジンによるインスリン抵抗性改善は DPP-4 阻害薬の効果を高める可能性がある．
・併用薬による相乗作用・相加作用が多いため，DPP-4 阻害薬が第一・第二選択薬として使用されている

《F．SGLT2 阻害薬》

【コンサルト 39】

1．作用機序と特徴

- イプラグリフロジン，ダパグリフロジン，ルセオグリフロジン，トホグリフロジン，カナグリフロジン，エンパグリフロジンがある．
- 血中ブドウ糖は糸球体で濾過された後，尿細管より再吸収を受ける．
- SGLT とは「ナトリウム・グルコース共役輸送体」と呼ばれる蛋白質の一種である．
- SGLT には SGLT1 と SGLT2 があり，近位尿細管でブドウ糖を再吸収する役割を持つ．うち 90％は SGLT2 が寄与する．SGLT2 は腎のみに特異的に発現している．
- SGLT2 遺伝子異常は腎性糖尿を惹起するが，多くの患者は生涯にわたって臨床的異常を起こさない[11]．
- 高血糖状態では SGLT の再吸収能をこえたブドウ糖が濾過され，再吸収されなかったブドウ糖が尿糖として排泄される．糖尿病では再吸収能が亢進している．
- SGLT2 阻害薬は，高血糖時のブドウ糖再吸収を阻害し，再吸収の閾値を下げる．

表2　SGLT2 阻害薬

一般名	主な商品名	血中半減期（時間）	作用時間（時間）
イプラグリフロジン L	スーグラ	15	24
ダパグリフロジンプロピレングリコール水和物	フォシーガ	8〜12	24
ルセオグリフロジン水和物	ルセフィ	11.2	24
トホグリフロジン水和物	アプルウェイ デベルザ	5.4	24
カナグリフロジン水和物	カナグル	10.2	24
エンパグリフロジン	ジャディアンス	9.88	24

その結果糖尿病患者において 50～100g の尿糖を余分に排出する.
- その結果, 空腹時血糖, 食後血糖ともに低下させ, コントロールを改善させる. 体重も 2kg 程度減少する.
- さらに血圧を低下させ, アディポネクチンを増加させるなど, 多彩な効果が期待されている.
- 腎機能が低下すると, 尿糖排泄量が減少し, eGFR 60mL/分/1.73m² 未満では効果がより減弱する.

2. 副作用に注意

- 副作用としては頻尿・多尿, 尿路・性器感染症に加え, SU 薬・グリニド薬やインスリンなどと併用した際の重症低血糖, ケトアシドーシス, 脱水, 脳梗塞, 高浸透圧性昏睡, 全身性皮疹などの重篤な副作用が報告されている.
- 第三相試験では水分摂取に力を入れたため, プラセボのヘマトクリットが下がっている報告が多い. 脱水によるヘマトクリット上昇は実医療においては予想以上の可能性がある.
- 利尿薬など脱水を惹起する薬剤, 口渇による清涼飲料水の多飲に注意する. 夏の脱水に注意する.
- 皮膚症状は薬疹, 発疹, 皮疹, 紅斑など非重篤のものを含めれば 500 例以上が報告され最も頻度の高い副作用となっている. 全ての種類の SGLT2 阻害薬で皮膚症状の報告がある. 皮膚症状が全身に及んでいるなど症状の重症度やステロイド治療がなされたことなどから重篤と判定されたものも 80 例以上に上っている. また 1 例ではあるが粘膜に病変を認める重篤なスティーブンス・ジョンソン症候群と推察される症例が報告され, 注意が必要である. これらの重篤な皮膚障害は, 治験時に殆ど認められていなかったものである. 皮膚症状は SGLT2 阻害薬投与後 1 日目からおよそ 2 週間以内に発症している (SGLT2 阻害薬の適正使用に関する Recommendation 2014.8.29 [12]).

3. 使用法

- 各薬剤による臨床的な差, 使い分けについては報告がない. ほぼ同等と考えられる.

- 若くて，肥満があり，病歴が浅く，動脈硬化のリスクが少なく，腎障害がない2型糖尿病患者が当面の適応になる．
- 肥満者では赤血球増多症を合併していることが多いので注意．ヘマトクリット48％以上の患者では使用しない方が無難である．
- 65歳以上には適応を十分考慮したうえで，慎重に投与する．
- SU薬，グリニド薬，インスリンと併用する際には低血糖に十分注意し，それらを減量する（グリメピリド2mg以下，グリクラジド40mg以下，グリベンクラミド1.25mg以下）．
- SGLT2阻害薬とインスリン製剤の有効性及び安全性は治験では検討されていない．
- 当面，併用は他に2剤程度までとすべきである．
- 今後の副作用情報を極力参照して，安全性を第一に慎重に使用する．

《G. 腎不全患者への投与》

　腎機能障害が進行した症例では，使用できる内服薬が制限されるため，表を参考に安全性に注意して使用する．

表3　経口糖尿病薬

	一般名	注意
α-グルコシダーゼ阻害薬		用量調節不要，ミグリトールは慎重投与
チアゾリジン誘導体		禁忌
SU薬		禁忌
ビグアナイド薬		禁忌
グリニド薬	ナテグリニド	禁忌
	ミチグリニド	慎重投与
	レパグリニド	慎重投与
DPP-4阻害薬	シタグリプチン	慎重投与（用量調節）
	ビルダグリプチン	慎重投与（用量調節）
	アログリプチン	慎重投与（用量調節）
	リナグリプチン	用量調節不要
	テネリグリプチン	用量調節不要
	アナグリプチン	慎重投与（用量調節）
	サキサグリプチン	慎重投与（用量調節）

《おわりに》

　経口薬は格段に種類も多くなった．いたずらに各薬剤すべての品目の使用経験を持つよりも，代表的な薬を1～2品目選んで，もっともその適応と思われる典型的な患者から経験していくといい．いわゆる血糖コントロールが不良な「てこずり糖尿病」という患者に最後の頼みの綱として新薬を上乗せすることは避けるべきである．効果を十分検証できないばかりか，思わぬ副作用を生ずることになる．

文　献

1) 日本糖尿病学会編・著：糖尿病治療ガイド 2014-2015，p46，文光堂，2014.
2) 南多摩保健所
   http://www.fukushihoken.metro.tokyo.jp/minamitama/topics/tounyoubyoutiryoumanyuaru.files/pasu.pdf
3) 清野 裕：インスリン分泌促進薬．SU薬とグリニド．pp3-31，富士メディカル出版，2006.
4) Takahashi T, et al:Antidiabetic Sulfonylureas and cAMP Cooperatively Activate Epac2A. Sci Signal 6:ra94, 2013.
5) Migoya EM, et al:Dipeptidyl peptidase-4 inhibitors administered in combination with metformin result in an additive increase in the plasma concentration of active GLP-1. Clin Pharmacol Ther 88:801-808, 2010.
6) Kahn SE, et al:Rosiglitazon-associated fractures in type 2 diabetes:An Analysis from A Diabetes Outcime Progression Trial（ADOPT). Diabetes Care 31:845-851, 2008.
7) Ahrén B, et al: Vildagliptin enhances islet responsiveness to both hyper- and hypoglycemia in patients with type 2 Diabetes. J Clin Endcrinol Metab 94:1236-1243, 2009.
8) Aaboe K, et al:Twelve weeks treatment with the DPP-4 inhibitor, sitagliptin, prevents degradation of peptide YY and improves glucose and non-glucose induced insulin secretion in patients with type 2 diabetes mellitus. Diabetes Obes Metab 12: 323–333, 2010.
9) Narita T, et al:Miglitol induces prolonged and enhanced glucagon-like peptide-1 and reduced gastric inhibitory polypeptide responses after ingestion of a mixed meal in Japanese Type 2 diabetic patients. Diabetes Med 26:187-188, 2009.
10) Lamers D, et al: Dipeptidyl peptidase 4 is a novel adipokine potentially linking obesity to the metabolic syndrome. Diabetes 60:1917-25, 2011.
11) 前川　聡，他：経口抗糖尿病治療薬．新しい経口抗糖尿病治療薬．SGLT2阻害薬．糖尿病 4:113-120, 2012.
12) http://www.jds.or.jp/common/fckeditor/editor/filemanager/connectors/php/transfer.php?file=/uid000025_7265636F6D656E646174696F6E5F53474C54322E706466

知識の引き出し

薬物療法（注射薬）

《A. インスリン》

1. インスリンとは

- インスリンは，21個のアミノ酸からなるA鎖と30個のアミノ酸からなるB鎖から構成される二本鎖ポリペプチドである．
- 肝臓でのグリコーゲン合成促進，糖新生の抑制によって肝静脈へのブドウ糖放出を制御し，肝臓以外にも骨格筋や脂肪組織に作用して，グルコースの細胞内への取り込みを促進する．
- ヒトインスリンのアミノ酸を人工的に置換して6量体形成を低下させた超速効型製剤や，逆に吸収を遅延させた持効型製剤の登場など，劇的な進化を遂げている．

2. インスリン療法の位置付け

- インスリンの適応は，**表1**に示すように絶対的適応と相対的適応を吟味して，投与方法とインスリン製剤の種類を選択する．

【コンサルト 2 11 15 16 20 21 22 28 29 30 37 41】

- 食事療法・運動療法・経口薬を駆使しても血糖コントロールが不十分である場合（最後の切り札）の他に，高血糖による糖毒性解除目的の場合（最初の突破口）という使い方がある．
- インスリン療法単独あるいは経口薬やGLP-1受容体作動薬とのコンビネーションなど様々な可能性が広がり，糖尿病患者の全てのステージに使用が可能になりつつある．

表1 インスリンの適応

絶対的適応	相対的適応
①インスリン依存状態 ②高血糖性の昏睡（糖尿病ケトアシドーシス，高血糖高浸透圧症候群，乳酸アシドーシス） ③重症の肝障害，腎障害を合併しているとき ④重症感染症，外傷，中等度以上の外科手術（全身麻酔施行例など）のとき ⑤糖尿病合併妊婦（妊娠糖尿病で，食事療法だけでは良好な血糖コントロールが得られない場合も含む） ⑥静脈栄養時の血糖コントロール	①インスリン非依存状態の例でも，著明な高血糖（例えば，空腹時血糖値250mg/dl以上，随時血糖値350mg/dl以上）を認める場合 ②経口薬療法では良好な血糖コントロールが得られない場合（SU薬の一次無効，二次無効など） ③やせ型で栄養状態が低下している場合 ④ステロイド治療時に高血糖を認める場合 ⑤糖毒性を積極的に解除する場合

（日本糖尿病学会編・著：糖尿病治療ガイド 2014-2015, p54-55, 文光堂，2014）

3. インスリン製剤の種類と作用時間の特徴（表2）

【コンサルト 17 31 32 33 34 35】

① 食後の追加分泌に対応するインスリン

速効型ヒトインスリン製剤
・レギュラーインスリン（通称 R）とも呼ばれている．
・食前 30 分に投与する必要がある．
・健康な人の追加分泌パターンに比べて作用発現時間が遅いため，超速効型製剤に使用頻度はシフトしている．

超速効型インスリンアナログ製剤　　【コンサルト 4】
・吸収を速めるために，ヒトインスリンのアミノ酸を人工的に入れ換えて 6 量体形成を低下させた．
・食直前に投与する必要がある．
・速効型に比べて作用発現時間が速く，作用持続時間が短いため，食後高血糖の抑制に優れ使用頻度が増加．
・食直前投与のため QOL 改善とアドヒアランスの向上が期待できる．

② 常に存在する基礎分泌に対応するインスリン

中間型ヒトインスリン製剤（NPH 製剤）
・持続化剤として硫酸プロタミンを添加し結晶を形成させ，作用を持続させてい

表2 インスリン製剤の種類と作用時間

製品名/製造販売元	一般名 (総単位数/内容量)	作用発現時間	最大作用時間	作用持続時間
1. 食後の追加分泌に対応するインスリン製剤				
■速効型ヒトインスリン製剤				
ノボリンR注フレックスペン ノボノルディスクファーマ	生合成ヒト中性インスリン (300単位/3ml)	約0.5時間	1〜3時間	約8時間
ヒューマリンR注ミリオペン 日本イーライリリー	ヒトインスリン (300単位/3ml)	0.5〜1時間	1〜3時間	5〜7時間
■超速効型インスリンアナログ製剤				
ノボラピッド注フレックスタッチ ノボノルディスクファーマ	インスリンアスパルト (300単位/3ml)	10〜20分	1〜3時間	3〜5時間
ノボラピッド注フレックスペン ノボノルディスクファーマ	インスリンアスパルト (300単位/3ml)	10〜20分	1〜3時間	3〜5時間
ノボラピッド注イノレット ノボノルディスクファーマ	インスリンアスパルト (300単位/4ml)	10〜20分	1〜3時間	3〜5時間
ヒューマログ注ミリオペン 日本イーライリリー	インスリンリスプロ (300単位/3ml)	15分未満	0.5〜1.5時間	3〜5時間
アピドラ注ソロスター サノフィ	インスリングルリジン (300単位/3ml)	15分未満	0.5〜1.5時間	3〜5時間
2. 常時分泌する基礎分泌に対応するインスリン製剤				
■中間型ヒトインスリン製剤				
ノボリンN注フレックスペン ノボノルディスクファーマ	生合成ヒトイソフェンインスリン (300単位/3ml)	約1.5時間	4〜12時間	約24時間
ヒューマリンN注ミリオペン 日本イーライリリー	ヒトイソフェンインスリン (300単位/3ml)	1〜3時間	8〜10時間	18〜24時間
■中間型インスリンアナログ製剤				
ヒューマログN注ミリオペン 日本イーライリリー	中間型インスリンリスプロ (300単位/3ml)	0.5〜1時間	2〜6時間	18〜24時間
■持効型溶解インスリンアナログ製剤				
トレシーバ注フレックスタッチ ノボノルディスクファーマ	インスリンデグルデク (300単位/3ml)	該当なし(定常状態)[*1]	明らかなピークなし	>42時間[*2]

製品名/製造販売元	一般名 (総単位数/内容量)	作用発現時間	最大作用時間	作用持続時間
レベミル注フレックスペン ノボノルディスクファーマ	インスリンデテミル (300単位/3ml)	約1時間	3～14時間	約24時間
レベミル注イノレット ノボノルディスクファーマ	インスリンデテミル (300単位/3ml)	約1時間	3～14時間	約24時間
ランタス注ソロスター サノフィ	インスリングラルギン (300単位/3ml)	1～2時間	明らかなピークなし	約24時間

3．追加分泌と基礎分泌の両方に対応するインスリン混合製剤

■混合型ヒトインスリン製剤

皮下注射後の作用時間イメージ

製品名/製造販売元	一般名 (総単位数/内容量)	作用発現時間	最大作用時間	作用持続時間
ノボリン30R注フレックスペン ノボノルディスクファーマ	生合成ヒト二相性イソフェンインスリン (300単位/3ml)	約0.5時間	2～8時間	約24時間
イノレット30R注 ノボノルディスクファーマ	生合成ヒト二相性イソフェンインスリン (300単位/3ml)	約0.5時間	2～8時間	約24時間
ヒューマリン3/7注ミリオペン 日本イーライリリー	ヒト二相性イソフェンインスリン (300単位/3ml)	0.5～1時間	2～12時間	18～24時間

■混合型インスリンアナログ製剤

皮下注射後の作用時間イメージ

製品名/製造販売元	一般名 (総単位数/内容量)	作用発現時間	最大作用時間	作用持続時間
ヒューマログミックス25注ミリオペン 日本イーライリリー	インスリンリスプロ混合製剤-25 (300単位/3ml)	15分未満	0.5～6時間	18～24時間
ノボラピッド30ミックス注フレックスペン ノボノルディスクファーマ	二相性プロタミン結晶性インスリンアスパルト (300単位/3ml)	10～20分	1～4時間	約24時間
ノボラピッド50ミックス注フレックスペン ノボノルディスクファーマ	二相性プロタミン結晶性インスリンアスパルト (300単位/3ml)	10～20分	1～4時間	約24時間
ヒューマログミックス50注ミリオペン 日本イーライリリー	インスリンリスプロ混合製剤-50 (300単位/3ml)	15分未満	0.5～4時間	18～24時間
ノボラピッド70ミックス注フレックスペン ノボノルディスクファーマ	二相性プロタミン結晶性インスリンアスパルト (300単位/3ml)	10～20分	1～4時間	約24時間

＊1：定常状態において作用が持続するため．
＊2：コーカシアと日本人の1型糖尿病患者における薬物動態プロファイルに基づいて外挿

【各社インタビューホームより作成】
【ノボ社より資料提供】

る．
- Neutral Protamine Hagedorn から，NPH 製剤（通称 N）とも呼ばれる．
- 作用持続時間が長いためインスリン基礎分泌の補充（基礎インスリン）に用いる．
- 懸濁製剤であるため使用前に混和が必要なことと，基礎インスリンとしては作用時間が 24 時間は持続せず，効果に明らかなピークが存在するため，近年は持効型溶解インスリン製剤に使用頻度はシフトしている．
- ヒトインスリン製剤のほかに，インスリンリスプロを用いた中間型製剤（中間型インスリンアナログ製剤）も市販されている．

持効型溶解インスリンアナログ製剤　　　　　　　　　　　【コンサルト 12】
- 国内ではインスリングラルギン，インスリンデテミル，インスリンデグルデクの 3 製剤が使用可能．
- インスリングラルギンは，非懸濁製剤（酸性：pH 4.0）であるが，皮下注射後の中性(pH 7.4)下では等電点沈殿物として結晶となり，徐々に溶解して吸収される．
- インスリンデテミルは，アルブミンと結合し，結合型と遊離型で平衡関係となるため作用が持続する．
- インスリンデグルデクは，皮下注射後速やかに可溶性マルチヘキサマーを形成し，そこから持続的に血中に吸収される．他の 2 剤に比し，作用持続時間は 24 時間を超える．
- ピークとトラフの差が少ない点を利用して，低血糖を繰り返す患者や高齢者，合併症を有する患者などにも広く用いられる．　　　　【コンサルト 27 28 34 35】

③ 追加分泌と基礎分泌の両方に対応するインスリン

【コンサルト 13 34 35】

混合型インスリン製剤
- 速効型と中間型を一定の比率で混合したもの（混合型ヒトインスリン製剤）と，超速効型インスリンアナログ製剤と中間型インスリン製剤を一定の比率で配合したもの（混合型インスリンアナログ製剤）がある．混合型インスリンアナログ製剤は速効型・超速効型の比率の高いハイミックス製剤とその比率の低いローミックス製剤に分けられる．
- 速効性と持続性を兼ね備えた特徴を有する点を利用し，高齢者など様々な病態に合わせ利用されている．

4. インスリン投与方法の違い（図1）　【コンサルト ② ⑰ ㉗】

インスリン投与方法は患者の病態に合わせ，各種インスリン製剤を単独もしくは組み合わせて使用する．代表的なものを以下に示す．

① BOT (basal supported oral therapy)

【コンサルト ④ ⑫ ㊱ ㊳】

- BOTとは，今現在服用している飲み薬を続けながら，効果が長く続く基礎インスリンを1日1回だけ注射する方法である．
- 血糖コントロールが不十分な2型糖尿病患者では，食後の高血糖だけでなく空腹時の血糖値も上昇している．そこで基礎インスリン，特に持効型溶解インスリンを補充して空腹時の高血糖を改善することで血糖推移全体を低下させ，糖毒性解

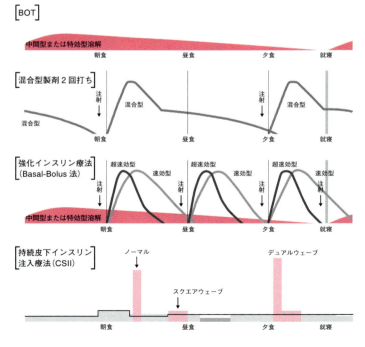

図1　代表的なインスリン投与方法

除や食後高血糖の改善を目指す方法である．
- 頻回のインスリン注射が困難な症例にも選択される． 【コンサルト 34 35】
- BOT で効果不十分の場合，段階的な step up として追加インスリン（超速効型インスリン製剤など）を食前に注射する Basal- Plus 療法がある． 【コンサルト 12】
- Basal-Plus 療法の追加を繰り返して，毎食前に変化させることで後述する Basal-Bolus 法に発展させることも出来る． 【コンサルト 12】

② 混合型製剤 2 回打ち

- 混合型製剤がインスリンの基礎分泌，追加分泌を同時に補充出来るように作られた薬剤である点を利用した方法である．
- 1 日 2 回（朝食前，夕食前）の投与が基本であり，注射回数という患者負担は少ないものの，ライフスタイルに合わせて注射のタイミングやインスリン量の調整などについては，臨機応変な対応が困難である．
- 頻回のインスリン注射が困難な症例にも選択される． 【コンサルト 34 35】
- 混合型でなく中間型で行う場合もある．
- 3 回注射が臨床認可された超速効型インスリンの比率が高い混合製剤（ヒューマログミックス 50 注，ノボラピッド 70 ミックス注）を用いて，3 回打ちを行うケースもある．

③ 強化インスリン療法（Basal-Bolus 法）

- 基礎インスリンを中間型もしくは持効型溶解インスリン製剤 1 日 1〜2 回，追加インスリンを速効型もしくは超速効型インスリン製剤 1 日 3 回を組み合わせるインスリン頻回注射を用いる．
- 生理的インスリン分泌を忠実に再現する目的で，食事内容，運動量，自己血糖測定値を加味しながらインスリン量を微調節しながら血糖コントロールする方法．
- 糖尿病合併症の発症進展予防のエビデンスが確認されている方法． 【コンサルト 11】
- 厳格な血糖コントロールに有用であり，1 型糖尿病や妊婦，2 型でもインスリン分泌が枯渇しているタイプの患者は特に良い適応． 【コンサルト 2 15 20 21 29 30】
- どのインスリンがどの時間帯の血糖に寄与しているかが理解しやすいため（責任インスリン），インスリン投与量が調節しやすい． 【コンサルト 37】

- 重症の肝機能障害や重症の腎機能障害の患者も安全性とコントロール目的に適応とされる．　【コンサルト 6 27 28 29 30】
- 血糖コントロール不良患者の糖毒性解除目的には BOT や混合型製剤 2 回打ちではなく強化インスリン療法を選択する．　【コンサルト 1】
- 基礎分泌が保たれている症例なら，基礎インスリンを使用しないパターンも可能．

④ 持続皮下インスリン注入療法（continuous subcutaneous insulin infusion；CSII）

- Basal-Bolus 法よりも厳格なコントロールが可能な CSII は，24 時間を通じて超速効型インスリンを注入する携帯型小型ポンプで，皮下に留置された細いカニューレを通してインスリンを注入する．
- 基礎インスリン投与量をあらかじめプログラムして 24 時間連続的に注入するだけでなく，食事にあわせて，必要な追加インスリンを簡単なボタン操作で注入する事が可能．
- 1 型糖尿病患者や妊婦，2 型でもインスリン分泌が枯渇しているタイプの患者などが適応で，周術期などより厳格な糖尿病の管理にも有用である．

【コンサルト 2 15 20 21 29 30】

⑤ インスリン持続静注（continuous intravenous insulin infusion；CIVII）

- 糖尿病性昏睡や高カロリー輸液時の高血糖，重症感染症や外傷，術後の著明な高血糖に対して行われることがある．
- 重大なインシデント（重篤な低血糖，高血糖）を避けるため，輸液本体とは独立したルートでシリンジポンプを用いて行われるべきである．
- インシデント回避のため，たとえばヒューマリン R（U-100）50 単位を生理食塩水 50ml で希釈し，50ml シリンジで混和するなど工夫が必要．このようにインスリン濃度 1 単位 /ml にすることでシリンジポンプの流量計算がしやすくなり思わぬ過量投与などが予防できる．　【コンサルト 14 29】

5. 使用上の注意点

- 1 型糖尿病を含むインスリン依存状態の患者では，インスリン注射を中断しない．
- インスリン療法の絶対的適応例では入院による導入を原則とするが，相対的適応

- 例でも教育入院などを利用し導入すると，知識の習得などがより強固になる．
【コンサルト 37】
- 経口薬から切り替える場合には，経口薬の薬効残存に注意する．【コンサルト 11】
- 網膜症や神経障害を有する血糖コントロール不良症例を短期間で急激に良好な血糖コントロール状態まで改善させると，逆に症状が悪化する場合がある．
【コンサルト 23 24】
- 食事療法・運動療法が遵守されない患者に漫然とインスリン増量を継続すると，体重増加することがある．【コンサルト 10】
- 糖毒性が解除されるとインスリン必要量が減少し，経口薬への変更も可能な症例がある．【コンサルト 1】
- 低血糖に対する知識と対処法を患者本人と家族に十分指導する．【コンサルト 17】
- シックデイルールを患者本人と家族に十分指導する．【コンサルト 19】
- 自殺願望を有するがインスリンの適応である患者への処方には，十分な注意を必要とする．【コンサルト 40】

《B．GLP-1 受容体作動薬》

1．GLP-1 受容体作動薬とは 【コンサルト 10】

- Glucagon-like peptide-1（GLP-1）はインクレチンと呼ばれる消化管ホルモンの一つで，食事摂取により小腸下部から分泌されるものである．
- GLP-1 は血糖依存性のインスリン分泌促進，グルカゴン分泌抑制，食欲抑制，胃内容物排出遅延，膵β細胞保護作用などを有するが（表3），体内ですぐに Dipeptidyl Peptidase-4（DPP-4）によって分解されてしまう．
- GLP-1 受容体作動薬は，GLP-1 のアミノ酸配列を変更するなどの改良を行い，GLP-1 を DPP-4 によって分解・不活性化の影響を受けにくい構造に作り直したものである．
- 作用は DPP-4 阻害薬よりも強力で，わが国では1日1回投与および1日2回投与の注射薬，1週間に1回の持続性注射製剤が認可されている．
- 血糖値に応じてインスリン分泌を促進するため，空腹感を感じにくく，GLP-1 自体が体重を減らす作用があるため，体重が増えにくいのも特徴である．

表3 GLP-1の各種作用

脳	↑ 神経保護
	↓ 食欲
肝臓	↓ 糖新生
筋	↑ インスリン感受性
心臓	↑ 心保護
	↑ 心拍出量
胃	↓ 胃内容物排出
膵臓	↑ インスリン分泌
	↓ グルカゴン分泌
	↑ インスリン合成＊
	↑ 膵β細胞増殖＊
	↓ 膵β細胞アポトーシス＊

＊げっ歯類を用いた検討
(Drucker DJ, et al : Lancet 368:1696-1705, 2006 を元に作成)

・1型糖尿病患者への投与は禁忌である．また，2型糖尿病のうち，インスリン治療が不可欠な患者への投与にも注意が必要である．

2. GLP-1 受容体作動薬の位置付け　　【コンサルト 10】

・GLP-1 受容体作動薬は血糖低下効果に加えて，食欲抑制および体重減少効果を有する点が特徴的であるため，肥満症例や過食が抑制できない症例にもよい適応と考えられる．
・同じ注射薬のインスリン製剤に比べ血糖降下作用は弱く，単独で使用できる症例は限定的である．
・今後，併用薬の適応拡大やすでに発売された週1回注射製剤などバリエーションの広がりから，様々な患者層への使用が期待できる．　　【コンサルト 38】

3. GLP-1 受容体作動薬の種類（表4）

① リラグルチド

・ヒトGLP-1の34位のリジンをアルギニンに置換し，26位のリジンをパルミチン酸でアシル化することでアルブミンとの結合力を強くして作用時間を長くしたた

表4　GLP-1受容体作動薬

一般名	商品名	血中半減期（時間）	作用時間（時間）	1筒中の含有量	1日の使用量
リラグルチド（遺伝子組換え）	ビクトーザ皮下注18mg	13〜15	>24	18mg	0.9mg
エキセナチド	バイエッタ皮下注5μgペン300 バイエッタ皮下注10μgペン300	1.4（5μg） 1.3（10μg）	8	300μg	10〜20μg
エキセナチド（持続性注射剤）	ビデュリオン皮下注用2mg	—（注1）	—（注1）	2.6mg	2mg（注2）を週に1回
リキセナチド	リキスミア皮下注300μg	2.12（10μg） 2.45（20μg）	15	300μg	10〜20μg

注1）徐放製剤のため，該当データなし．
注2）本剤1バイアル（2.6mg）に添付専用懸濁用液を加え懸濁した薬液を投与する場合，投与される薬液はエキセナチドとして2mgを含む．

（日本糖尿病学会編・著：糖尿病治療ガイド2014-2015，p65，文光堂，2014）

め1日1回の投与が可能．
・2014年の改訂で2型糖尿病であれば単独，併用ともに適用可能となった．
・嘔気などの副作用軽減のために0.3mgから開始し，経過を見ながら1週間ごとに0.6mg，0.9mgと増量する．

② エキセナチド

・アメリカドクトカゲの唾液に注目して開発されたエキセナチドは，39個のアミノ酸からなるペプチド（Exendin-4）を人工的に合成したもので，SU薬との併用が保険給付の必須となっているほか，ビグアナイド薬またはチアゾリジン薬との併用も可能である．
・半減期が短いため，リラグルチドと違い1日2回投与の薬剤であり，1回5μgから開始し，1カ月以上の経過観察後に10μgへ増量することが可能．
・エキセナチドの週1回製剤も登場している．　　　　　　　　　【コンサルト 38】
・食事療法・運動療法に加えてSU薬，ビグアナイド薬剤及びチアゾリジン薬剤（各薬剤単独療法または併用療法を含む）による治療で十分な効果が得られない2型糖尿病が適応とされる．

③ リキシセナチド

・リキシセナチドは，基礎インスリンと併用できるという特徴を持つ．

・食事療法・運動療法に加えて SU 薬（ビグアナイド薬との併用を含む）を使用，または食事療法・運動療法に加えて持効型溶解インスリンまたは中間型インスリン製剤（SU 薬との併用を含む）を使用しても十分な効果が得られない場合に，1 日 1 回 20 μg を朝食前に皮下注射する．

4. 使用上の注意点　【コンサルト 10】

・インスリン非依存状態の患者が適応で，1 型糖尿病を含むインスリン依存状態には適応がない．
・副作用としての胃腸障害（下痢，便秘，嘔吐など）に注意する．
・単独使用では低血糖はほとんどないためインスリンよりマイルドに血糖を下げることが可能であるが，SU 薬などとの併用で低血糖の頻度が増加するため注意を要する．　【コンサルト 23 24】
・リラグルチド，リキシセナチド以外は透析を含む重度腎機能障害患者には禁忌である．　【コンサルト 27 28】
・食欲低下作用などの効果が長期間の使用で減弱してくる GLP-1 タキフィラキシーに注意を要する．　【コンサルト 39】

《C. 腎不全患者への投与》

腎機能障害が進行した症例では，インスリンの投与量の調節で低血糖予防に配慮するだけでなく，GLP-1 受容体作動薬も制限されるため，安全性に注意して使用する．

表 5　腎不全患者への投与注意点

注射製剤		注意
インスリン製剤		投与量の調節が必要
GLP-1 受容体作動薬	リラグルチド	慎重投与
	エキセナチド	重度以上で禁忌
	リキシセナチド	慎重投与

知識の引き出し

8 低血糖対応とシックデイ

《A. 低血糖》

【コンサルト 37】

1. 低血糖とは

- 脳細胞はエネルギー源をブドウ糖のみに依存しており，その供給不足となる低血糖は中枢神経機能の低下を来たす．生体は血糖の低下に対して中枢神経機能を維持するためにインスリン拮抗ホルモンを分泌し，主として肝臓での糖新生を促すことにより血糖を上昇させる防御機能を持つ．
- 低血糖とする血糖値には明確な定義はないが，一般的には血糖値 70mg/dl 以下と特徴的な症状を組み合わせて低血糖と定義することが多い．
- 急激に血糖値が低下するなど血糖変動の"差"が大きい場合には，たとえ 70mg/dl 以下とならなくても低血糖症状を来たすことがあり，この場合には低血糖としての対処が必要である．

2. 低血糖症状

【コンサルト 16 29 34】

- 低血糖症状は，血糖値が正常の範囲を超えて急速に降下した結果生じる自律神経症状と，中枢神経系のエネルギー不足から生じる中枢神経症状に分けられる．
- 高齢者では，動悸・冷感などの典型的な交感神経症状を呈さずに中枢神経症状に移行する例があり，発見が遅れやすく重篤化しやすい．その症状も複雑であるため注意が必要である（**表2**）．
- 寝汗・悪夢・起床時の頭痛といった症状の訴えがある場合には，夜間就眠中に低血糖を来たしている可能性を考慮する．

表1 低血糖の症状

自律神経症状	中枢神経症状	中枢神経症状 (大脳機能低下)
おおよそ70mg/dl以下	おおよそ50mg/dl程度	おおよそ30mg/dl程度
空腹感 冷汗・顔面蒼白 不安感・焦燥感 動悸・振戦	倦怠感・眠気 不穏・興奮・意識混濁 めまい・眼のかすみ しびれ・頭痛	意識消失 痙攣・昏睡 一過性片麻痺

表2 高齢者の低血糖症状の特徴

- 自律神経機能が低下しているため,交感神経症状など典型的な自覚症状を欠きやすい.
- インスリン拮抗ホルモンの分泌能が低下しており,自己回復能が落ちていることがある.
- 発見が遅れることが多く,重篤化,遷延化しやすい.
- 記銘力低下,人格変化,うつ傾向などの症状のみの場合もあり,そもそも周囲の者から認知症の症状と誤解されるなど,低血糖が見逃されることもある.

3. 無自覚性低血糖　　　【コンサルト 17 28】

- 自律神経障害,β受容体遮断薬等の服用や低血糖を繰り返すなどして,インスリン拮抗ホルモン分泌反応が低下することにより交感神経刺激症状が欠如し,特徴的な自覚症状を呈さないまま中枢神経症状を呈する場合がある.この病態を"無自覚性低血糖"と呼び,適切な対処ができないまま昏睡に至ることがあるため,その対応・指導は特に注意を必要とする.
- 無自覚性低血糖を認める場合には,SMBGを活用して患者自身が血糖値をその都度確認しながら,適切な治療により低血糖を回避することで,低血糖に対する自律神経反応を改善させることを目指す.
- 無自覚性低血糖患者は,低血糖に対する対処が遅れる可能性が高いため,自動車運転に当たっては特に注意が必要である.常に低血糖を意識して,運転前はもちろん,長距離運転では途上でもSMBGを行い,血糖値を確認するように指導する.また,ブドウ糖もしくはブドウ糖を含む食品を常に携行させ,速やかな低血糖処置ができるように指導する.意識障害を回避するための適切な対応ができない患者に対しては運転を控えるよう指導することも必要である.

4. 低血糖時の対応

【コンサルト ⑥ ⑯ ㊱】

- 経口摂取が可能な際は，ブドウ糖10gまたはブドウ糖を含む清涼飲料水＊200ccを摂取する．α-グルコシダーゼ阻害薬内服中の患者では必ずブドウ糖を摂取するように指導する．次の食事までの時間がある場合には，その後さらに1単位（80kcal）以上の食品を摂取する．夜間などでは，個包のビスケット類などを使用してもよい（図1）．
（＊種類によって含まれている糖質の種類や量が様々なので，成分表示を見て確認しておく）

- 経口摂取が不可能な際は，グルカゴン投与が可能であれば1バイアルを同居者が注射する．出来るだけ早く医療機関を受診させ，50％ブドウ糖液20〜40mlを静注する．

- SU薬を内服中の低血糖では，ブドウ糖投与後の再検で血糖値の上昇が確認されても，作用が遷延するために再び低血糖発作を来たすことが少なくない．治療にはブドウ糖輸液の持続点滴が必要となることもあり原則として入院での対応が必要である．特に高齢者や腎機能低下者では，その回復までに数日を要することもある．

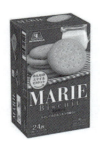 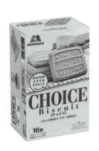 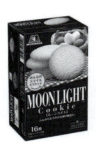

図1　1包が約80kcalの個包となっているビスケット類

＊「マリー」(72kcal/1袋3枚), 「チョイス」(88kcal/1袋2枚), 「ムーンライト」(86kcal/1袋2枚)
＊規格変更等により1袋80kcalを切る可能性があるので，購入する際は表示を確認してほしい．
（2015年6月現在）

〔森永製菓株式会社より資料提供〕

5. 再発の防止 　　　　　　　　　　　　　　　【コンサルト 16 17】

- 患者には，糖尿病であることを示す ID カードを携行させ，家族・友人・同僚などには予め低血糖発作時の処置や対応について協力を求めておくことが望ましい．
- 低血糖発作を来たした場合には，その要因（**表 3**）について確認することが必要である．食事摂取の不足や遅れ，薬剤の過剰投与や過度の運動など療養上の注意で回避できる原因でない場合や，入院を要する重篤な低血糖を来たした場合には，治療の枠組みを全面的に見直す等の対処が必要となる．
- 低血糖を来たしやすい糖尿病治療薬としては，SU 薬・各種インスリンが代表的であるが，シベンゾリンなどの抗不整脈薬やニューキノロン系抗菌薬，アスピリン，β 受容体遮断薬などによる低血糖の報告もあるため，糖尿病治療を受けている患者がこれらの薬剤を併用投与されている場合にも注意が必要である．
- 高齢者や CKD ステージ 3 以上の糖尿病患者では重篤な低血糖症状を来たしやすい．グリベンクラミドなどの長時間作用型 SU 薬などリスクの高い薬剤を投与されている場合には，よりリスクの低い投薬内容への変更を積極的に考慮する必要がある．

表 3　低血糖の要因

要　因	メカニズム
食事	摂取量低下，摂取時間の遅れ，吸収低下，嘔吐．
エネルギー消費の増大	運動後 6〜15 時間後，夜間も発生しうる．
インスリン感受性の改善	糖毒性の解除，感染や手術侵襲からの回復，肥満の解消．
インスリン吸収の増加	注射部位の問題，皮膚温上昇．
インスリン作用の遷延化	腎不全，大量のインスリン抗体．
拮抗ホルモンの反応低下	下垂体機能不全，副腎機能不全，繰り返す低血糖．

《B. シックデイ》

1. シックデイとは　【コンサルト 14 18 19 37】

・糖尿病患者の血糖値は，環境変化やストレスによりインスリン抵抗性やインスリン需要が大きく影響を受けるため，適切な管理を続けていても血糖値は変動しやすい．発熱・嘔吐・下痢や外傷などは患者が受ける大きな環境変化・ストレスの代表的なものであり，普段の変化からは予想もし得ないような大きな血糖変動を来たしやすく，高浸透圧高血糖症候群や糖尿病ケトアシドーシスに陥りやすい．

表4　シックデイ時の基本対応

高血糖・低血糖の回避			脱水の回避	医療機関受診タイミング
経口薬	注射薬	その他		
SU薬・グリニド薬は食事量に応じて減薬または中止する．	中間型・持効溶解型インスリンは原則として中止しない．	低血糖・ケトーシス予防のため1日あたり100g以上の炭水化物摂取を目安とする．消化器症状に応じて分割摂取とする．	脱水を回避するため1日あたり2000ccの水分摂取を目安とする．消化器症状に応じて分割摂取とする．	・24時間にわたって経口摂取できないか，著しく摂取量が少ないとき
DPP-4阻害薬は継続可能．	摂食不良時の追加インスリンは食後投与とし，食事量に応じて減量または中止する．	ゼリー状飲料などの栄養補助食品も活用する．	スープ類などの摂取によるミネラルの補充にも注意する．経口補水液などを活用してもよいが，スポーツドリンクの摂取は高血糖時には控える．	・高血糖（食前血糖250mg/dl以上，随時血糖350mg/dl以上） ・ケトン体強陽性
α-グルコシダーゼ阻害薬・ビグアナイド薬・チアゾリジン薬・SGLT2阻害薬は中止する	SMBGを活用し，高血糖時には（超）速効型インスリンの追加投与を検討する．		利尿薬を内服している場合には，状況に応じての減量・中止を検討しておいても良い．	・発熱・嘔吐・下痢などの自覚症状が強いとき ・意識状態の変容が見られるとき
	混合型インスリンは摂取量などの状態に即した投与が困難であるためSMBGにより確認する．			・平素より血糖コントロールが不良の場合

また，高血糖は多核白血球の遊走性を低下させるため感染性疾患であれば治癒を遷延させる．このような状態をシックデイと呼ぶ．
- シックデイ時に必要な対処法を簡潔にまとめたものを"シックデイルール"といい，患者家族も含めて幅広く指導を行う必要がある．シックデイルールの具体的方策は成書や施設によって細かな違いはあるが，いずれも"高血糖の回避""低血糖の回避""脱水の回避""医療機関受診のタイミングを見逃さない"という4つの目的が基本として考えられている（表4）．このうち最も重要な事は**"受診のタイミングを見逃さない"**ことの指導である．

2．シックデイ時の対応　　【コンサルト 18 19 29】

- 急性代謝失調を予防するため，シックデイ時には，症状・食事の摂取量・体温，可能ならば血圧・脈拍・体重を記録するとともに，血糖値をこまめに測定して状態を把握させる．特に食前血糖が 250mg/dl を超えるとき，高熱が続くとき，食事摂取ができない状態が24時間以上続くようなときには早めに受診するように指導する．
- 可能ならばケトン体も自宅で確認し，陽性の場合には医療機関を受診するように指導する．ケトン体の評価には尿ケトン体測定が簡便であるが，尿ケトン体測定はケトン体分画のアセト酢酸を中心に簡易評価するものであり，3-ヒドロキシ酪酸では呈色反応を生じないことに注意する．ケトーシスの場合，ケトン体分画のうち3-ヒドロキシ酪酸が著増するため，アセト酢酸の評価では正確なケトーシスの状態を反映しない．すなわち，尿ケトン体陰性のケトーシス状態が存在することを忘れてはならない．SMBG機器のなかには，専用の試験紙を用いて3-ヒドロキシ酪酸を自宅で簡易に測定する機能のついているものもある．
- 表5に糖尿病治療薬の具体的な減薬例を示すが，実際の病状や平素の血糖コントロール状況，併用している薬剤なども勘案して総合的に判断し指導する．

表5 糖尿病治療薬の減薬例

食事の量	SU薬	速効型インスリン分泌	DPP-4阻害薬	α-グルコシダーゼ阻害薬	チアゾリジン薬	ビグアナイド薬	SGLT2阻害薬
	ブタマイド® グリミクロン® オイグルコン® アマリール®	スターシス® グルファスト® シュアポスト®	ジャヌビア® グラクティブ® エクア® ネシーナ® テネリア® スイニー® オングリザ® トラゼンタ®	グルコバイ® ベイスン® セイブル®	アクトス®	メトグルコ® ジベトス®	スーグラ® フォシーガ® ルセフィ® アプルウェイ® デベルザ® カナグル®
全量〜2/3量	食後に全量		継続	継続（摂取した糖質の消化が遅延するため,消化器症状がある場合には増悪しやすいため中止する）	中止（代謝が遅いため,短期間の中止は薬効に影響しない）	中止（脱水から乳酸アシドーシスなどの重篤な副作用を来たす可能性がある）	中止（浸透圧利尿を来たす薬剤であるため,脱水を助長する可能性がある）
2/3量〜1/3量	食後に1/2量						
1/3量〜ゼロ	中止						

食事の量	超速効型インスリン 速効型インスリン	混合型インスリン （2型糖尿病）	中間型インスリン 持効溶解型インスリン	GLP-1受容体作動薬
	ノボラピッド®注 ヒューマログ®注 アピドラ®注 ノボリン®R注 ヒューマリン®R注	ノボラピッド®30ミックス注 ノボラピッド®50ミックス注 ノボラピッド®70ミックス注 ヒューマログ®ミックス25注 ヒューマログ®ミックス50注 ノボリン®30R注 ヒューマリン®3/7注	ノボリン®N注 ヒューマリン®N注 ヒューマログ®N注 レベミル®注 ランタス®注 トレシーバ®注	ビクトーザ® バイエッタ® リキスミア® ビデュリオン®
全量〜2/3量	指示通りの量※		指示通りの量	指示通りの量
2/3量〜1/3量	指示の半量※			消化器症状のある時は原則中止し,医療機関を受診する.
1/3量〜ゼロ	原則中止※ （血糖値に応じて少量投与も検討）			

※ SMBGの結果に応じて,200mg/dlを超える高血糖時には10%程度の増量,80mg/dl以下の低血糖の場合には20%程度を減量の上,食後に注射する等の調整も検討するが,原則として大幅な血糖変動がある場合には早めに受療するように勧める.

文 献

1) 日本糖尿病学会：合併症．糖尿病専門医研修ガイドブック，改訂第6版，p264-267，2014．
2) 日本糖尿病学会：特殊な病態における糖尿病治療．糖尿病専門医研修ガイドブック，改訂第6版，p373-376，2014．
3) 科学的根拠に基づく糖尿病診療ガイドライン2013．糖尿病における急性代謝失調，p.263-278．
4) 科学的根拠に基づく糖尿病診療ガイドライン2013．糖尿病と感染症，シックデイ，p.279-286．
5) Haneda M: Which hypoglycaemic agents to use in type 2 diabetic subjects with CKD and how? Nephrol Dial Transplant 24: 338-341, 2009.
6) 葛谷信明：シックデイの対策．診断と治療 88: 296-300, 2000．
7) 重田真幸：どこまで知ってる？シックデイの基本．糖尿病ケア 7: 828-831, 2010．
8) 日浦義和：実践的シックデイルールをマスター！ 1．水分補給．糖尿病ケア 7: 832-836, 2010．
9) 日浦義和：実践的シックデイルールをマスター！ 2．炭水化物摂取．糖尿病ケア 7: 837-842, 2010．
10) 布井清秀：実践的シックデイルールをマスター！ 3．経口薬への対応．糖尿病ケア 7: 843-847, 2010．
11) 山川 正：実践的シックデイルールをマスター！ 4．インスリンへの対応．糖尿病ケア 7: 848-854, 2010．
12) 坂本賢哉：実践的シックデイルールをマスター！ 5．医療機関への連絡・入院．糖尿病ケア 7: 855-861, 2010．
13) JS Garrow 他，細谷憲政訳：栄養と免疫機構．ヒューマン・ニュートリション，第10版，p783，医歯薬出版，2004．

5章 コンサルテーションの実際

1 病態に応じたアプローチ

【コンサルト 1 ～ 4 】

一 般 名	主な商品名	血中半減期(時間)	作用時間(時間)
SU薬			
グリベンクラミド	オイグルコン ダオニール	2.7	12～24
グリクラジド	グリミクロン グリミクロンHA	12.3	12～24
グリメピリド	アマリール アマリールOD	1.5	12～24
グリニド薬			
ナテグリニド	スターシス ファスティック	0.8	3
ミチグリニドカルシウム水和物	グルファスト	1.2	3
レパグリニド	シュアポスト	0.8	4
α-グルコシダーゼ阻害薬			
アカルボース	グルコバイ グルコバイOD	-	2～3
ボグリボース	ベイスン ベイスンOD	-	2～3
ミグリトール	セイブル	2	1～3
ビグアナイド薬			
メトホルミン塩酸塩	グリコラン メデット	1.5～4.7	6～14
	メトグルコ	2.9	6～14
ブホルミン塩酸塩	ジベトス	1.5～2.5	6～14

(日本糖尿病学会編・著:糖尿病治療ガイド2014・2015, p.46～49(表6～表9), 文光堂, 2014より改変)

コンサルト 1　SU薬を増やしても太るばかりで悪化する患者

～インスリン抵抗性～

54歳，男性．身長166cm，体重73kg，BMI 25.4．2年前の会社の検診で初めて糖尿病を指摘され（HbA1c 6.8％，空腹時血糖値 128mg/dl，当時の体重70kg），近医で1600kcalの食事療法と週に150分以上の運動を心がけるよう指導され，同時にグリメピリド0.5mg朝食後内服を開始した．内服はしっかり遵守されており内服開始後HbA1cは一時6.2％まで改善するもののその後徐々に体重が2kg増加，半年後にはHbA1c値は6.8％まで増悪したためグリメピリド1mgに増量される．増量後3ヵ月目のHbA1cは7.0％と改善を認めないため専門医受診を勧められ紹介初診となった．初診時の空腹時血糖値136mg/dl.

ポイント

① インスリン抵抗性の存在を明らかにするために必要な検査を想起する．
② インスリン抵抗性改善作用をもつ薬剤の特性を理解する．
③ 糖毒性の解除には短期的なインスリン療法の使用も有用であることを理解する．

症例のとらえ方

　糖尿病診断時に軽度の肥満があり，前医でインスリン分泌促進作用のあるグリメピリド錠を用いて体重増加が認められている点から，過剰なインスリン分泌により肥満助長をきたしたことによる**インスリン抵抗性**【▶引き出し2】の存在が考えられる．
　次に，グリメピリドの増量でさらなるインスリン分泌促進による血糖降下が期待されたにも関わらずHbA1c値の改善がみられない点から**糖毒性**【▶引き出し2】の存在が疑われる．

また，前医で指示された食事療法の1600kcal/日は適切なものであるが，経過観察中に食事・運動療法【▶引き出し4, 5】の遵守ができていなかった可能性が考えられる．

現在の糖尿病の病態把握と普段の食生活や運動習慣などのライフスタイルに関する情報収集が改めて必要と思われる症例である．本質的には薬剤の選択として，本症例でSU薬が適切かという問題に直面する．

■ キーワードと検査

(1) **インスリン抵抗性**の存在を明らかにするためには空腹時の血中インスリン濃度（IRI）【▶引き出し2】や血中の **Cペプチド**測定が有用である【▶引き出し2】．インスリン抵抗性の指標として日常臨床で最も使用されているのがHOMA-R【▶引き出し2】である．日本人においては1.6以下が正常，2.5以上でインスリン抵抗性があると評価される．また日本糖尿病学会が編集する「糖尿病治療ガイド2014-2015」においては空腹時血中インスリン値が15IU/mlを超えた場合は**インスリン抵抗性**の存在を疑うべきと記している[1]．

(2) グリメピリドなどのSU薬【▶引き出し6】は膵β細胞のSU受容体に強力に結合することでインスリン分泌を促進させるため，血糖降下作用に優れた効果を発揮する反面，過剰なインスリン分泌による**体重増加**や低血糖を誘発しやすい．本症例のような糖尿病診断時に軽度の肥満が存在し，インスリン抵抗性が疑われる症例に第一選択で使用される経口糖尿病薬としては，肥満を助長する可能性があるため不適切である．

■ 専門医ならこうする

本症例の空腹時血中インスリン値は15.4IU/mlであり，HOMA-Rは（136×15.4/405）＝5.17とインスリン抵抗性【▶引き出し2】の存在が強く考えられた．本症例のようなインスリン抵抗性が病因となっている場合，治療薬の第1選択としてインスリン抵抗性改善作用をもつチアゾリジン誘導体【▶引き出し6】やビグアナイド薬【▶引き出し6】が適応となる．

しかしながら本症例の注意すべき点はグリメピリド内服下で血中インスリン値やHOMA-Rを測定していることであり，薬剤により過剰にインスリンが分泌されインスリン抵抗性が修飾されている可能性に留意したい．この時点では，薬剤の影響を受けていない患者本来の内因性インスリン分泌能がどの程度なのか推測すること

は困難なので，実臨床の場においては，グリメピリドはいきなり中止するよりも，半量に減量したりビグアナイド薬もしくはチアゾリジン誘導体を上乗せして，外来で空腹時血中インスリン濃度をモニターしながら投与量を調整していくのが確実な血糖降下を得られる方法と思われる．

本症例の場合も，最初はグリメピリド0.5mg/日に減量し，メトホルミン500mg/日から上乗せして，副作用の発現がないことを確認しつつ最終的にメトホルミン1500mg/日まで増量し，グリメピリドを中止した．また当然のことながら，問診により生活習慣に問題がある場合は，薬剤変更前にまずは栄養指導と運動療法の再指導を行い，ライフスタイルの改善に努めることが大前提である．

実際に，管理栄養士に聞き取りと自宅での食事の写真を用いた推定摂取エネルギー量を計算してもらったところ，実は2000から2200kcal/日程度のエネルギー量になってしまっていること，また夕方仕事終了近くなると時々押さえきれない空腹感とイライラがありしばしば間食していたことが判明した．このことから，本症例には，エネルギー摂取量オーバーがインスリン抵抗性やコントロール不良につながったこと，その結果，SU薬増量を繰り返され夕方の耐えられない空腹感はおそらく低血糖であったことなどを説明したところ，「初めて細かい食事エネルギー量について調べてもらった」，「考えてみたら前医では1600kcalの指導はされたが，だれも検証はしてくれなかった」，「うまく行かない理由が見えて来たのでがんばれそうです」と笑顔も見られた．

■ 専門医からのアドバイス

前述のような内服薬の変更を行っても期待された血糖改善効果が得られない場合，糖毒性解除を目的とした強化インスリン療法の導入も，手段の一つとして考えられる．

新規発症の2型糖尿病患者に対する強化インスリン療法の有用性については中国のグループから興味深い報告がなされている．彼らは，対象患者を頻回注射法もしくはインスリンポンプを用いた強化インスリン療法治療群と経口糖尿病薬を用いて治療する群と無作為に振り分け，一定期間治療を行い，患者の血糖応答が正常化され安定したのちに薬物治療を中止し食事療法，運動療法のみでフォローした．そして1年後の寛解維持率やβ細胞機能を測定した所，強化インスリン治療群が有意に寛解を維持しており，β細胞機能も保たれていたと報告している（図1，2）[2]．

また我々の施設で強化インスリン療法を導入した2型糖尿病患者の8年間の長期

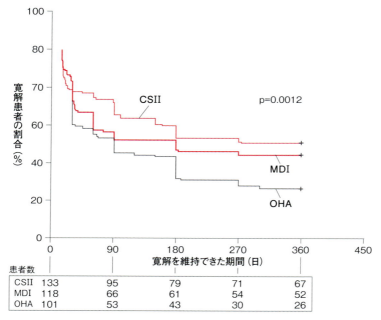

図1 治療介入終了後,食事／運動療法のみで安定した血糖コントロールを維持できた患者の割合
CSII: インスリンポンプ療法による介入群
MDI: インスリン頻回注射による介入群
OHA: 経口糖尿病薬による介入群

(Wangら,2008)[2]

間の観察研究では,強化インスリン療法からの離脱を長期間維持できた症例の殆どが過去に SU 薬を使用したことのない症例であった[3].

これらの報告からも,漫然とした SU 薬の使用は,β 細胞を過剰に刺激することで不可逆的な β 細胞機能低下を引き起こす可能性が考えられ,速やかな糖毒性解除と β 細胞の保護を念頭に置いた治療法の選択が重要であることが示唆される.

ただし,糖毒性解除と β 細胞保護を目的として強化インスリン療法を導入した場合,過剰なインスリン投与は体重増加や低血糖の増加を引き起こすことに注意すべきである.特に患者が食事療法などを遵守しない状態で安易に強化インスリン療法を導入してしまうと,本来必要とされる以上のインスリンを投与してしまう可能性が出てくるばかりか,いつまでたっても糖毒性を解除できず体重ばかりが増加してしまうという最悪のケースも想定される.強化インスリン療法を選択する場合は事前に治療の目的と起こりうる副作用を十分患者に説明し,可能であれば食事管理と

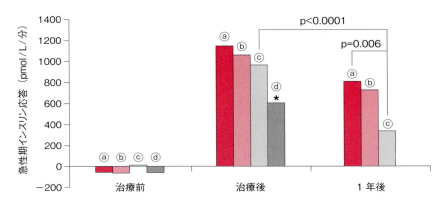

図2 各種治療介入により血糖コントロールが改善に成功した群と改善に失敗した群での治療前後の膵β細胞機能の推移. いずれの治療法においても血糖コントロールが改善した群では改善失敗群に比べβ細胞機能は有意に改善していた. しかしながら1年後ではインスリン治療介入成功群に比べ薬物治療介入成功群ではβ細胞機能は有意に低下していた.

（Wangら, 2008）[2]

ⓐ CSII in the remission group：インスリンポンプ治療介入成功群
ⓑ MDI in the remission group：インスリン頻回注射治療介入成功群
ⓒ OHA in the remission group：経口糖尿病薬治療介入成功群
ⓓ Non-remission group：治療介入失敗群

十分な患者教育の時間が確保できる入院環境下での導入が望ましい.

文 献

1) 日本糖尿病学会編・著：糖尿病治療ガイド 2014-2015, p.11, 文光堂, 2014.
2) Wang J, et al: Effect of intensive insulin therapy on β-cell function and glycaemic control in patients with newly diagnosed type 2 diabets: a multicentre randomized parallel-group trial. Lancet 371: 1753-60, 2008.
3) Umezono T, et al: Long-term insulin therapy for Japanese patients with type 2 diabetes mellitus. Internal Med 47: 2109-15, 2008.

コンサルト 2

SU薬を増やしてもやせるばかりで悪化する患者

～内因性インスリン分泌能～

> 66歳，男性．身長168cm，体重60kg，BMI 21.3．5年前の健診で初めて糖尿病を指摘され（HbA1c 8.2％, 空腹時血糖152mg/dl），近医で食事療法と運動療法の指導を受け，生活習慣の改善を遵守していたが血糖コントロールが改善しないため，3年前からグリメピリド1mg朝食後内服が開始された．内服開始後HbA1c値は一時低下するものの，約1年後再び8％台に悪化しグリメピリドは2mg朝食後内服に増量された．そのさらに約1年後再度血糖コントロールは悪化し，現在はグリメピリド3mg朝食後内服に増量されている．また体重もこの1年で5kg程減少しており，最近では全身倦怠感も自覚していたため専門医受診目的に当院に紹介受診となった．

ポイント

① インスリン分泌能低下の存在を明らかにするための必要な検査を想起する．
② インスリン分泌能が低下する糖尿病の種類と鑑別方法を想起する．
③ 症例の病態や合併症の有無，社会背景などからインスリン治療法を選択する．

■ 症例のとらえ方

　食事療法と運動療法【▶引き出し4, 5】に真面目に取り組んでいるがSU薬の使用にもかかわらず血糖コントロールがさほど改善していない，しかも比較的痩せ形の体格であり，インスリンの分泌能の低下【▶引き出し2】が存在している可能性が強く疑われる．また体重減少があり，全身倦怠感が出現しているが，これらの症状が糖尿病の高血糖により引き起こされているのか，それ以外のほかの疾患の存在により出現しているのか，注意深く鑑別をして行く必要がある．

■ キーワードと検査

（1）研究レベルではグルコースクランプ法が**インスリン分泌能**の評価法として最も有用とされている．しかし日常臨床の場においてこの方法を使用することはきわめて困難であり，血中インスリン濃度や血中，尿中の **C ペプチド**などを測定して評価している【▶引き出し2】．血中インスリン濃度と血糖値からインスリン分泌能を評価する方法として HOMA-β【▶引き出し2】がある．

　特に負荷試験などを施行する必要がなく，日常臨床の場において簡便に使用できる反面，健常な白人を基準としているため，欧米人に比べインスリン分泌能が比較的少ないとされる日本人を対象にこの計算式を使用する際には，結果の解釈に注意が必要である[1]．

　この他に血中の **C ペプチド**【▶引き出し2】は有用である．健常者の血中 C ペプチド値は 1.0～2.5ng/ml であるが，空腹時 C ペプチド値が 0.6ng/ml 未満であればインスリン依存状態であると判断される．また空腹時 C ペプチド値と空腹時血糖値を用いた C ペプチド index（CPI）【▶引き出し2】という評価法も提唱されている．C ペプチド index が 0.8 未満の場合はインスリン依存状態，1.2 以上の場合はインスリン非依存状態の可能性が高いとされ，治療法選択の目安にされている．入院患者においては 24 時間蓄尿による尿中 C ペプチド測定も頻用されており，尿中 C ペプチド排泄量 20μg/日以下はインスリン依存状態とされている．

（2）比較的急速に**インスリン分泌能**の低下が進行している症例では**緩徐進行 1 型糖尿病**【▶引き出し1】の可能性が挙げられる．緩徐進行 1 型糖尿病の場合膵島関連自己抗体が陽性を呈する症例も多く，特に GAD 抗体【▶引き出し3】の測定が鑑別には有用である．

　この他にもインスリン分泌能が急速に低下する原因として悪性疾患の存在も鑑別に入れる必要があり，腹部超音波などの各種画像検査も必要となる場合がある．

　また稀な疾患であるが遺伝子異常に関連する糖尿病，特に MODY（maturity-onset diabetes of the young）やミトコンドリア糖尿病【▶引き出し1】もインスリン分泌能が進行性に低下する疾患であり，家族歴の聴取や難聴の有無といった問診も重要になってくる．

■ 専門医ならこうする

　前医では1度もインスリン分泌能を評価したことがなかったため，本症例の空腹時血中Cペプチド値を測定したところ0.36ng/mlと低下しており，インスリン依存状態が考えられた【▶引き出し2】．各種画像検査を施行した所，悪性疾患の存在も否定され【▶引き出し3】，問診でも特記すべき家族歴や既往歴は存在しなかった．GAD抗体を測定したところ陰性であり，内因性インスリン分泌が枯渇した2型糖尿病と診断された．

　当然，このような状況下ではSU薬の増量は効果が見込めないためインスリン注射によるインスリンの補充療法が最も理にかなった治療法であることを患者に説明し，強化インスリン療法を導入した【▶引き出し7】．

　患者はインスリンを始めるにあたり，「今まではがんばってもがんばっても，担当医から食事をとりすぎているのではないか，運動が足りないのではないかと外来で叱られ続けたことを考えると，むしろスッキリした．改善しない理由がはっきりしたのでインスリン療法であっても前向きに向き合える」との発言があった．このような不幸な体験をさせないためにも，非専門であっても2型糖尿病患者のインスリン分泌能の評価という観点は忘れてはならない．

■ 専門医からのアドバイス

　欧米人の2型糖尿病ではインスリン抵抗性が大きく関与している一方で，日本人の2型糖尿病はインスリン分泌不全が成因の主体になっていることが多いといわれている．Fukushimaらの報告によると，日本人の正常耐糖能患者，耐糖能異常患者，2型糖尿病患者に75g糖負荷試験を施行した所，インスリン抵抗性はほとんど変化しないものの，インスリン分泌反応が有意に低下するとされている[2,3]（図1, 2）．

　このことからも日本人の2型糖尿病患者にとってインスリン分泌を促進させる作用を持つSU薬は理にかなった薬剤ではあるものの，本症例のようなインスリン分泌能が低下している症例においていたずらにSU薬投与に固執し，血糖が改善しないままで放置した場合，血糖改善効果が期待できないばかりか，高血糖の遷延によりさらなるβ細胞障害を引き起こし，インスリン依存状態に陥る．糖尿病性ケトアシドーシスなど不必要な急性代謝失調を起こさないためにも，体重の動きや血糖の動き，インスリン分泌能の評価といった基本的な事柄を，経過中に何度も見直す習慣付けが求められる．

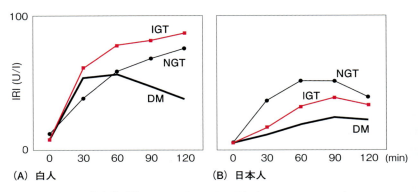

図1 75g 糖負荷試験におけるインスリン反応（Fukushima ら，2004a）
NGT: 正常耐糖能者，IGT: 耐糖能異常者，DM:2 型糖尿病患者

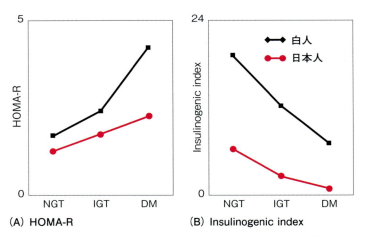

図2 白人と日本人における HOMA-R（A）と Insulinogenic index（B）の違い．日本人では Insulinogenic index が著明に低下している（Fukushima ら，2004b）
NGT: 正常耐糖能者，IGT: 耐糖能異常者，DM:2 型糖尿病患者

　今回のような症例においてはインスリンの補充療法が最も適切な方法であるが，インスリンの補充方法にはいくつかの方法がある．従来の内服はそのままで基礎インスリンを1日1回注射する方法（basal supported oral therapy；BOT），混合製剤インスリンを1日2回，朝夕の食前に注射する方法，基礎インスリン1日1回と速効型あるいは超速効型インスリンを1日3回毎食前に注射する方法（強化インスリン

療法），そして持続皮下インスリン注入療法（CSII）である．インスリン治療法には大きく分けてこの4種類があり【▶引き出し7】，それぞれメリットとデメリットが存在する．

　本症例のようなインスリン分泌が高度に枯渇しているような病態では，外因性のインスリン補充によって生理的なインスリン分泌動態パターンを模倣できる強化インスリン療法を選択するのが，患者の血糖管理においては最も優れた方法であると考えられる．しかしながら強化インスリン療法は注射回数の多さによる自己負担の増加と患者の理解度により導入が困難なケースも珍しくない．個々の患者の病態や社会背景まで考慮に入れ，インスリン注射法を選択していくことが重要である．

文献

1) 高井孝典，他：日本臨床 70（増刊号3）: 459-465, 2012.
2) Fukushima M, et al: Insulin secretion and insulin sensitivity at difference stages of glucose tolerance: a cross-sectional study of Japanese type 2 diabetes. Metabolism 53:831-835, 2004(a).
3) Fukushima M, et al: Insulin secretion capacity in the development from normal glucose tolerance to type 2 diabetes. Diabetes Res Clin Pract 66: S37-S43, 2004 (b).

コンサルト 3

境界型なので、また来年でいいですか？

～境界型糖尿病の対応～

48歳，男性．身長172cm，体重64kg，BMI 21.6．父親が2型糖尿病．2年前の健診で初めて空腹時血糖異常を指摘され（空腹時血糖 112mg/dl，尿糖陰性），近医で75gOGTTの結果，境界型糖尿病と診断．当時体重が68kg（BMI 23.0）であったため，食事療法（1840kcal）と運動を勧められた．本年の健診は仕事の都合で空腹時に受けられず，昼食後4時間で採血と採尿をしたところ，血糖値104mg/dl，HbA1c 5.9％，尿糖1+であり再検査指示．同院受診したところ，食後の所見であるし，HbA1c 5.9％と正常範囲であるため，また1年後の再診指示となった．このままでいいのか心配になり専門医受診を希望し，初診となった．初診時の空腹時血糖99mg/dl，HbA1c値5.9％．

ポイント

① IFG（impaired fasting glucose）とIGT（impaired glucose tolerance）の違いを意識する．

② Insulinogenic index（インスリン分泌指数，II）

$$= \frac{負荷後30分インスリン値 - 空腹時インスリン値（\mu U/ml）}{負荷後30分血糖値 - 空腹時血糖値（mg/dl）}$$

③ $HOMA\text{-}\beta = \dfrac{空腹時インスリン値（\mu U/ml）\times 360}{空腹時血糖値（mg/dl）-63}$

④ 境界型から糖尿病への進行を抑制することを意識して定期観察する．

■ 症例のとらえ方

　よくある境界型糖尿病患者のパターンの一つと思われる症例である．75gOGTTを受け境界型と診断されて以降の2年間，食事療法と運動療法を行い，4kgの体重減少が実践できている．食事エネルギーとしてはBMI 21.6であり，現在の食事療法1840kcalは適切である【▶引き出し4】．初診時データでは空腹時血糖値もHbA1c値も正常であり，インスリン抵抗性よりも，食後のインスリン分泌不全が疑われる．当院での75gOGTTの結果は，0分値血糖110mg/dl，血中インスリン値1.8μU/ml，30分値血糖188mg/dl，血中インスリン値8.3μU/ml，60分値血糖220mg/dl，血中インスリン値18.2μU/ml，120分値血糖190mg/dl，血中インスリン値25.5μU/mlであり，確かに境界型である【▶引き出し2】．しかしながら，血中インスリン値は2時間値で最高値を示しており，分泌遅延が存在することが理解できる．さらにInsulinogenic index（インスリン分泌指数）を計算してみると（8.3−1.8）/（188−110）= 0.083であり，0.4未満なので，近い将来かなりの確率で糖尿病を発症することが予見できる【▶引き出し2】．よって健診時の尿糖の原因として食後の高血糖の存在が容易に疑われる．

■ キーワードと検査

（1）健診の2次検査として**75gOGTT**は糖尿病の診断に必要であるだけでなく，病態の把握にも利用できることを意識して実施する必要がある．**インスリン抵抗性**よりも**インスリン分泌不全**が主な病態であることは，**空腹時血糖値**や**血中インスリン値**の経時変化からわかる【▶引き出し2】．また，〔空腹時インスリン値（μU/ml）×360〕÷〔空腹時血糖値（mg/dl）−63〕にて計算される**HOMA-β**はInsulinogenic index（インスリン分泌指数）同様，インスリン分泌能の指標となり，30％以下の場合はインスリン分泌低下があると考える【▶引き出し2】．

（2）日本糖尿病学会では75gOGTTで，正常型にも糖尿病型にも属さない群を**境界型**と呼ぶが，WHOでは空腹時血糖値で定義した**IFG**（impaired fasting glucose）と2時間値で定義した**IGT**（impaired glucose tolerance）とを区別している【▶引き出し2】．本症例はIGTに分類される．最近ではIFGとIGTは異なる代謝異常を反映していると考えられるようになってきた．すなわち舟形研究のように，動脈硬化症に関しては，IGTのほうがIFGよりも危険度が高いという成績が多く，IGTは動脈硬化性病変の合併に特に注意する[1]（図1）．また日本のデータではIFGに属するものの中

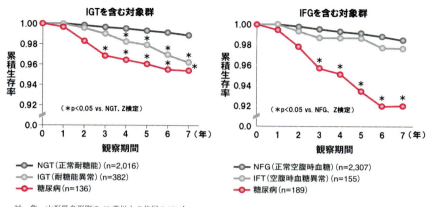

図1 舟形研究（IGT/IFG と心血管疾患累積生存率）（Tominaga ら, 1999）[1]

に 75gOGTT では糖尿病型を示すものが多く含まれるので, IFG といえども IGT 同様に 3～6ヵ月程度に1回は代謝状態を評価する必要がある.

■ 専門医ならこうする

本症例の HOMA-β は $(1.8 \times 360) \div (110 - 63) = 648 \div 47 = 13.8\%$ であり分泌低下が存在する. さらに血中インスリン値のピークは2時間後にずれ込んでいる. つまり分泌能が低下しており, 2時間かけてだんだんと遅れてインスリンを分泌していることが理解できる.

本症例の場合, HOMA-R からはインスリン抵抗性は存在せず【▶引き出し2】, どちらかというと膵臓に負担をかけないことが, β 細胞の保護の面からも, 治療の大きな目的であることを患者に理解させることが大切である.

そこで本症例には1日の血糖変動を確認する目的で, 毎食前および毎食後のSMBG か CGM を勧めたところ, CGM【▶引き出し3】を希望された. 結果は図2のように, 日によって特に昼食後が 200mg/dl 近い血糖値を示している可能性が示唆された. さらに, 図3の2日間の食事メニューを管理栄養士が解析した結果, 食後高血糖の日には白米とポテトコロッケといったグリセミックインデックス（GI）【▶引き出し4】の高い食材に加え, 調味料に砂糖を含むごま和えを食していたこと

3 境界型なので、また来年でいいですか？ *127*

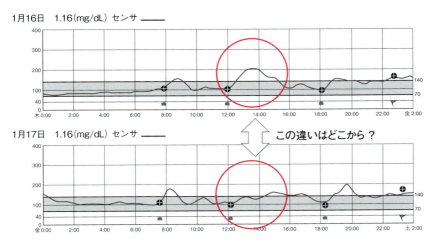

図2 CGMで観察した血糖変動

1月16日の昼食

食品名	摂取量	エネルギー	水分	蛋白質	脂質	炭水化物	ナトリウム	食塩摂取量	カリウム	リン
ご飯 鮭のホイル焼き ほうれん草のごま和え ポテトコロッケ	400.0	55.3	274.2	23.6	11.1	86.7	786	2.0	806	302

1月17日の昼食

食品名	摂取量	エネルギー	水分	蛋白質	脂質	炭水化物	ナトリウム	食塩摂取量	カリウム	リン
スパゲティミートソース ミニサラダ コンソメスープ	428.4	692	285.7	24.9	23.9	88.2	1336	3.4	712	284

図3 食事内容による血糖値上昇の違い

が確認された．一方で，パスタと牛と豚のひき肉を使用し，脂肪分の強いミートソースはGIが低く，なだらかな血糖上昇であったと考えられる（図3, 4）．このことを教材に，エネルギー量を意識することだけでなく，ゆっくり噛む，あるいはGIを意識した食事などの工夫も有用と考えられることを説明し理解を深め，近医で定期通院することになった．

グリセミック指数	穀物		乳製品	肉・魚・貝類	芋・豆類	野菜	果物		砂糖・菓子	
高い 83以上	餅	101			マッシュポテト				糖液	122
	米飯	100			茹でジャガイモ				せんべい	111
	パン	92								
	コーンフレーク									
中程度 82-65	麦ごはん	65				かぼちゃ	巨峰	76	ポテトチップス	
	発芽玄米ごはん	65				とうもろこし	柿	66	チョコレート	
低い 64以下	うどん	58	牛乳	牛肉	豆類	緑黄色野菜	みかん	58		
	そば	56	ヨーグルト	豚肉			バナナ	58		
	スパゲティ	56		鶏肉			いちご	46		
				魚・貝類			りんご	41		

＊単品では高いGI値の食品でも，他の食品との組み合わせなどによっては低GIとなる場合もある．
例：米飯と味噌汁，米飯と納豆，コーンフレークと牛乳など．

図4　グリセミック・インデックス

（杉山みち子，他：日本健康・栄養システム学会誌 3：1-15，2003 より改変）

■ 専門医からのアドバイス

　境界型患者の管理を考えるときに注意しておきたいのは，IFG なのか IGT なのかという観点で見ること，さらに境界型から糖尿病への進行を抑制する，すなわち発症予防を重視して管理することである．すなわち，「まだ境界型でしたから安心してください」とか，「また来年」などと軽い気持ちで診察するのではなく，将来の危険性を説明しつつ，少なくとも6ヵ月に1度通院できるかかりつけ医への通院を勧めるべきである．この点からも病診連携とかかりつけ医の正しい知識への啓発が望まれている．

　また，発症予防に関する臨床研究はすでに行われており，その1つに日本人を対象にした VICTORY 試験（Voglibose Intervention Clinical Trial in IGT on the Reduction of Onset of Type 2 Diabetes）がある．2型糖尿病のリスクを1つ以上有している耐糖能異常患者 1,780 例を対象に，食事および運動に関する指導に加え，ボグリボース 0.2mg を1日3回投与することが2型糖尿病への進展を抑制するかどうかを検討した．その結果ボグリボース群で発症リスクを 40.5％抑制する結果が報告された[2]（**図5**）．

　これを受けてわが国では，2009 年からボグリボースが「耐糖能異常における2

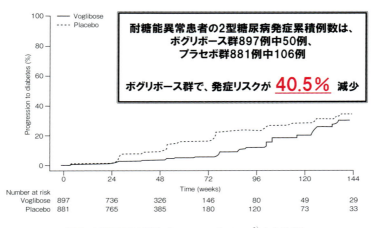

図5　VICTORY 試験（Kawamori ら, 2009[2]）より改変）

型糖尿病の発症抑制」にかかわる効能追加の承認を取得しており，以下の条件を満たした場合に1回0.2mgを処方可能とされている．(1) 75gOGTTによる境界型耐糖能異常の診断が必須，(2) 食事療法および運動療法を3～6ヵ月間行っても改善されない，(3) 高血圧症または脂質異常症（高トリグリセリド血症，低HDLコレステロール血症等）のどちらかを伴っている場合に限る．

　ただし，Diabetes Prevention Program（DPP）研究[3]では，境界型患者では生活習慣介入がメトホルミン介入よりも糖尿病発症抑制に効果的であることを報告していることから，生活習慣の見直し抜きの安易な薬物投与は医療費高騰や患者教育の面からも慎まれるべきであると考えられ，しっかりとしたエビデンスに基づいた境界型患者の管理ガイドが今後策定されることを期待する．

文献

1) Tominaga M, et al: Impaired glucose tolerance is a risk factor for cardiovascular disease, but not impaired fasting glucose. The Funagata Diabetes Study. Diabetes Care 22: 920-924, 1999.
2) Kawamori R, et al: Voglibose for prevention of type 2 diabetes mellitus: a randomised, double-blind trial in Japanese individuals with impaired glucose tolerance. Lancet 373: 1607-1614, 2009.
3) Knowler WC, et al: Reduction in the incidence of type 2 diabetes with lifestyle intervention or metformin. N Engl J Med 346: 393-403, 2002.

専門医からのワンポイント
～糖尿病の staging ～

コンサルト 4

67歳，男性．身長168cm，体重59kg，BMI 20.9．父，兄に2型糖尿病の家族歴あり．42歳時に2型糖尿病と診断，この時は体重79kg，BMI 28.0だった．食事・運動療法で体重を65kgまで減らし，HbA1cは6％台前半となった．近医へ定期的に通院し，体重の大きな変動はなかったが，HbA1cは7％台後半まで上昇することがあり，その都度経口糖尿病薬の増量や追加を行って概ね7.0％前後を維持していた．しかし1年前からは8％台となり，直近では9％を超えるようになった．体調の変化はなかったが，体重はこの1年で3kg減っていた．経口糖尿病薬の使用はすでに4剤に達しており，今後の治療方針に関して紹介され初診となった．初診時，HbA1c 9.5％，空腹時血糖 196mg/dl．内服中の経口糖尿病薬は，グリメピリド3mg，メトホルミン1500mg，ボグリボース0.9mg，シタグリプチン50mg．

ポイント

① 2型糖尿病は進行性の疾患である．
② 治療を行うにあたっては，単に血糖値を下げるということだけでなく，その進行を抑制する，合併症の発症を抑制するという視点を持つ．
③ 進行を抑制するためには，早期からの治療介入が重要である．
④ 長年血糖コントロールが安定している患者でも，現在のステージがどこに当たるかを考察し，合併症の出現や進行はないか，使用中の治療薬は適切か，などの検討を適宜行う必要がある．

■ 症例のとらえ方

　経過25年の2型糖尿病．診断時は肥満であったが，食事・運動療法の実践により，以後は適正体重が維持できていた．しかし血糖コントロール維持のためには経口糖尿病薬の増量・追加が必要であり，ついにはそれでも維持できなくなった．グルカゴン負荷試験を行ったところ，負荷前は血糖値 173 mg/dl，血中 C ペプチド 0.7 ng/ml，負荷6分後は血中 C ペプチド 1.1 ng/ml であり，空腹時 C ペプチド index は $0.7/173 \times 100 = 0.40$，$\Delta \mathrm{CPR} = 0.4$ ng/ml と，インスリン分泌促進系の薬を使用しているにも関わらず低値で，インスリン分泌低下が進行していることを窺わせる結果だった．

■ キーワードと検査

　糖尿病の治療方針を決定するに当たっては，1型や2型，二次性などといった成因と共に，病期，つまり現在糖尿病のどのステージに該当するのか，ということを考える必要がある【▶引き出し1】．ステージは正常から境界領域，糖尿病領域と進み，糖尿病領域は**インスリン非依存状態**，**インスリン依存状態**にさらに分けられる【▶引き出し1（図2）】．ステージの判断には病歴や症状などの把握の他に，インスリン抵抗性やインスリン分泌能の評価が必要である．前者の評価には **HOMA-R**，後者の評価には **HOMA-β**，**Insulinogenic Index（II）**，**C ペプチド index（CPI）**，**蓄尿 CPR 測定**などの検査がよく用いられる【▶引き出し2】．

　2型糖尿病においては，その境界領域（食後高血糖があるが，空腹時血糖はまだほぼ正常な時期）ではインスリン抵抗性が主因のことが多い．この時インスリン分泌は代償的に亢進していて，HOMA-β や C ペプチド index を求めるとこれらはむしろ高値を示すこともある．しかしすでに β 細胞の疲弊は始まっており，糖負荷に対するインスリンの初期分泌を見る II は，正常領域と比較すると低値となっている[1]．つまり糖負荷への β 細胞の対応は遅くなっているが，時間をかけて合計としてはむしろ過大な量のインスリンを分泌している．さらに例えるなら β 細胞は自らの能力を超える仕事を無理をして何とかこなしているという状態で，このため疲労はますます溜まっていく．

　この状態が改善されず数年以上続くと β 細胞はもはや無理はできなくなり，ついに糖尿病の発症に至る．発症の時点で β 細胞の機能は健常人の半分にまで低下しているとされている[2]．まだこの時点では食事・運動療法や経口糖尿病薬の使用によ

り血糖をコントロールすることができるが，さらにインスリン分泌低下が進行するとインスリンを用いずには十分な血糖コントロールができなくなる．ただこれでもまだインスリン治療が不可欠というわけではない（インスリン非依存状態）．しかし生体活動維持に最低限必要な量のグルコースを組織で利用するために必要な量のインスリンも分泌できない状態にまで進行すると，代償的に脂肪分解からケトン体産生が行われてケトーシスとなり，体重はむしろ減少する．これがインスリン依存状態で，生存のためにインスリン治療が不可欠であり，1型糖尿病と同様の強化インスリン療法での治療が適応となる（**図1**）[3]．

本症例【コンサルト4】や【コンサルト1，2】の症例は，図1にそれぞれ示した位置の病期に該当する．適切な治療薬の選択には，患者が現在どのステージにいるのかを判断することが重要である．

2型糖尿病のステージの進行は，完全に不可逆的なものではない．例えばいわゆる清涼飲料水ケトアシドーシスの症例は，発症時はインスリン依存状態と言えるものの，インスリン治療で糖毒性を解除すると，インスリンはおろか経口糖尿病薬も不要となるくらいにまでステージが改善することをしばしば経験する．いわばβ細胞がしばらく休みをもらってまた元気を取り戻したということである．

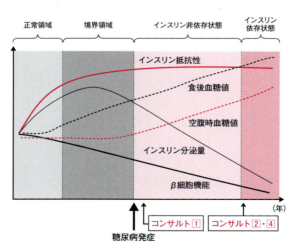

図1 2型糖尿病のステージの進行

各項目の経年変化を，正常状態を基準として相対的に表したもの．横軸の経過は症例や治療経過によって大きく異なるが，境界領域の期間は概ね10〜15年，インスリン非依存状態の期間は15〜30年程度と言われている（文献3を改変）．

一方でインスリン抵抗性の増大やインスリン分泌低下に影響するものとして加齢がある[1]．これは抑制することができない．このため食事・運動療法が十分に実践できて良好な血糖コントロールが維持できている患者でも，ステージは徐々にではあっても確実に進行していく．患者を長く診ていくことになる糖尿病診療において，2型糖尿病は進行性の疾患であるという認識を持つことは重要である．

■ 専門医ならこうする

2型糖尿病の診断以後，長くにわたって適正体重を維持できていたことから，食事・運動療法に大きな問題はなかったと推定され，インスリン分泌の低下は自然経過の影響が大きいと考えられる．検査結果や体重減少といった症状は，インスリン治療の必要性を示唆するものである．患者には，「今までの治療内容が悪かったわけではない．むしろ食事・運動療法をよくがんばっていた」とこれまでの努力をねぎらった上で，「年のせいでインスリン治療が必要となった」と現在の病態を説明する．すぐには受け容れられないこともあるので，その場合は次回以降の診察でもインスリン治療のメリット（短期的には症状の改善，長期的には合併症の抑制）なども含めて繰り返し説明し，心理面へも配慮してできる限り早くのインスリン治療開始を目指す[4]．

インスリンの投与方法にはいくつもの種類があるが，特に外来で導入する場合は，近年ではBOT（basal-supported oral therapy）が広く選択されている[4]．ただしなお十分な血糖コントロールが実現できないようなら，超速効型インスリンなどの追加を行っていく【▶引き出し7】．BOTでインスリン導入の際，経口糖尿病薬は一般的にはそのまま継続でよい．ただし70代，80代とさらに高齢になった時，腎機能低下などの臓器合併症が進行してきた場合は，グリメピリド（SU薬）やメトホルミン（ビグアナイド薬）をはじめとして多くの薬は減量や中止が必要になってくる．

■ 専門医からのアドバイス

2型糖尿病は進行性の疾患であるため，その治療においては進行をいかにして遅らせるかという観点も重要である．SU薬は血糖値を下げる効果は確かに強力だが，【コンサルト①】の症例のように適切ではない使い方をすると，むしろ病態を悪化させ進行を速めることになりかねない．

インスリン抵抗性とβ細胞のインスリン分泌低下が2型糖尿病の根本の病態であるので，インスリン抵抗性を改善する，インスリン分泌低下を抑えるということが，

その進行を抑制する治療ということになる（**表1**）。糖尿病治療の基本と言えば生活習慣の改善（食事療法と運動療法）であるが、これらはインスリン抵抗性の改善やβ細胞の機能の維持に最も有効である[5,6]。

　薬物療法に目を向けると、ビグアナイド薬やチアゾリジン薬はインスリン抵抗性を改善する作用を有しており、またSU薬と比較してβ細胞の機能低下の進行を抑制する効果も示されている[7,8]。α-グルコシダーゼ阻害薬には境界領域から糖尿病領域への進行を抑制する効果が証明されており[9,10]、さらにインクレチン関連薬（DPP-4阻害薬・GLP-1受容体作動薬）にもβ細胞の機能保護効果が認められる[11]。そしてインスリン療法にも、β細胞機能の保護作用と、2型糖尿病のステージを逆行させる強力な効果がある可能性が示唆されている[12]。

　このように複数種の薬剤で2型糖尿病の病態改善効果が認められているが、インスリン療法を除けばそれが証明されたのはステージがまだ軽症の段階、あるいは境界領域において、という点には留意すべきである。本症例のように長い罹病期間の中で進行した2型糖尿病でも同様の効果があるかどうかは不明である。また糖尿病の合併症の抑制という観点でも、特に大血管合併症において早期からの良好な血糖コントロール維持が重要であり、ステージが進んで心血管イベントのリスクの高くなった患者では強化治療がむしろ有害となる可能性さえあることが近年明らかになっている。

　これらを踏まえると、**表1**に挙げた薬物療法も早期から行うことで、長期的に見ればより大きな効果が得られると期待される。インスリン治療も本症例のようにインスリン依存状態になってからの導入では遅いと言える。糖尿病と診断されて治療を開始する時点でも、選択肢の1つとして患者に提示すべきである[13]。当然ス

表1　2型糖尿病のステージ進行の抑制に有効な治療

適切な生活習慣	・過体重・肥満の解消 ・食事療法 ・運動療法 ・禁煙
薬物療法	・ビグアナイド薬 ・チアゾリジン薬 ・α-グルコシダーゼ阻害薬 ・DPP-4阻害薬 ・GLP-1受容体作動薬 ・インスリン

テージが早期であればインスリン治療はまだ必須ではないが，2型糖尿病が進行性の疾患であることやインスリン治療の持つ有用性を適時説明し，患者に受け入れの準備を促しておくことで，望ましい導入の時期を逸しないようにしなければならない．ステージの判断に悩む患者，インスリンが必要だがその受け入れができない患者，また自施設にインスリン治療の指導やサポートを行う体制が十分に整っていない場合などは，専門医へ紹介すべきである．

文 献

1) Mudaliar S: Choice of early treatment regimen and impact on β-cell preservation in type 2 diabetes. Int J Clin Pract 67: 876-887, 2013.
2) UK Prospective Diabetes Study Group: UK prospective diabetes study 16: overview of 6 years of therapy of type2 diabetes: a progressive disease. Diabetes 44: 1249-1258, 1995.
3) 第3章 血糖調節機構とその異常．2．膵島とインスリン分泌（日本糖尿病学会編：糖尿病専門医研修ガイドブック，改訂第6版），p.27-32，診断と治療社，2014．
4) Fonseca VA, et al: Achieving glycaemic targets with basal insulin in T2DM by individualizing treatment. Nat Rev Endocrinol 10: 276-281, 2014.
5) 23. 2型糖尿病の発症予防（日本糖尿病学会編：科学的根拠に基づく糖尿病診療ガイドライン 2013），p.307-323，南江堂，2013．
6) Knowler WC, et al: Reduction in the incidence of type 2 diabetes with lifestyle intervention or metformin. N Engl J Med 346: 393-403, 2002.
7) Kahn SE, et al: Glycemic durability of rosiglitazone, metformin, or glyburide monotherapy. N Engl J Med 355: 2427-2443, 2006.
8) Defronzo RA, et al: Pioglitazone for diabetes prevention in impaired glucose tolerance. N Engl J Med 364: 1104-1115, 2011.
9) Chiasson JL, et al: Acarbose for prevention of type 2 diabetes mellitus: the STOP-NIDDM randomised trial. Lancet 359: 2072-2077, 2002.
10) Kawamori R, et al: Voglibose for prevention of type 2 diabetes mellitus: a randomised, double-blind trial in Japanese individuals with impaired glucose tolerance. Lancet 373: 1607-1614, 2009.
11) Charbonnel B, et al: Pharmacological management of type 2 diabetes: the potential of incretin-based therapies. Diabetes Obes Metab 13: 99-117, 2011.
12) Weng J, et al: Effect of intensive insulin therapy on beta-cell function and glycaemic control in patients with newly diagnosed type 2 diabetes: a multicentre randomised parallel-group trial. Lancet 371: 1753-1760, 2008.
13) The IDF Task Force on Clinical Practice Guidelines: 9. Glucose control therapy（International Diabetes Federation : Global guideline for type 2 diabetes), p55-64, 2012. (http://www.idf.org/sites/default/files/IDF-Guideline-for-Type-2-Diabetes.pdf)

2 薬剤の選択と使い方

【コンサルト 5 ～ 13】

一 般 名	主な商品名	血中半減期(時間)	作用時間(時間)
SU薬			
グリベンクラミド	オイグルコン ダオニール	2.7	12～24
グリクラジド	グリミクロン グリミクロンHA	12.3	12～24
グリメピリド	アマリール アマリールOD	1.5	12～24
グリニド薬			
ナテグリニド	スターシス ファスティック	0.8	3
ミチグリニドカルシウム水和物	グルファスト	1.2	3
レパグリニド	シュアポスト	0.8	4
α-グルコシダーゼ阻害薬			
アカルボース	グルコバイ グルコバイOD	ー	2～3
ボグリボース	ベイスン ベイスンOD	ー	2～3
ミグリトール	セイブル	2	1～3
ビグアナイド薬			
メトホルミン塩酸塩	グリコラン メデット	1.5～4.7	6～14
	メトグルコ	2.9	6～14
ブホルミン塩酸塩	ジベトス ジベトンS	1.5～2.5	6～14
チアゾリジン薬			
ピオグリタゾン塩酸塩	アクトス アクトスOD	5	20
DPP-4阻害薬			
シタグリプチンリン酸塩水和物	グラクティブ ジャヌビア	12	24
ビルダグリプチン	エクア	2.4	12～24
アログリプチン安息香酸塩	ネシーナ	17	24
リナグリプチン	トラゼンタ	105	24
テネリグリプチン臭化水素酸塩水和物	テネリア	24.2	24
アナグリプチン	スイニー	2	12～24
サキサグリプチン水和物	オングリザ	7	24
GLP-1受容体作動薬			
リラグルチド	ビクトーザ	13～15	>24
エキセナチド	バイエッタ	1.4(5μg) 1.3(10μg)	8
エキセナチド(持続性注射剤)	ビデュリオン	ー	ー
リキシセナチド	リキスミア	2.12(10μg) 2.45(μg)	15

(日本糖尿病学会編・著:糖尿病治療ガイド2014・2015, p.46～51(表6～表11), p.65(表18), 文光堂, 2014より改変)

コンサルト 5 インスリン抵抗性改善薬
～チアゾリジン薬とビグアナイド薬の使い分け～

68歳，男性．身長168cm，体重76kg，BMI 26.9．45歳時に会社健診で糖尿病を指摘され，食事療法と運動療法でしばらく通院していたがその後通院中断．転職し自営業になったが仕事が忙しく通院はしていなかった．3ヵ月前に眼のかすみを自覚し眼科受診の際，単純網膜症と白内障の指摘あり．点眼薬で様子を見るも車の運転に支障があるため白内障の手術を計画，術前に糖尿病の治療目的に紹介受診となった．
紹介受診時 HbA1c 7.9%，空腹時血糖値 136mg/dl，空腹時血中インスリン値 10μU/ml（眼科初診時採血 HbA1c 8.1%），尿糖＋，尿蛋白2＋，尿ケトン－であった．1840kcal/日の食事療法を実施し，この3ヵ月で体重は1.5kg低下している．術前でもあるため心電図と胸部レントゲン検査を行ったところ，心電図所見では非特異的ST-T異常を認め，胸部レントゲンでは肺野に明らかな異常所見認めず，心胸郭比は46%であった．患者本人はGLP-1受容体作動薬やインスリン治療には拒否的であり経口糖尿病薬での治療を希望している．

ポイント

① インスリン抵抗性，インスリン分泌不全のどちらの病態なのかを意識する．
② HOMA-R＝空腹時インスリン値（μU/ml）×空腹時血糖値（mg/dl）/405（2.5以上はインスリン抵抗性あり）
③ 症例の病態と合併症の有無などから，薬剤の適応を考える．
④ チアゾリジン薬とビグアナイド薬の違いに注目する．

■ 症例のとらえ方

　3ヵ月間の食事療法で1.5kgの体重減少が実践できており，1840kcal/日の食事療法は，患者に無理無く長期間実現可能なエネルギー量設定として有効と判断できる【▶引き出し4】．

　BMIからは肥満であることからインスリン分泌不全ではなく，インスリン抵抗性が病態にあると予想される．その点から，作用すべき薬剤としてSU薬は良い適応とはいえない【▶引き出し6】．短時間作用型のグリニド薬も悪くはないが，低血糖や体重増加の可能性が無い訳ではなく第一選択とはいい難い．α-GIやDPP-4阻害薬は体重に悪影響がなく，単独では低血糖の危険が少ないので良い適応と考えられるが，予想される病態としてインスリン抵抗性主体の患者であり，チアゾリジン薬とビグアナイド薬のいずれかが第一選択薬に挙がるケースである【▶引き出し6】．いずれの薬剤を選択するかについては両者の特徴と使用上の注意点を理解することが鍵となる．

■ キーワードと検査

（1）**インスリン抵抗性，インスリン分泌不全**のどちらが主な病態なのかを把握するには**空腹時の血中Cペプチド**や**血中インスリン値**測定，**HOMA-R**の計算が有用である【▶引き出し2】．

（2）薬剤の選択をする際に，**合併症の検査**は重要である【▶引き出し3】．まず，本症例では眼科の所見から網膜症を有すること，その際の尿検査所見から顕性腎症を有することが判明している．

　網膜症が確認されている場合，急速に血糖を改善または低血糖を起こすと網膜症が悪化する可能性が報告されており，低血糖に配慮した薬剤選択が求められる．

　また，腎機能障害を呈した患者にビグアナイド薬は慎重投与もしくは禁忌であるから【▶引き出し6】，尿中アルブミン排泄量と**eGFR**を含む腎機能評価は最低限必要である．

　本症例はネフローゼ症候群はきたしていないものの，eGFRは48 ml/分/1.73m^{2}と低下を認めており，**腎症病期分類**の第3期であることが判明した．

（3）細小血管障害が進行した症例では心血管リスクは高く，ピオグリタゾンは心不全患者には投与禁忌であることからも，薬剤投与前には心電図や胸部レントゲンなどで心臓機能の評価をしておくことが肝要である【▶引き出し3】．

■ 専門医ならこうする

　本症例は HOMA-R＝10（μU/ml）×136（mg/dl）/405＝3.36 からインスリン抵抗性があることは明らかであり，空腹時血中インスリン値 10 μU/ml で尿ケトン陰性であることからもインスリン分泌不全ではなく，インスリン抵抗性が主病態にあることがわかる．GLP-1 受容体作動薬やインスリン治療には拒否的で経口糖尿病薬での治療を希望されていたため，チアゾリジン薬とビグアナイド薬のいずれを選択するかに絞られた．

　チアゾリジン薬とビグアナイド薬の違いを**表1**にまとめた[1]．

　本症例のようにインスリン抵抗性が明らかで，網膜症の存在から低血糖を避けるべき場合にはいずれも良い適応である．次に注意すべき点は 68 歳という年齢，eGFR は 48 ml/分/1.73m^2 の腎機能である．ビグアナイド薬による乳酸アシドーシス症例に多く認められた特徴の中に腎機能障害患者と高齢者が含まれており，やはり積極的には考えにくい．本症例の場合，心電図上非特異的 ST-T 変化を認めたため，心不全はもちろんのこと狭心症の存在にも注意が必要であり，冠動脈造影 CT 検査とトレッドミル検査の結果，明らかな虚血性心疾患の存在は否定的であり，インスリン導入を希望しないこと，大血管障害抑制への期待から PROactive 試験（**図1，2**）[2] や PERISCOPE 試験[3] の結果なども考慮しピオグリタゾンを選択した．

表1　チアゾリジン薬とビグアナイド薬の違い

	チアゾリジン薬	ビグアナイド薬
標的分子	PPARγ（脂肪、筋）	AMPK（肝、筋）
作用機序	末梢での糖利用促進	肝臓での糖新生抑制
低血糖	おこしにくい	おこしにくい
血糖低下	主に食後血糖を低下	主に空腹時血糖を低下
体重	増加傾向	増加抑制
その他	高インスリン血症の改善 脂質低下作用 抗動脈硬化作用 内皮機能の改善 線溶系の改善 血圧の改善	高インスリン血症の改善 脂質低下作用 抗動脈硬化作用 線溶系の改善

5 インスリン抵抗性改善薬

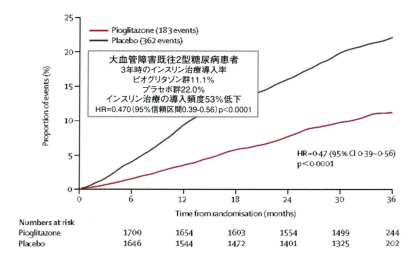

図1　PROactive study インスリン導入までの期間
(Lancet 366: 1279-1289, 2005. より改変)

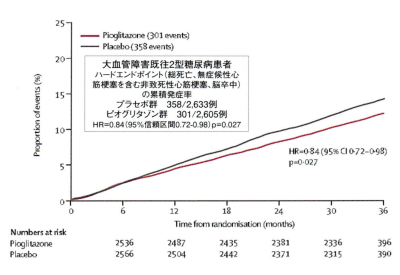

図2　PROactive study ハードエンドポイント結果
(Lancet 366: 1279-1289, 2005. より改変)

専門医からのアドバイス

　インスリン抵抗性患者への薬物投与では，チアゾリジン薬とビグアナイド薬いずれが良い適応なのかという観点で見ること，特に副作用など患者のデメリットにつながる点を慎重に考え，患者に伝えておくことが重要である．すなわち，インスリン導入時期の先送りが期待できるから，大血管イベント抑制が期待できるからという安易な発想のみで心不全患者にチアゾリジン薬を投与したり，値段が安くて低血糖を起こしにくいといった発想のみで高齢のCKD患者にビグアナイド薬を投与したりといったことは避けなければならない．しかし，現実には経口糖尿病薬の適切な選択がなされていない症例が少なからず存在する．服薬指導を行う薬剤師の果たす役割とかかりつけ医への知識啓発に期待したい．

　ビグアナイド薬はADA（米国糖尿病学会）とEASD（欧州糖尿病学会）では第一選択薬であるが，ある程度の高用量（750〜1000mg/日）を使用しないと効果が現れにくい症例も多いため，徐々に増量を試みるだけでなく，副作用には細心の注意を払わなければならない．すなわち，禁忌もしくは慎重投与が非常に多いこと，造影剤の投与前後は休薬が必要なこと，アルコールや肝障害にも注意を要することなどである．

　一方，チアゾリジン薬は心不全や透析患者には禁忌であること以外に，中年女性に特に多いとされる浮腫の存在からも7.5mg/日など低用量から開始することが望

表2　チアゾリジン薬とビグアナイド薬の注意点

チアゾリジン薬
・体重増加 ・女性に投与する場合は浮腫の発現に留意 ・心不全（既往を含む）患者には禁忌 ・作用発現が緩徐 ・膀胱癌治療中の患者には投薬を避ける
ビグアナイド薬
・乳酸アシドーシス（肝機能障害，高齢者など） ・脱水により乳酸アシドーシスを起こすことがあるので，利尿作用のある薬剤（利尿薬，SGLT2阻害薬）との併用注意 ・ヨード造影剤検査前には中止し，48時間は再開しない ・胃腸障害の副作用 ・禁忌が多い

ましい.また定型的な肝データモニタリングが必要なこと,男性では膀胱癌のリスクについて,中年以降の女性では骨折のリスクについて十分な説明と同意が必要と考えられる点などの注意点がある.

表2にそれぞれ薬剤選択の際に参考となる注意点を示すが,詳細は添付文書を確認していただきたい.

文 献

1) Masuda K, et al: Difference between biguanide and thiazolidinedione, and the significance of combination therapy of biguanide and thiazolidinedione. Nihon Rinsho 68: 969-975, 2010.
2) Dormandy JA, et al: Secondary prevention of macrovascular events in patients with type 2 diabetes in the PROactive Study (PROspective pioglitAzone Clinical Trial In macroVascular Events): a randomised controlled trial. Lancet 366: 1279-1289, 2005.
3) Nissen SE, et al: Comparison of pioglitazone vs glimepiride on progression of coronary atherosclerosis in patients with type 2 diabetes: the PERISCOPE randomized controlled trial. JAMA 299: 1561-1573, 2008.

インスリン分泌系薬剤

～SU薬とグリニド薬の使い分け～

コンサルト 6

> 70歳，男性．身長170cm，体重63kg，BMI 21.8．3年前の健診で初めて糖尿病を指摘され（HbA1c値 7.6％，空腹時血糖 136mg/dl），近医で食事療法（1840kcal）と運動を勧められ実行した．体重は5kg低下したが，今一つのコントロールであり，昨年からメトホルミン塩酸塩錠250mg錠を朝夕1錠ずつ内服している．本人なりに努力しているがあまり改善しないため専門医受診を希望し，初診となった．初診時の随時血糖（食後2時間半）242mg/dl，HbA1c値 7.0％．

ポイント

① インスリン抵抗性，インスリン分泌不全のどちらの病態なのかを意識する．
② インスリン抵抗性，インスリン分泌不全に必要な検査を考える．
③ 症例の病態と合併症の有無などから，薬剤の適応を考える．
④ HbA1c値だけでなく，空腹時血糖や食後血糖に着目した使い分けを意識する．

■ 症例のとらえ方

3年間，食事療法と運動療法を行い，5kgの体重減少が実践できたにも関わらず，今一つのコントロール状態の患者である．食事エネルギーとしてはBMI 21.8であり，現在の食事療法1840kcalは適切である【▶引き出し4】．初診時のデータでは空腹時血糖値の割にHbA1c値が高く，おそらく食後の過血糖の存在が疑われる．低血糖の可能性の少ないビグアナイド薬を少量投与されているが改善がない．もともと非肥満ということからも食後のインスリン分泌不全の病態が考えやすい．実際に当院初診時の食後血糖値は高い．どちらかと言えばやはりインスリン抵抗性より，食後のインスリン分泌不全が疑われる．

■ キーワードと検査

（1）**インスリン抵抗性**，**インスリン分泌不全**のどちらが主な病態なのかを把握するには空腹時の血中Cペプチドや血中インスリン値測定が有用である【▶引き出し2】．将来病態が変化した時の比較参考にもなる．

（2）本症例は年齢70歳という点からは**高齢者**の範疇であり，**ビグアナイド薬**の使用には注意を要する．高齢者は血清クレアチニン値がほぼ正常であっても eGFR を計算すると腎機能低下であることが多い【▶引き出し3】．高齢者は脱水などに陥りやすいことからも，メトホルミン塩酸塩のこれ以上の増量を考えるより，インスリン分泌を助ける薬剤が適切と考えられる【▶引き出し6】．まとめると，ビグアナイド薬やチアゾリジン薬は不適切とは言えないまでも，あまり良い適応ではない．SU薬は少量であっても，肥満を助長する可能性や低血糖の危険性から推奨されない．

■ 専門医ならこうする

　本症例には，随時血糖（食後2時間半）242mg/dl，HbA1c値7.0%から考え，空腹時採血の必要性を説明し，再診時に血中Cペプチドや血中インスリン値も測定する．結果，空腹時血糖118mg/dl，血中Cペプチド1.4ng/ml，血中インスリン値5.0μU/ml，HOMA-R 1.46とインスリン抵抗性は存在せず，むしろ食後のインスリン分泌が乏しいことが判明した【▶引き出し2】．このことから，食後過血糖を抑えるα-GI，グリニド薬，DPP-4阻害薬が良い適応になる【▶引き出し6】．本症例の場合はグリニド薬であるミチグリニド10mg毎食直前から開始し，食後血糖を確認しながら，最終的にはα-GIとの合剤に変更し，低血糖にならないままでHbA1cと食後血糖が改善している．

　また，薬剤投与を開始しても食事療法と運動療法の継続は重要であり，本症例は運動療法の禁忌にはあたっておらず【▶引き出し5】，今後も適切な運動を勧めるが，運動時には低血糖に対する準備を忘れないように一言付け加えると良い【▶引き出し8】．

■ 専門医からのアドバイス

　本症例のような患者に対して，SU 薬を投与したいと考える読者も少なくないと思われる．確かに，ごく少量の SU 薬は良い適応にも思えるが，**図1**をご覧いただきたい．HbA1c に対する食後血糖値と空腹時血糖値の影響を検討した結果である[1]．HbA1c が 7〜8％程度の患者では，HbA1c に対する食後血糖値の寄与が大きいことがわかる．すなわち，HbA1c が 7％程度の患者では食後血糖値をターゲットとした治療を行うことが，HbA1c 低下に結びつく可能性が示唆される．

　さらに，Ando ら[2]は薬物療法未施行の HbA1c が 7〜8％程度の糖尿病患者では，食後の過血糖が存在する一方で，夜間や空腹時には血糖 100mg/dl 前後まで低下し

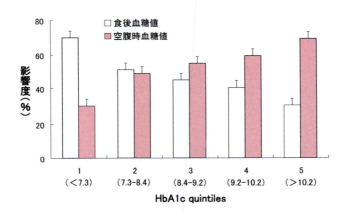

図1　食後血糖値が HbA1c に及ぼす影響度（Monnier ら, 2003）[1]

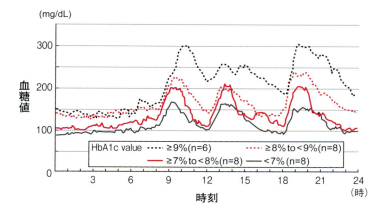

図2　内服なしの日本人2型糖尿病患者における血糖変動（Andoら，2013）[2]

ているとしている（図2）．このような症例に安易にSU薬を投与すると夜間や空腹時の低血糖リスクを増すことになる．

実際，SU薬で重症低血糖を起こした症例の3割以上が比較的少用量であったという岩倉ら[3]の報告からも，慎重な適応の検討が望まれる．

文　献

1) Monnier L, et al: Contributions of fasting and postprandial plasma glucose increments to the overall diurnal hyperglycemia of type 2 diabetic patients: variations with increasing levels of HbA(1c). Diabetes Care 26:881-885, 2003.
2) Ando K, et al: 24-hour glycemic variations in drug-naïve patients with type 2 diabetes: a continuous glucose monitoring (CGM)-based study. PLoS One 8: e71102. doi: 10.1371/journal.pone.0071102, 2013.
3) 岩倉敏夫，他：糖尿病 55: 857-865, 2012.

コンサルト 7 食後過血糖改善薬

～α-GIとグリニド薬の使い分け～

73歳，女性．身長156cm，体重54kg，BMI 22．既往に子宮卵巣切除術と術後癒着性イレウス，骨粗鬆症がある．健診で腎機能低下（血清クレアチニン 1.4mg/dl，eGFR 29ml/分/1.73m^2）と糖尿病（空腹時血糖128mg/dl，HbA1c 7.6％）を指摘され，食事療法（1400kcal）と運動療法（ウォーキング約1万歩/日）で6ヵ月間経過観察した．その後，体重は標準体重を維持し，空腹時血糖値は112mg/dlと改善を認めるもののHbA1c 7.4％と高値が持続しており投薬を検討している．

ポイント

① 空腹時血糖値やHbA1c値だけでなく食後血糖値にも着目する．
② 食後血糖値の評価に必要な検査を考える．
③ 食後血糖値の改善に適した薬剤を考える．
④ 腎機能障害や腹部手術歴などの既往に配慮した薬剤の適応を考える．

■ 症例のとらえ方

　もともと体重についてはBMI 22と標準体重であることからインスリン抵抗性は比較的少ないだろう【▶引き出し2】．食事療法のエネルギー量も適切であり【▶引き出し4】，年齢などからも血糖コントロール目的にこれ以上の運動療法は推奨されない【▶引き出し5】．経口糖尿病薬投与を考えるタイミングである．初診時と6ヵ月後のデータから空腹時血糖値の割にHbA1c値が高く，おそらく食後の過血糖の存在が疑われる．このことから食後過血糖改善薬であるα-GIやグリニド薬の適応を検討することになる【▶引き出し6】．ただし，中高年で腎機能障害，腹部手術歴の既往を要する症例であることに注目して適切な薬剤を選択する必要がある．

■ キーワードと検査

（1）**食後過血糖**を把握するには，本例のように空腹時血糖とHbA1c値の乖離から概ね推測は可能な場合もあるが，日常診療で食後過血糖を見逃さないために空腹時採血のみならず，実際に食事をして1～2時間後に来院して採血を行うといった方法で具体的に食後血糖値を確認することが望ましい．

このほかに，グリコアルブミンや1,5-AGなどの指標はHbA1cよりも比較的食後過血糖の変動を反映しやすいとされている【▶引き出し3】．このためHbA1cが良好で安定している場合にも，時々これらの指標を確認しておくことは食後過血糖の把握のみならずHbA1cの偽性低値を除外できるメリットがある．

（2）本症例はeGFR 29ml/分/1.73m^{2}と腎機能低下が顕著であり，経口糖尿病薬によっては**低血糖リスク**が高いため薬剤の選択には注意が必要である【▶引き出し6】．特にSU薬については遷延性の低血糖，ビグアナイド薬については乳酸アシドーシスのリスクを高めるため両者とも禁忌である．また，インスリン抵抗性の要素が少なく骨粗鬆症の治療中であることからもチアゾリジン薬は第一選択とはなり難い．残る選択肢としてDPP-4阻害薬，グリニド薬，α-GIがあげられる．

ここで本症例については，**腹部手術歴**，**イレウス**の既往に着目すれば自ずと選択肢は限られてくる．α-GIは腸内ガス等の増加により腸閉塞が発現しやすいとされており，開腹手術の既往またはイレウスの既往のある患者には慎重投与となっている．

DPP-4阻害薬も悪い選択肢ではないが，食後の急峻な血糖変動には十分に対応できない場合も少なくない．またDPP-4阻害薬使用によるイレウスの報告もあり，α-GI同様に**腹部手術歴**のある患者では慎重投与となっている．このことからも本症例においてはグリニド薬がまず優先的に検討されるべき薬剤といえよう．

■ 専門医ならこうする

本症例は，食事・運動療法で空腹時血糖値は良好であるにも関わらず，HbA1c値が高値であったことから食後過血糖の存在が疑われた．このため，食事をしてから1～2時間後に来院してもらい採血を行ったところ，食後2時間血糖値は260mg/dlと著明に上昇していた．

本症例においてはまず腹部手術歴を考慮して，α-GIは選択せずグリニド薬を選択した．次にグリニド薬でも将来の腎不全進行を考慮し，ナテグリニドは透析患者

禁忌，レパグリニドは腎機能低下患者にとって比較的効果が持続するため，低血糖のリスク回避の観点から，ミチグリニド 10mg 毎食直前を選択することとした．

また，一般的なエネルギー量を目安とした食事指導のみならず，食後血糖上昇に大きく関わる糖質の摂取方法や野菜などの食物繊維を主食より先に食すといった指導も加えた【▶引き出し4】．1ヵ月後には食後2時間血糖値 190mg/dl，HbA1c 7.0％まで改善を認めた．

■ 専門医からのアドバイス

血糖値といえば，健診等でも空腹時血糖値と HbA1c 値がルーチン検査となっている．しかし本症例のように，食後過血糖の存在を疑い追求することは糖尿病診療の質を高める意味でも重要である．食後過血糖の重要性が特に認識されるようになったのは舟形町研究[1] や DECODA study[2] といった大規模 study の結果からである．図1 は，DECODA study から作図したものである．すなわち，IGT においては空腹時血糖の増加は，心血管死リスクを上昇させないが，糖負荷後 2 時間の血糖値は高くなるに従って有意にリスクが上昇することを示している．

さらに，STOP-NIDDM[3]（図2）では，IGT 患者に対して α-GI の投与により食後過血糖が改善した結果，有意に心血管イベントを抑制したとする報告があり，食後過血糖と心血管イベントとの関連がさらに強く示されたことに加え，α-GI の食後過血糖改善薬としての信頼性が明確になったとも言えよう．

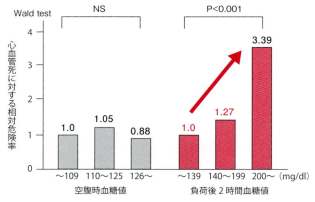

図1　心血管リスクと負荷後血糖値の関係

（Nakagami T ら，2004）[2]

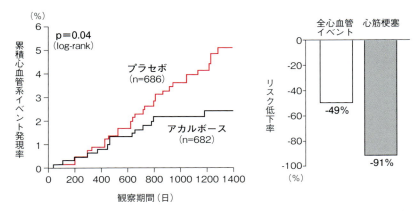

図2 IGT と判定された者を,アカルボース 300mg/日・分3群とプラセボ群に分け,心血管系イベント(冠動脈疾患,心血管死,心不全,脳卒中,末梢血管障害)の発現について評価した(平均観察期間:3.3年) (Chiasson JL ら,2003)[3]

　一方のグリニド薬については NAVIGATOR study[4]においてプラセボと比較して明らかな大血管症の予防効果は認められなかったが,現実には本症例のように,α-GI かグリニド薬かで悩む場面は少なくなく,種々の併存疾患のために選択できる薬剤が限定されてくる場合が多い.最近はこれらの合剤なども発売されており,これらのエビデンスを知った上で,個々の症例に適宜対応し薬剤選択することが,食後過血糖に注目した糖尿病診療においては重要である.

文献

1) Tominaga M, et al: Impaired glucose tolerance is a risk factor for cardiovascular disease, but not impaired fasting glucose. The Funagata Diabetes Study. Diabetes Care 22: 920-924, 1999.
2) Nakagami T, et al: Hyperglycaemia and mortality from all causes and from cardiovascular disease in five populations of Asian origin. Diabetologia 47: 385-394, 2004.
3) Chiasson JL, et al: Acarbose treatment and the risk of cardiovascular disease and hypertention in patients with impaired glucose tolerance. JAMA 290: 486-494, 2003.
4) Holman RR, et al: Effect of nateglinide on the incidence of diabetes and cardiovascular events. N Engl J Med 360: 1463-1476, 2010.

コンサルト 8　DPP-4 阻害薬
～他の経口薬との併用～

58歳，女性，専業主婦．血縁者に糖尿病は確認されていない．身長154cm，体重51kgで，3年前にHbA1c 8.2％で糖尿病と診断されている．この時点で合併症は認めず，ここ2年間は食事と運動療法に加え，DPP-4阻害薬であるシタグリプチン50mgを朝1錠開始され，HbA1cは6.5～7％台を維持していた．
最近，自分なりに努力して治療開始時から体重を5kg減量するなど，食事・運動療法を実行しているがHbA1cが低下せず，HbA1cが再び7～8％台に上昇したため治療法を再検討することとなった．現在のeGFRは50ml/分/1.73m^{2}前後と低下している．肝機能障害は認めていない．

ポイント

① DPP-4阻害薬の作用メカニズムを理解する．
② DPP-4阻害薬を使用しても効果が不十分な際は積極的に併用薬を検討する．
③ 併用薬の選択には病態と血糖変動を意識する．
④ 併用薬の慎重投与・禁忌や併用による医療費負担増にも配慮する．

■ 症例のとらえ方

　専業主婦で定期的健康診断を受けていないため糖尿病発症時期は不明である．初診時に合併症を認めず，治療への反応性や経過からは糖尿病歴が浅く内因性インスリン分泌はある程度保たれている印象である．体重の推移からも，糖尿病の診断後ある程度適切な食事療法と運動療法が行えていたことが推測される．今後DPP-4阻害薬のみでの血糖管理は難しい状況でもあり，他の内服薬の併用を考えている．
　さらに腎機能からすると，腎症病期分類の第4期までは至らないものの腎機能障

害を意識した【▶引き出し3】，最も適切な併用薬の選択という治療方針を決定することになる．

■ キーワードと検査

（1）DPP-4阻害薬はDPP-4の選択的阻害により活性型GLP-1濃度および活性型GIP濃度を高め，血糖低下作用を発揮する．経口摂取により血糖値が上昇した際の膵β細胞からのインスリン分泌促進の他に**グルカゴン**分泌抑制効果が認められ，胃排出能や胃酸分泌の抑制，中枢系への食欲抑制，肝臓や筋肉への糖取り込み促進作用などの膵外作用も存在する【▶引き出し6】．すなわち血糖依存性のため単剤では低血糖が生じにくく，体重増加も生じにくいという特徴がある．この点から第一選択薬に使用される頻度が増えている．

しかし，比較的安全に使用できることから，かかりつけ医が以下に示すような病態の評価を確認しないまま漫然と使用する場合も見受けられ，次の一手がうまく運べない場合が散見される．

（2）インスリン分泌能の確認としては，24時間蓄尿による尿中Cペプチド，空腹時の血中Cペプチド，食事負荷試験，グルカゴン負荷試験などが有効とされる【▶引き出し2】．蓄尿や負荷試験などは，通常の外来診療では容易ではないため，空腹時血中Cペプチドを測定したところ2.2ng/mlであり，空腹時血糖は110mg/dl，空腹時血中インスリン値は5.0μU/mlであったことから，少なくともシタグリプチン内服下かつeGFRが正常でない患者ではあるものの，インスリン分泌はある程度保たれていることがわかった（空腹時血中Cペプチド0.6ng/ml以上）．

参考までに，この条件下でのHOMA-Rは1.36，HOMA-βは38.3%であり【▶引き出し2】，明らかなインスリン抵抗性やインスリン分泌の枯渇というステージではないことが推測できる．

■ 専門医ならこうする

本症例は，適切と思われる食事と運動療法にも関わらず，途中経過で血糖値の改善が思わしくなかったこと，糖尿病歴，家族歴が不明な点もあったことから，抗GAD抗体も測定したが陰性であった．また，前記検査でインスリン分泌能がある程度保たれていることも確認された．

DPP-4阻害薬投与で効果不十分な場合，次のステップとしては併用内服薬追加が考えられる．本症例は，適切な薬剤選びのため空腹採血と食後採血を実施した．そ

の結果，空腹時はそれほど高くないものの，食後高血糖の存在が認められた．

■ 専門医からのアドバイス

　DPP-4 阻害薬と他剤を併用する場合には，**表1**を確認しつつ，併用による各々の作用機序を考慮し，その有効性を期待しながら選択するべきである【≫引き出し6】．
(1) SU 薬，グリニド薬との併用：これらの薬剤と DPP-4 阻害薬はインスリン分泌刺激作用において異なる機序で協調的に働くことから，効果的な血糖低下作用が期待できる．すなわち，SU 薬は膵 β 細胞の SU 受容体に結合し，インスリン分泌を増加させ（惹起経路），DPP-4 阻害薬は膵 β 細胞内の cAMP 濃度を高め，グルコース濃度依存性のインスリン分泌を増強する（増幅経路）．そのため使用量に関しては低血糖症に対する十分な配慮が必要である．
　本症例では空腹時血糖値がそれほど高くなく，腎機能障害もあるため SU 薬の併用は低血糖の危険性が高いと考えられ選択すべきではない．一方，短時間作用型インスリン分泌促進薬であるグリニド薬は，食後高血糖が問題となる症例では，ある程度の腎機能低下があっても慎重投与することで使用可能である．
(2) ビグアナイド薬との併用：DPP-4 阻害薬のグルカゴン分泌抑制とビグアナイド薬それ自体の両者による糖新生抑制が期待できるため，インスリン抵抗性の強い症例にも有効である．さらにビグアナイド薬であるメトホルミンは腸管で GLP-1 の前駆物質であるプレプログルカゴン遺伝子発現増強[1]や胆汁酸再吸収阻害作用による胆汁酸の小腸 L 細胞の G 蛋白質共役型受容体 TGR5 結合を介した GLP-1 分泌促進作用[2]も存在し，低血糖，体重増加に配慮した血糖コントロールが可能である．
　本症例の場合は，インスリン抵抗性は特に認めずとも，GLP-1 分泌促進による効果を期待し，薬価的にも安価なメトホルミンの併用を考慮したいところではあるが，腎機能の点からメトホルミン併用は危険であるため選択されるべきではない．
(3) チアゾリジン薬との併用：インスリン抵抗性改善効果により，DPP-4 阻害薬の効果を高める可能性が期待出来る．いずれも単独では低血糖を起こしにくい薬剤同士である．
　本症例の場合は明らかなインスリン抵抗性の存在は確認されなかったこと，閉経前後の女性であり，浮腫や骨折リスクなども考え選択されなかった．
(4) α-グルコシダーゼ阻害薬との併用：糖質の吸収を遅延させ小腸下部に糖質を到達させるため，小腸下部からの GLP-1 分泌を増加させ DPP-4 阻害薬と相乗効果が期待できる．本症例のように食後高血糖が目立つ症例では，ある程度の腎機能低

表1 腎機能とDPP-4阻害薬の調節 （各社添付文書より作成）

薬剤名		Ccr (mL/min)			HD
一般名	商品名	＞50	30〜50	＜30	（透析）
アログリプチン	ネシーナ 注1)	25mg 分1	12.5mg 分1	6.25mg 分1	
シタグリプチン	ジャヌビア 注2) グラクティブ	50〜100mg 分1	25〜50mg 分1 慎重投与	12.5〜25mg 分1 慎重投与	
ビルダグリプチン	エクア 注3)	50〜100mg 分1〜2	腎機能正常者と同じか 50mg 分1 を慎重投与		
リナグリプチン	トラゼンタ 注4)	5mg 分1	AUCがやや上昇するが腎機能正常者と同じ		
テネリグリプチン	テネリア 注5)	20〜40mg 分1	添付文書に腎機能別用量の記載なし（腎機能正常者と同じ）		
アナグリプチン	スイニー 注6)	200〜400mg 分2	Ccr≧30: 200〜400mg 分2 Ccr＜30: 100mg 分1	100mg 分1	
サキサグリプチン	オングリザ 注7)	2.5〜5mg 分1	2.5mg 分1 に減量して慎重投与		

注1) 中等度以上の腎機能障害患者では，排泄の遅延により本剤の血中濃度が上昇するため，腎機能の程度に応じて，投与量を適宜減量すること．
注2) 本剤は主に腎臓で排泄されるため，腎機能障害のある患者では，用量調節すること．
注3) 中等度以上の腎機能障害のある患者または透析中の末期腎不全患者では，本剤の血中濃度が上昇するおそれがあるので，50mgを1日1回朝に投与するなど，慎重に投与すること．
注4) 高度腎機能障害を有する2型糖尿病患者における反復投与後のAUC及びCmaxは腎機能正常2型糖尿病患者に比べて，ともに約1.4倍であった．腎機能障害患者の累積係数は健康被験者と同程度であり，尿中排泄率は腎機能障害の程度によらず全群で低かった．
注5) 腎機能障害者に，テネリグリプチンとして20mgを単回経口投与したとき，テネリグリプチンのCmax及びt1/2は腎機能障害の程度に応じた顕著な変化は認められなかった．
注6) 腎機能障害患者では，排泄の遅延により本剤の血中濃度が上昇するため，重度以上の腎機能障害患者では，下記を目安に用量を調節すること．
注7) 中等度以上の腎機能障害患者では，排泄の遅延により本剤の血中濃度が上昇するため，2.5mgに減量すること．

下があっても慎重投与することで使用は可能である．

　以上より，本症例では腎機能障害が存在し，食後高血糖が目立つことからまずは低血糖の可能性に少ないα-GIから併用を開始し，効果が不十分なため低血糖に十分注意しつつミチグリニドを追加投与したところ，非常に安定したコントロールが得られた．最終的には費用やアドヒアランス面を考慮し，ボグリボース／ミチグリニド配合錠に切り替えて，患者の満足度は高いようである．

文　献

1) Migoya EM, et al: Dipeptidyl peptidase-4 inhibitors administered in combination with metformin result in an additive increase in the plasma concentration of active GLP-1. Clin Pharmacol Ther 88: 801-808, 2010.
2) Mulherin AJ, et al: Mechanisms underlying metformin-induced secretion of glucagon-like peptide-1 from the intestinal L cell. Endocrinology 152: 4610-4619, 2011.

DPP-4 阻害薬
〜インスリンとの併用〜

53歳，男性．10年前にHbA1c 10.2％で初めて医療機関を受診し，同時に超速効型3回と持効型1回の強化インスリン療法が導入された．以後HbA1cは一度6〜7％台まで低下したが，インスリンアスパルト注を朝6単位－昼3単位－夕9単位と眠前インスリングラルギン注30単位で最近は8％近くまで上昇している．インスリン量は徐々に増量されてきたが，思ったようにHbA1cは低下しない．管理栄養士の話では食事療法は概ね守られているものの，BMIは25程度でこの10年間で少しずつ体重増加をきたしている．インスリンを打ち忘れることはないとのことである．管理職となり精神的，身体的ストレスが増してきたが，定期的運動は継続している．朝の血糖値とHbA1cは高めであるものの，しばしば低血糖も自覚している．本人としては1日に4回も自己注射をしているのでこれ以上頑張りようがないとのコメントも聞かれる．仕事のため入院はできず，現在の生活環境を変えることは難しい．血糖自己測定（SMBG）の回数は減っている．今後いかなる治療方法を考えるべきかコンサルト．

ポイント

① 強化インスリン療法でも安定しない場合は，まずその原因を徹底的に検討する．
② 血糖値変動の確認法として，7回血糖測定，CGM，M値なども考慮する．
③ グルカゴン分泌が関与していると思われる高血糖に対してDPP-4阻害薬の追加が有効な場合がある．
④ インスリン療法にDPP-4阻害薬を併用する症例の適応を意識する．

■ 症例のとらえ方

　インスリン使用歴は10年で，強化インスリン療法のもと厳格な食事と運動療法により良好な血糖管理が行われていた．しかし，長年の経過で血糖値が上昇傾向を示し，インスリンを増量したが，低血糖をしばしば経験するにもかかわらずHbA1cは低下しない．さらに徐々にではあるが体重増加も認める．患者も医師も行き詰まりを感じてしまう典型的なパターンである．大きく分けると，①インスリン量が増加している，②体重が増加している，③HbA1cが改善しない割に低血糖が出現している，④患者も医師もどこが悪いか理由が不明，といった問題点が挙げられる．ポイントにあるように安定しない原因を徹底的に洗い出す必要がある．

■ キーワードと検査

(1) 血糖値の変動評価

　本症例はSMBG【▶引き出し3】の測定が徐々に減り評価としては不十分な状態であった．1日2～3回と回数は十分行われているケースであっても，漫然と測定しているだけで，食後や夜間の血糖値など，詳細な血糖推移が確認されていないケースは実は多い．血糖測定パターンから想像できる生活スタイルや，血糖値の上昇が，食前なのか，食後なのか，両方なのか．再現性のある変化かといったことから，その原因について推測することが可能なことも多い．

　また，インスリン必要量，インスリンの種類，さらに，インスリンへの追加薬剤の決定や，治療後の経過を判定するうえでも，時には1日7回血糖測定などによる詳細なSMBGは重要である．

　その他，持続血糖測定（CGM）【▶引き出し3】から実際の血糖値の変動や標準偏差（SD）やMAGEを評価する方法などがある．しかしCGM保険適応には厳格な施設基準があるため，広く一般臨床の場で活用することは今のところ難しい．

(2) インスリン分泌能，抵抗性などの評価【▶引き出し2】

　血糖コントロール不良の場合，β細胞の機能低下は一般に進行性であることから，適宜Cペプチド【▶引き出し2】によるインスリン分泌能の評価をすることは重要である．インスリン分泌能低下による血糖上昇であれば，インスリン増量により血糖値は低下すると思われるが，本症例ではインスリン増量で肥満傾向を招いており，これがインスリン抵抗性の要因の一つとなっている．内服薬を併用する場合は肥満を助長しない薬剤の選択が必要となる．

■ 専門医ならこうする

本症例は，十分な SMBG が施行されていなかったことから，1 日 4 回の測定を 5 日間行った結果を**図 1** に示す．その結果，早朝空腹時が思いのほか高く，その後は徐々に下がる状態がうかがえた．患者によると，朝の血糖値を下げるために眠前のインスリングラルギンを増量して夜間に低血糖を経験したり，朝の血糖値がうまく適正化されると逆に日中に低血糖が起こりがちであることを経験している．そのため，低血糖への恐怖感から慌ててたくさん食べることがしばしばあるとのことであった．

実際に臨床の場では，インスリンを増やした結果，低血糖予防に食べ過ぎてむしろ太るという症例を経験をすることは多い．そこでまずは，①食事と運動は可能な限り一定にする，②インスリン量を減らして必要最低限のインスリン量を目指す，③夜中の低血糖を避ける，④太りにくく，血糖のバラツキを押さえる効果のある内服薬を併用する，といった方針を患者と確認した．

はじめに夜間の低血糖予防のため，インスリングラルギンを 6 単位減量し，追加薬剤として α-GI も候補となったが，朝の血糖上昇がグルカゴンの影響を受けている可能性もあったこと，服薬回数などを考え DPP-4 阻害薬を選択した．1ヵ月後には朝を中心とした高血糖は改善傾向を認め，HbA1c が 7.5％ まで改善し，患者自ら

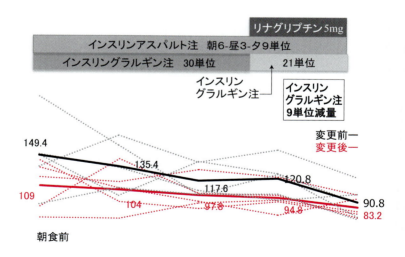

図 1　SMBG 施行例（自験例）

インスリングラルギンをさらに3単位減量するなど，インスリン再減量も可能となっていた（図1）．

専門医からのアドバイス

　朝の高血糖があるからといって安易にインスリンを増量することは重症低血糖を招く結果となる場合がある．ACCORD試験，ADVANCE試験，VADT試験などでは，心血管イベントの予防に，厳格な血糖コントロールが必要である一方で，糖尿病罹病期間が長い症例では重症低血糖や体重増加に留意する必要性があることを示している．

　強化インスリン療法の患者で朝の血糖が高いときには，暁現象とソモジー効果の2つの病態を考えなければならない．

　暁現象は文字通り，夜中の3～4時頃からコルチゾールや成長ホルモンの分泌が増えるためにインスリンの働きを阻害し，血糖値を上昇させる現象である．基礎インスリンを使用している患者では，就寝前に注射したインスリンの作用が弱くなる時間帯と重なるため朝の血糖値が上昇する．一方，ソモジー効果は本症例のようにインスリンの量が比較的多い場合に起こりやすく，夜間に低血糖が起こると，血糖を上昇させるために，グルカゴンやアドレナリンなどのホルモンが分泌され血糖値

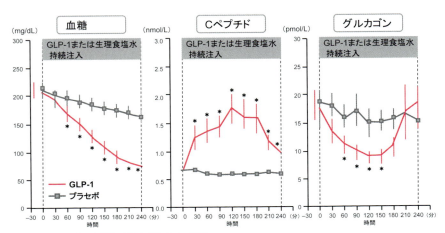

mean ± S.E.　＊ $p < 0.05$ vs プラセボ Student's t 検定
対象：食事療法と経口糖尿病薬治療で十分な血糖コントロールが得られていない外国人2型糖尿病患者10例
方法：空腹時にGLP-1（7-36アミド）1.2pmol/kg/分またはプラセボ（生理食塩水）を4時間持続静注した．

図2　GLP-1のインスリン分泌促進作用およびグルカゴン分泌抑制作用
（Nauck MAら：Diabetologia 36:741-744,1993 より改変）

が上昇する．どちらが原因か確認するには夜中の3時ごろに目覚ましをかけて血糖測定する方法もあるが，本症例では変更前の5日間のSMBGから眠前にすでに低めであることが判明したため，まずは眠前のインスリン減量を指示した（本症例では同時に夕食のノボラピッドを減量することも勧めたが，話し合いの結果，患者の希望によりまずはインスリングラルギンのみ減量した）．

その他，グルカゴンの分泌過剰を起こす原因として，肝硬変，腎不全，飢餓，グルカゴンの産生腫瘍等の他，ストレスなども関与することが知られており[1]，最近ではグルカゴン分泌が関与の可能性がある食後高血糖に対してDPP-4阻害薬の追加が有効であるという報告もある[2]．また，内因性インスリン分泌のみられない1型糖尿病患者へのDPP-4阻害薬の投与により，食後のグルカゴン分泌が低下し，食後高血糖が改善した報告もある[3]．

すなわち，DPP-4阻害薬を使用することで内因性の活性型GLP-1を有効に働かせ，**図2**に示す血糖依存的なインスリン分泌とグルカゴン抑制が同時に働くメカニズムを利用して血糖変動の安定化が期待できると考えられている．その他，インスリン療法にDPP-4阻害薬を併用することのメリットが期待される場合を**表1**に示す．

表1 インスリン療法にDPP-4阻害薬を追加するメリットのある場合

①さらなるHbA1c低下を期待（Diabetes Care 36: 237-44, 2013）
　単純にインスリンを増量するのに比べ，低血糖や体重増加のリスクを増やさずにHbA1c低下を期待．
②低血糖，体重増加の理由でインスリン減量を期待（Endocr J 60: 733-42, 2013）
　血糖状況を見ながらインスリン量を必要最低限に減量することで，低血糖や体重増加の低減を期待．
③血糖の日内変動が大きい場合（Prog Med 34: 959-64, 2014）
　併用で食後血糖の改善効果など，インクレチン関連薬が得意とする．血糖変動の平坦化を期待．

文献

1) Dunning BE, et al: The role of α-cell dysregulation in fasting and postprandial hyperglycemia in type 2 diabetes and therapeutic implications. Endocr Rev 28: 253-283, 2007.
2) Krssak M, et al: Alterations in postprandial hepatic glycogen metabolism in type 2 diabetes. Diabetes 53: 3048-56, 2004.
3) Foley JE, et al: Effect of vildagliptin on glucagon con- centration during meals in patients with type 1 diabetes. Horm Metab Res 40: 727-730, 2008.

コンサルト 10 GLP-1 受容体作動薬

～良い適応とその実力～

> 45歳，男性．父と兄が糖尿病である．毎年健康診断を受けていた．5年前に糖尿病と診断された．3年前にHbA1c 8%となり近医で内服薬が開始された．当時のBMIは26程度で，以来，複数の内服薬を使用してきたが，HbA1cは8～9%前後と改善せず，種類と量が徐々に増加した．現在，グリメピリド3mg（SU薬）とメトホルミン1500mg（BG薬），ボグリボース0.9mg（α-GI），ビルダグリプチン100mg（DPP-4阻害薬）が投与されている．
>
> グリメピリド使用後は体重が緩徐に増加し，現在のBMIは30である．食事と運動について聞き取りをしたところ，ともに不十分な状態が続き，これまで繰り返し糖尿病療養指導士による外来での指導を行うも，改善されていない状態が続いている．食事時間も不規則で時々低血糖も自覚している．教育入院を勧められるも仕事が忙しいことを理由に拒否している．主治医からは繰り返しインスリン導入を勧められたが，最近テレビでGLP-1受容体作動薬の特集を見て，自分が求めていたのはこれだと考え，専門医を求めて初診となった．

ポイント

① 食事管理が今ひとつのインスリン非依存状態の患者は，食時と運動の指導を徹底する前提で，GLP-1受容体作動薬の良い適応となりうる．
② DPP-4阻害薬による治療効果が不十分な時，GLP-1作動薬への変更も考慮する．
③ インスリン抵抗性の強い症例，SU薬2次無効や糖毒性をきたしている症例でも有効な場合がある．
④ インスリンからの切り替えは，内因性インスリン分泌能の評価が必要である．
⑤ GLP-1受容体作動薬は併用可能薬がそれぞれ違うことに注意する（表1）．
⑥ 患者も医師も行き詰まりを感じる典型的な症例．

■ 症例のとらえ方

　日常診療でよく見受けられる食事管理不良の肥満 2 型糖尿病の患者といったところであろうか．内服薬管理のみでの血糖管理が困難な状態となってきた状況で，次の一手としてインスリン導入か GLP-1 受容体作動薬かで選択に迷うことは多い．SU 薬使用後から体重増加をきたしていることから，インスリンを導入して血糖のコントロールは改善しても体重増加の可能性が強い．体重増加をきたしにくいという点から GLP-1 受容体作動薬は良い適応と考えられるが，こちらも生活習慣が改善されない状況で導入してもその効果は限定的と推測される．

　GLP-1 受容体作動薬はメカニズム的には確かに本症例に理想的と考えられる【≫引き出し 7】．しかし実際にはその効果は限定的であるため，適応については以下に示す項目を意識した慎重な姿勢が求められる．

■ キーワードと検査

(1) GLP-1 受容体作動薬の適応と効果【≫引き出し 7】

　GLP-1 受容体作動薬は，膵 β 細胞が機能していない（インスリン分泌能が低い）場合は十分な効果が得られず，海外で 1 型糖尿病に使用されたデータは存在するものの[1]，本邦では添付文書上 1 型糖尿病は禁忌とされていることから，インスリン依存状態に至っていない 2 型糖尿病症例が適応ということになる．したがって，GLP-1 受容体作動薬導入にあたっては，1 型糖尿病を否定し，さらに，残存膵機能を十分評価したうえで使用することが必要である．

　GLP-1 受容体作動薬は，消化器系や中枢神経系を介した食欲抑制効果により体脂肪減少や，体重減少効果を期待できる[2]．

(2) インスリン分泌能の確認【≫引き出し 2】

　上述のように GLP-1 受容体作動薬の単独使用に関しては，インスリン依存状態には至っていないことが最低条件となってくるが，ある程度余裕をもった予備能が必要と思われる．インスリン分泌能の確認方法としては，24 時間蓄尿による尿中 C ペプチド，空腹時の血中 C ペプチド，食事負荷試験，グルカゴン負荷試験などが有効である．蓄尿や負荷試験などが外来診療で行えない場合は，空腹時血中 C ペプチドのみで評価することもある．

　一般に eGFR が $60ml/分/1.73m^2$ 以上で，血中 C ペプチドが食前 1ng/ml，食後が 3.5ng/ml 程度であればインスリン非依存状態と考えられるが，特に腎機能低下例

では血中Cペプチドが見かけ上高めに出る傾向があるため，評価に注意を要する．

■ 専門医ならこうする

　本症例のBMIは30であり，食事療法が不十分な状態下でのインスリンの使用は，さらなる肥満増強の可能性がある．本人の希望通りに開始するにあたり，まずは管理栄養士と面談を繰り返し，食事と運動の両輪が噛み合わないと長期的効果が期待できないことを確認した．すなわち，テレビで特集していた印象とは違い，インクレチン関連薬は簡単にやせられる魔法の薬ではないこと，効果を持続させるためには生活習慣を修正することが第一条件であることなどを説明し，意志を確認した．

　現在日本で使用可能なGLP-1受容体作動薬は，**表1**の4種類であるが，現時点ではその併用薬の保険適応は異なる．添付文書上の効能・効果が2型糖尿病であるリラグルチド以外は，**表1**に示した糖尿病薬を使用した結果十分な効果が得られ

表1　GLP-1受容体作動薬と併用適応（2014年9月現在）

一般名 （製品名）	食事・運動療法のみ	SU薬	グリニド薬	α-グルコシダーゼ阻害薬	ビグアナイド薬	チアゾリジン薬	インスリン	SGLT2阻害薬	DPP-4阻害薬
リラグルチド （ビクトーザ）	○	○	○	○	○	○	○	△	△
エキセナチド （バイエッタ）	×	○	×	×	○ SU薬併用時	○ SU薬併用時	×	×	×
エキセナチド （ビデュリオン）	×	○	×	×	○	○	×	×	×
リキシセナチド （リキスミア）	×	○	×	×	○	×	○ 持効型中間型のみ	×	×

△：これらを併用した際の臨床経験成績はなく有効性および安全性は確認されていない．保険適応としては，保険審査の地域単位で解釈が異なる可能性がある．

ない場合という条件が必要であり，第一選択薬にはならない．

本症例は，服薬アドヒアランスが不良であったことから，それまで内服を忘れがちであった昼，夕の内服薬は中止し，グリメピリドとリラグルチド併用による朝1回のみの処方を考えた．最大投与量時の価格が安く，胃内容物遅延効果が強いという理由で短時間作用型のリキシセナチドも考慮したが，もともとSU薬内服で時々低血糖を体験していた症例でもあり，消化器症状に対する不安感も聞かれたため，マイルドな効果発現を期待して長時間作用型のリラグルチドを選択した．**表2**に作用時間の観点からみた製剤分類を示す．

導入に先立ってSU薬はインクレチンの適正使用に関する委員会のrecommendationに従い，グリメピリドは2mgに減量して，さらにSMBGを指導し安全性を確保しながら導入した．その結果3ヵ月後にはHbA1c，体重も減少し，本人としては低血糖が無くなったことや体重が減り始めたことで満足感と自信を感じているようである．

表2 作用時間からみたGLP-1受容体作動薬の種類

分類	短時間作用型		長時間作用型	
一般名	エキセナチド	リキシセナチド	リラグルチド	エキセナチド
商品名	バイエッタ	リキスミア	ビクトーザ	ビデュリオン
デバイス				
半減期	1.3時間	2.45時間	14.54時間	>24時間
空腹時血糖値	弱い低下		強い低下	
食後血糖値	強い低下		弱い低下	
胃排出への影響	やや強い		やや弱い	
用法用量	1日2回朝夕食前 5μg×2 ↓1ヶ月以上 10μg×2	1日1回朝食前 10μg ↓1週間以上 15μg ↓1週間以上 20μg	1日1回朝または夕 0.3mg ↓1週間以上 0.6mg ↓1週間以上 0.9mg	週に1回 2mg (week)

（糖尿病の最新治療 Vol.5, No. 1, 2013より改変）

■ 専門医からのアドバイス

　GLP-1受容体作動薬の特性については，膵β細胞保護作用を示すことが動物実験などから明らかになっており「糖尿病の進行を阻止する可能性がある」という点にも期待が集まっている．すなわち，本症例のような行き詰まった症例も適応であるが，さらに糖尿病の早期からでも膵保護の観点からは良い適応となる薬剤といえる．また，グルカゴン分泌過剰と思われる症例も良い適応で，DPP-4阻害薬でグルカゴン分泌抑制効果が不十分な時，GLP-1受容体作動薬への変更が効果的なこともしばしば体験する．

　使用上注意を要する病態として，インスリン依存状態であることのほか，インスリン抵抗性が強い症例，SU薬の2次無効，食思不振の生じる可能性のある高齢者などがあげられる．その他にも，コントロール不良による高血糖自体がGLP-1受容体の発現を減少させてしまうため，GLP-1受容体作動薬を開始する前に，十分に糖毒性を解除しておくように努めることもポイントである．主な注意点を表3に示すので参考にされたい．

　臨床上のコツとしては，GLP-1受容体作動薬が投与されているにもかかわらず空腹時血糖が高値の場合，特に夜間の糖新生が抑制しきれていないことが考えられ，その場合はビグアナイド薬の併用や持効型溶解インスリン製剤の併用が効果的である．インスリンとの併用が認められた製剤では，併用することで使用インスリン量を最小限にとどめる効果や，インスリン使用で懸念される体重増加を低減する効果が期待できるという利点がある．また，長期間の反復投与による効果減弱（タキフィ

表3　GLP-1受容体作動薬使用上の注意点

① インスリンの代替薬ではないことに注意．
　　Cペプチドなどでインスリン非依存性の確認を．
② SU薬との併用では低血糖に十分注意し，適切な量に減量．
　　グリメピリドは2mg/日以下に．
　　グリベンクラミドは1.25mg/日以下に．
　　グリクラジドは40mg/日以下に．
③ 消化器症状の出現に注意する．
　　嘔吐，便秘，膵炎など．
④ 併用可能薬剤や腎不全への適応などを考慮．
　　リラグルチド・リキシセナチド以外は透析患者を含む重度腎機能障害には禁忌．

ラキシー）が報告されている．投与開始後どの程度の期間で生じるかは未だ定かではないが，胃内容排出遅延効果の減弱が長時間作用型の製剤で報告されており，タキフィラキシーとの関連が想定されている．

様々な面でインスリンとは違った利点を持つGLP-1受容体作動薬は肥満もしくは肥満傾向の内因性インスリン分泌能の保持された，過食もしくは食べることが趣味のような患者に良い適応と考えられる．しかし現時点ではリラグルチド以外は単剤で第一選択薬として使用できないこと，積極的に併用薬を追加しなくては不十分なコントロールになる症例もあることを念頭に置き，併用可能薬を確認しながら診療にあたる必要があることに注意されたい．

文 献

1) Unger J: Rationale use of GLP-1 receptor agonists in patients with type 1 diabetes. Curr Diab Rep 13: 663-668, 2013.
2) Suzuki D, et al: effects of liraglutide, a human glucagon-like peptide-1 analogue, on body weight, body fat area and body fat-related markers in patients with type 2 diabetes mellitus. Intern Med 52: 1029-1034, 2013.

コンサルト 11

針が怖い！
自分で打つなんていや！

～インスリン導入の実際～

63歳，女性．身長155cm，体重68kg．BMI 28.3．10年前，感冒罹患時に近医で採血．HbA1c 10.2％を指摘された（当時体重57kg）．SU薬（グリメピリド）を開始され8.1％まで低下したが，その後8.6％まで増悪．血糖コントロール悪化とグリメピリド増量を繰り返し，最終的にはミグリトール 150mg 3x，メトホルミン 1500mg 3x，ピオグリタゾン 30mg 1x を併用するもHbA1c 8.0％前後から改善しなかった．DPP-4阻害薬シタグリプチンを追加したところ一時的に7.3％まで低下したものの再度HbA1c 8.4％へと増悪．そのため医師，看護師からもインスリン療法を繰り返し勧められているが，インスリンだけは絶対に打ちたくないと拒否している．最近は飲むだけで血糖が下がるというサプリメントを友人から勧められ始めようと考えたが，その前に専門医の受診を希望し，紹介状を持たずに来院．
どう対応する？ 空腹時血糖 186mg/dl，空腹時血清Cペプチド 0.58ng/ml．

ポイント

① インスリン療法の適応（絶対的／相対的）を正しく評価する．
② 食事・運動療法を改めて見直し，積極的に良い点を見出してまずほめる．
③ インスリン導入を拒否された場合は，理由を傾聴し解決策がないか模索する．
④ 先端恐怖／針恐怖の場合は，針先が見えない穿刺針の利用も考慮する．

■ 症例のとらえ方

　初診時に血糖コントロール不良のため，SU薬を投与開始．一時的に改善したものの体重増加および二次無効を来たし増悪．多剤併用となるも若干の改善と増悪を

繰り返し，現在は過体重と慢性的に血糖コントロール不良な状態で，インスリン療法を勧められる典型的な症例である．

まず体重に関しては，初診時 BMI 23.7 と肥満を認めておらず，SU 薬増量およびチアゾリジン内服後に明らかな体重増加を来たし，現在は BMI 28.3 と肥満度 1 度を呈していた．

過体重があることから生活習慣の詳しい聞き取りが大切である．現在はパートタイムで立ち仕事が主体，食事療法 1600kcal/日の指示は適切に遵守されており，通勤で片道 30 分間の徒歩があり活動量もある程度確保されていたようである【▶引き出し 4, 5】．BMI からインスリン抵抗性が主体である可能性が考えられたが，分泌促進系の SU 薬を内服下にて空腹時 C ペプチド 0.58ng/ml と自己インスリン分泌が低下していた【▶引き出し 2】．

■ キーワードと検査

(1) **生活習慣の改善**および適切な経口糖尿病薬の内服を続けていても，慢性的に血糖コントロールが不十分な場合はインスリン導入を考慮すべきである．

生活習慣の改善は本当に十分になされているか（食事・運動・薬物療法の遵守【▶引き出し 4, 5, 6】），また経口糖尿病薬の種類および用量は適切か【▶引き出し 6】の評価が必要となる（特に過体重を伴う場合）．また，糖尿病以外の原因による血糖コントロール不良の可能性（肝疾患，膵疾患，内分泌疾患，悪性腫瘍，ステロイド投与など）を検討し適切な精査を行う【▶引き出し 3】．

(2) 次に**インスリン療法の適応**の評価を行う【▶引き出し 7】．

①インスリン分泌不全の症例にインスリンを補充する意味で導入するのか，②インスリン抵抗性が強い症例だが血糖コントロールが不良なため導入せざるを得ないのか，どちらの要素が強いのかを明確にする【▶引き出し 2】．

表 1 内因性インスリン分泌能評価のための数値

	わかること	反映	評価に考慮すべき背景
C ペプチド（CPR）	分泌能（血清 CPR，CPR index，蓄尿 CPR）	内因性インスリン	分泌促進系内服薬 ☞ 高値 腎機能低下 ☞ 血清高値，尿中低値
血中インスリン値	分泌能（HOMA-β）および抵抗性（HOMA-R）	内因性および外因性インスリン	分泌促進系内服薬 ☞ 高値 インスリン注射 ☞ 高値

自己インスリン分泌能を表すCペプチド値は，分泌促進系薬剤の内服下での測定や腎機能低下のような背景がある場合は，検査結果が修飾されていることを考慮する必要がある．

また，インスリン抵抗性の評価としては，空腹時血糖 140mg/dl 以下の場合には HOMA-R を用いることができるが，インスリン導入後や分泌促進系内服薬による高インスリン血症がある場合は抵抗性の評価が難しい【▶引き出し2】．

(3) 自己インスリン分泌がある程度残存している症例であれば，インスリン導入後，インスリン離脱を検討することも可能である．内服薬を用いるよりインスリン療法を用いて早期に血糖正常化を図ることで，インスリン離脱をした後でも膵β細胞機能が保持され血糖正常化も維持できる確率が高まるとされる報告がある[1]．

また，本邦における2型糖尿病患者へのインスリン導入についての前向き観察研究である DAWN JAPAN の結果からは，医師がインスリン療法を患者に検討するのは HbA1c 8.7％だが，実際に勧めたのは 9.6％とさらに血糖コントロールが悪化してからであった（図1）[2]．

患者のみならず医師側にもインスリン導入への抵抗があることから，導入のタイミングが，血糖コントロール目標【▶引き出し1】より増悪してから導入することになりがちである．インスリン治療が必要な症例には適切な時期に導入を実施することが肝要である．

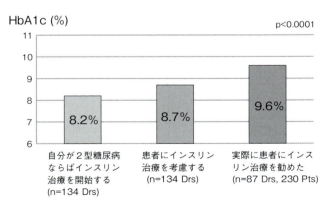

図1　医師が考えるインスリン治療の開始時期（Ishii ら, 2012）[2]
（2004～2005年に実施されたアンケート調査）

■ 専門医ならこうする

　本症例は，まず食事・運動・薬物療法の遵守を確認した．

　はじめの聞き取りでは1600kcalとの申告であったが，管理栄養士が毎食の写真をもとに計算すると2000kcal程度摂取していた日が多いことが判明．昼食前の経口糖尿病薬の飲み忘れもしばしばあった．そこで，指示エネルギー量をしっかり守る代わりに，いっそのこと昼の経口糖尿病薬を中止して観察したところ，8.4％から7.9％まで低下したため，生活習慣の遵守により改善したことをまず評価した．

　患者に聞くと「今まで食事や内服の細かい聞き取りもないまま，HbA1cが下がった月は軽く流され，悪化が続くと薬を増やされるの繰り返しで，ただ医師からも看護師からも『今度ダメならインスリンですよ』といわれるのが正直苦痛だった」とのことであった．栄養士の詳しい聞き取りでエネルギー摂取量の過剰を指摘されてからは，昼の内服を中止しても改善したことに自信を持つことが出来たようであった．

　しかしながら，空腹時血清Cペプチド0.58mg/dlという結果から自己インスリン分泌の低下が背景にあるため，インスリン皮下注射による補充をしないと内服薬だけでは7％を切って維持することが難しいこと，血糖コントロール不良を長引かせることは合併症も進行し，膵β細胞の機能をさらに悪化させることを説明した．

　少しずつインスリンの必要性を理解しつつあったが，「どうしても注射針が怖くて自分独りでは注射できそうにない」とのことであった．病態からは最終的には強化インスリン療法が望ましかったが，まずは経口糖尿病薬に基礎インスリン1回打ちを少量追加するいわゆるBOT療法から始めることとし，穿刺針に「BDオートシールド」を使用し，外来で針先が見えずに注射できたことから徐々に自己注射への恐怖感が取り除かれ，最終的には通常の穿刺針で自己注射が可能となった．

　SMBGは注射よりも疼痛を伴うため最初はあえて指導せず，自己注射を開始後HbA1cが低下しインスリンの効果を実感し始め，針への抵抗感が薄れてきた段階で勧めたところ，試してみたいとの申し出があり，指導を行った．その結果，食後高血糖が自分で把握できたことから追加インスリンによる治療の必要性を理解し，図2の考え方でBasal Plusを開始し，その後内服減量と各食直前の追加インスリンを加えていき，最終的に強化インスリン療法へ移行した．その結果低血糖なくHbA1c 6.8％まで改善し，本人曰く，「スタッフ皆が冷静に自分の状態を評価してくれたこと，インスリンが必要な理由がちゃんと説明されたこと，そして何よりも針

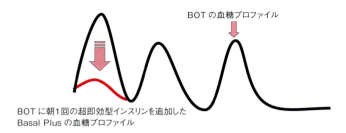

図2 適切な介入時期を失わないためのインスリン介入の考え方の例（Basal Plus）

が怖いことに真摯に対応策を考えてくれたことが助けでした.」と話してくれた.

■ 専門医からのアドバイス

　DAWN JAPANでは，インスリン治療を勧められた患者のうち抵抗感がなかったと答えたのは全体のわずか12.8％，ほとんどの患者にインスリン治療への抵抗があると考えてよいだろう．

　その一方で，導入後の患者はインスリン導入の時期について「ちょうどよかった」（35％），「少し早い方がよかった」（24％），「もっと早くすべきだった」（27％）と，全体の86％が肯定的な意見を述べており，開始後のインスリン治療への考え方の変化が伺える．

　適切なインスリン治療による血糖コントロールは，患者の治療満足度を高めるという報告[3]もあり，開始後の改善した姿を想像してもらうような説明も重要と思われる．

> 【患者説明例】
> HbA1cが高いとこんなに悪いことが起きる → HbA1cを良好に保っているとこんなに良いことがある

　「インスリンを始めると一生止められない」と患者の間で噂になるのは，負のイメージが一人歩きしているだけでなく，適切な介入時期を逸している医療者側にも問題がありそうである．

　本項では先端恐怖・針恐怖を取り上げたが，患者がインスリン療法を躊躇する本当の理由は，医師が想像する理由とかけ離れていることも多く（**図3**）[4]，ただインスリンを勧め続けるのではなく，理由を傾聴し解決策を模索することが重要であ

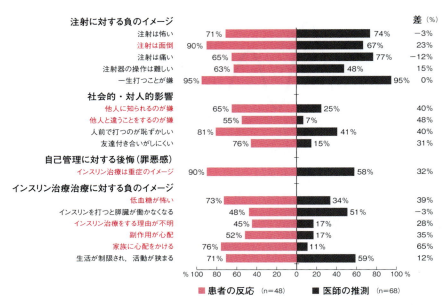

図3 医師が推測する「患者が抱くインスリン治療への抵抗感」(Yoshioka ら，2014)[4]

る．
　また，注射に対する**先端恐怖**，**針恐怖**に関しては，以前は針先が隠れるタイプの注射補助具がインスリンメーカーから提供されていたが，現在は存在しない（小児

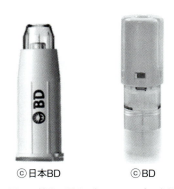

ⓒ日本BD　　　ⓒBD

図4　針先が見えづらいタイプの穿刺針
左：BD オートシールド™ デュオ，右：BD オートシールド™ 1.5
［日本BD社および米国BD社より資料提供］

の成長ホルモン用にのみ用意されている)．針先が見えづらいタイプの穿刺針の使用を考慮すると，導入の一助になると思われる（**図4**）（ただし，現在，自己注射用としての保険適応はない点に注意する)．

文献

1) Weng J, et al: Effect of intensive insulin therapy on beta-cell function and glycaemic control in patients with newly diagnosed type 2 diabetes: a multicentre randomised parallel-group trial. Lancet 371: 1753-60, 2008.
2) Ishii H, et al: An exploration of barriers to insulin initiation for physicians in Japan: findings from the Diabetes Attitudes, Wishes And Needs（DAWN）JAPAN study. PLoS One 7: e36361, 2012.
3) 健康日本21推進フォーラム
   http://www.kenko-nippon21forum.gr.jp/free/prerelease/contents035.pdf
4) Yoshioka N, et al: Differences in physician and patient perceptions about insulin therapy for management of type 2 diabetes: the DAWN Japan study. Curr Med Res Opin 30: 177-183, 2014.

コンサルト 12　BOTから強化インスリン療法に変更したい！

～変更のポイントと実例～

55歳，男性．身長165cm，体重65kg，BMI 24.0．10年前からSU薬を中心とした内服を続けるがHbA1c 9.2％と血糖コントロール不良のため，インスリングラルギンによるBOT開始．開始後はHbA1c低下が続き一度は7％まで改善したが，その後7.5％前後から改善しない．併用している経口糖尿病薬はグリメピリド2mg 2x，メトホルミン500mg 2x，ボグリボース0.9mg 3x．SMBGを行うと朝食前血糖は100mg/dl前後でこれ以上インスリングラルギンの増量はできないと判断し，主治医は強化インスリン療法に変更したいが非専門クリニックであるとの理由で当院に紹介となった．来院時空腹時血糖101mg/dl，HbA1c値7.5％．

ポイント

① まずBOT（basal supported oral therapy）のベースになっている経口糖尿病薬の追加／変更の余地を検討する．
② BOTでHbA1cがある程度下がってきたら食後高血糖を見つけ出す．
③ 食後高血糖が抑えられない場合，main mealの前に追加インスリンを加えたBasal-Plus療法を考慮する．

■ 症例のとらえ方

　SU薬を中心とした経口糖尿病薬に基礎インスリン（持効型）1回打ちを追加したBOTでHbA1cが7％を切らないという，日常診療においてよく散見されるケースである．
　薬物療法は，経口糖尿病薬としてSU薬，ビグアナイド薬のほかにすでにα-グルコシダーゼ阻害薬が導入されている．食前血糖100mg/dl前後と低めにもかかわ

朝食前	朝食後	昼食前	昼食後	夕食前	夕食後	眠前
93						
110						
76						
147						

図1　BOTの注射のタイミングでしか測定していなかったSMBGの例

らず HbA1c 7.5％前後で高値であることから推察すると，食後高血糖の存在が疑われる．しかし，朝の血糖が低めなのでインスリングラルギンや SU 薬の増量も低血糖の危険性があり不可．また相当量の SU 薬を用いているためグリニド薬への変更もできない．まさに行き詰まった症例である．

せっかくの SMBG 測定【▶引き出し3】はインスリングラルギンの注射をしている朝食前しか実施していないため，1日全体を通しての血糖プロファイルも把握できていなかった（図1）．BOT で何とか自己注射は開始したものの，その後の治療や管理の組み立てが出来ていないことが問題である．

かかりつけ医であっても BOT で血糖コントロールが不十分な場合は躊躇せず次の一手を考える必要がある．専門医の多くは，強化インスリン療法への変更を前提とした BOT 導入を治療戦略として利用しているのも事実であり，ここに大きな違いがある．

■ キーワードと検査

(1) **BOT**【▶引き出し7】は，様々な経口糖尿病薬に基礎インスリンを追加し，HbA1c 低下を狙う治療法であるが，そのベースとなっている経口糖尿病薬がその患者の 24 時間の生活を通して①低血糖を惹起せず，②しっかり高血糖を改善する薬剤の種類・用量【▶引き出し6】になっているかを十分に検討する必要がある．どの薬剤が必要か，内服薬はもう期待できないのかといった判断のためにも，インスリン抵抗性やインスリン分泌能の精査【▶引き出し2】を怠ってはいけない．特に血中インスリン値【▶引き出し2】は BOT，すなわちインスリン注射開始後には測定する意義が薄れるのでインスリン導入以前に評価しておく必要がある．

また，基礎インスリンとして使用される**持効型溶解インスリン**【▶引き出し7】は，中間型インスリンと異なりピークとトラフの差が少なく持続時間も長いため，中間型に比して低血糖の頻度を減らすとされている．

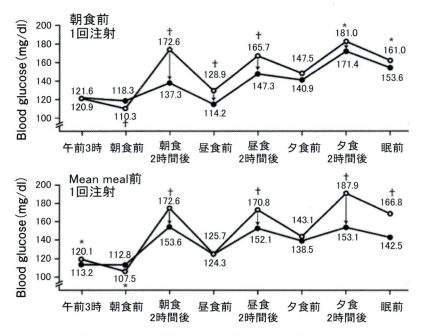

図2 Basal Plus 療法における8点血糖〔mg/dL〕の変化
BOTで良好な血糖コントロールを達成できなかった患者に朝食前（上）もしくは main meal の夕食前（下）に超速効型インスリン（グルリジン）を1回追加：追加前（○）から追加後（●）にかけて改善，HbA1cも改善した．

(2) BOTが広く実地医家の間で実施されるようになって，BOTから**強化インスリン療法【▶引き出し7】**へ移行する不安の声は良く聞かれるようになった．すなわち，経口薬を中止することと高血糖と低血糖に配慮した薬剤変更のハードルが高いと感じている．そのようなときには**Basal-Plus 療法【▶引き出し7】**を利用すると良い．

　Basal-Plus 療法は基礎インスリン（＋経口薬＝BOT）に追加インスリンを1回追加した治療法で，OPAL 試験[1]などでその有効性が示されている（図2）．
(3) 食後高血糖を見つけ出すためには，まず積極的に食後の採血を行うことが必要である．例えば来院時にいつも空腹時採血の場合は食後の採血を，**SMBG【▶引き出し3】**がいつも食前のみの場合は食後測定を行う．また，HbA1cに比べグリコアルブミン（GA）**【▶引き出し3】**が高値の場合は食後高血糖など血糖変動の存在を疑う

専門医ならこうする

まず食後高血糖を意識してもらうために，できるだけ朝以外の食前血糖および食後血糖の測定を指示したところ（図3），患者自身も予期していない高血糖の存在が明らかになった．また来院時も食後1～2時間の比較的早い時間に採血を勧めたところ，同様に高血糖であった．

朝食前	朝食後	昼食前	昼食後	夕食前	夕食後	眠前
89		71	163	59	220	

図3 BOTで食後測定をしてみると高血糖の存在が判明したSMBGの例

そこで本症例にCGMを施行してみたところ，朝食は，軽食かつ朝のSU薬内服による昼食前の低めの血糖，昼食は炭水化物過剰の外食による食後高血糖を認めるが，夕食前までは時間経過があり低めの血糖，そして夕食は遅めのmain mealによる食後高血糖の繰り返しであった（図4(a)）．このCGMの結果を薬物療法と組み合わせて図4(b)のように解釈してみる．

食事に関しては夕食を軽くした分を朝食に配分するように勧めたが，平日は朝が早く時間がないため，食習慣はなかなか変えられなかった．main mealの夕食後2時間値で220mg/dlとグリメピリド，ボグリボース内服下においてもなお著明な食後高血糖であった．そこで

(1) 夕食前に追加インスリン（超速効型）を2単位から追加し，同時に昼，夕食前の低血糖を避けるためSU薬を漸減（グリメピリド2mg 2xから1mg 2x）．

(2) 当初のターゲットであった夕食後の高血糖に対し追加インスリン漸増で対応しながら，SU薬の減量によって食前低血糖のリスクは減った．その一方，朝，昼の食後血糖が上昇し始めたため，朝，昼にも超速効型インスリン2単位から開始．

(3) 1日複数回測定のSMBG結果を見ながら，責任インスリンの考え方でインスリン量を調節し，最終的にグリメピリドとボグリボースも中止し，強化インスリン療法への変更が完了した．

このように，内服薬の減量と同時に食後高血糖をモグラたたきのようにBasal-Plus療法で是正し，追加インスリンの回数を増やすと強化インスリン療法となる

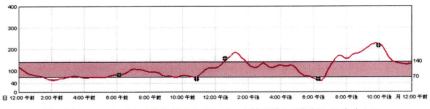

図4(a) BOT に CGM を施行することで，血糖の流れが把握しやすくなる．

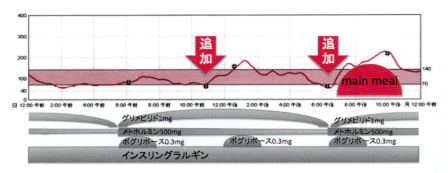

図4(b) BOT の CGM と用いている薬物の効果との組み合わせ．インスリンを追加すべき箇所，経口薬を減らすべき箇所が明らかになった（SMBG でも考え方は同じ）．

朝食前	朝食後	昼食前	昼食後	夕食前	夕食後	眠前
118		109	162	98	142	

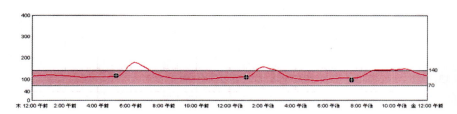

図5 最終的に強化インスリン療法＋メトホルミンに整理された，良好な血糖コントロールを示す SMBG および CGM

【▶引き出し7】．本症例は段階的にSMBGを確認しながら低血糖なく食後の高血糖を抑えられHbA1c 6.8％を達成できている（**図5**）．

■ 専門医からのアドバイス

　BOTはインスリン療法の中では比較的低血糖のリスクが低い治療法であるが，低血糖をきたさないで血糖コントロール目標を達成するためには，併用する経口糖尿病薬の組み合わせや用量，内服する適切なタイミングも重要な要素である．

　BOT療法で改善しない場合は，「朝，昼，夕食の中でいちばん食事の量が多いのはどれですか？」と聞いてその食事前後での測定を勧める．そしてSMBGで食後高血糖の程度を患者自身が確認しながら追加インスリンの必要性や責任インスリンの考え方を理解していくと，その後のBolusインスリン追加（＝Basal Plusへの移行）や自己管理がスムースにいく．

　BOTで一度注射に慣れた後であるので，注射回数が増えるハードルは血糖改善効果を患者自身が実感することで軽く乗り越える症例が多い．本症例も「そもそも，前医では朝測定するという指示しかなかったので，なぜ朝血糖を測るのかの意味もわからずやっていたが，今は自分のために測定できているし，注射の効果も実感できている．自分のためなので面倒ではない」とのコメントが聞かれた．

　そのためにも，BOTだからSMBGはいらないという考えがある一方で，将来を見据えて少しずつ様々な手技の取得と知識の充実をめざした日頃の指導が，患者本位のケアには大切である．

文　献

1) Lankisch MR, et al: Introducing a simplified approach to insulin therapy in type 2 diabetes: a comparison of two single-dose regimens of insulin glulisine plus insulin glargine and oral antidiabetic drugs. Diabetes Obes Metab 10: 1178-85, 2008.

コンサルト 13　インスリン混合型製剤2回打ちから強化インスリン療法に変更したい！

～変更のポイントと実例～

> 76歳，男性．5年前に健診でHbA1c 10.5％を指摘．近医にて入院しノボリン30R朝夕2回打ちでインスリン導入．以後10年間にわたり同様の治療を続行している．現在ノボリン30R 24-0-12でHbA1c 7.8％と血糖コントロール不良．今回，担当医変更を契機に治療の見直しを検討した．早朝空腹時は150mg/dl前後で高いが昼食前に低血糖のような症状が時折ある（SMBGは測定せず）．そのため夕のインスリン量を増やそうと試みるが，今度は夜間に低血糖を起こし増量を断念．強化インスリン療法への変更を専門医に依頼したいとのことで紹介，受診となった．

ポイント

① 混合型製剤の朝夕2回打ちは，シンプルなインスリン療法であり，同法で血糖コントロールが良好な例ではメリットが大きい．
② 混合型製剤の増量で望まない低血糖が増加するなら，躊躇せず治療法の変更を考慮する．
③ 強化インスリン療法（Basal-Bolus法）に変更の際には，混合型製剤に含まれる基礎インスリン量に着目する．

■ 症例のとらえ方

最初に症例の血糖コントロール目標の確認【▶引き出し1】を行う．本症例は高齢ではあるが，担癌状態など管理困難な背景は特段なく，患者自身にも治療意欲があるため，まず7％未満を目標とする．問診では，食事や運動に明らかな問題は見いだせなかった【▶引き出し4, 5】．

薬物に関しては混合型製剤30Rは速効型（R）30％と中間型（N）70％の混合とい

う特性から，Rの効果残存（テール）が比較的長いため，同製剤の3回打ちは安定した血糖コントロールが望めない【▶引き出し7】．改めて自己インスリン分泌の評価【▶引き出し2】を行い，必要な基礎インスリンの補充ができているかを確認する．

また2回打ちはSMBGが測定されていても注射のタイミングである朝夕食前2回のみのケースが多く，昼食前や眠前，可能であれば食後測定なども組み合わせて，1日通しての血糖変動や低血糖が隠れていないかの確認を行うことが有用である【▶引き出し3】（図1）．

朝食前	朝食後	昼食前	昼食後	夕食前	夕食後	眠前
143				70		
153				208		
86				181		
215				166		

図1　混合型製剤2回打ちのタイミングで固定されたSMBGの例

■ キーワードと検査

（1）1990年代に発表された1型糖尿病における**DCCT**[1]，2型糖尿病における**Kumamoto Study**[2] などの臨床研究により，Basal-Bolus法による厳格な血糖コントロールが細小血管障害の発症・進展の予防に有効であったことが示され，Basal-Bolus法がインスリン療法の理想型と考えられるようになった．

（2）その後，単一種類かつ少ない注射回数で血糖降下が得られる追加インスリンと基礎インスリンの混合型製剤の開発がなされ，2000年代に上市された．

混合製剤による治療は自己インスリン分泌が保持され，生活にマッチした症例では良好な血糖コントロールをもたらす一方で，追加：基礎の割合が固定されていることから，自己分泌が低下している症例や昼食が多い症例などでは低血糖および高血糖を招来する問題が残った．

（3）本症例では，混合型製剤2回打ちでは血糖コントロール不良かつ低血糖を起こしていたため，Basal-Bolus法への変更が提案された．2型糖尿病患者において，混合型製剤2回打ちよりBasal-Bolus法の方が日内変動や低血糖のリスクを減らしつつHbA1cを有意に改善し（**GINGER study**）[3]（図2），さらにBasal-Bolus法の方が治療に要した治療費が少なかった（**LACE study**）という報告もある．しかし実際にインスリンのレジメンを大きく変更することはかかりつけ医にとってはハードル

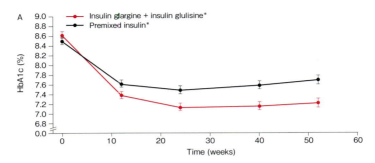

図2 2型糖尿病において混合型製剤2回打ちよりも Basal-Bolus 法の方が HbA1c を下げた
（＝混合型製剤2回打ちは低血糖を招くため十分に増量できず HbA1c も下げきれない）．

が高いことも事実である．

(4) まず混合型製剤2回打ちが適している状態かどうかを判断することが必要であり，インスリン分泌能の評価としての血清 C ペプチド【▶引き出し2】と SMBG による血糖変動評価【▶引き出し3】を実施した．SMBG は元々の朝夕食前2回／日から，各食前・食後2時間の組み合わせで測定するように変更の指示をした（図3）．

朝食前	朝食後	昼食前	昼食後	夕食前	夕食後	眠前
148	124					
		76	215			
				158	286	
						99
156	115					
		69	186			
				218	265	
						198

図3 同じ1日2回の SMBG でも食前後測定することで全体を把握しやすくなった例

(5) その結果，空腹時血清 C ペプチド 0.66ng/ml，食後2時間血清 C ペプチド 1.18ng/ml から自己インスリン分泌低下が示唆された．SMBG は測定タイミングの変更により，内因性インスリン分泌低下および昼食前の追加インスリンがないことによる昼食後の高血糖，main meal である夕食後が抑えられていないにもかかわらず眠前にはむしろ低下し，日によっては低血糖を起こしていたことが判明した．

(6) 以上のことから自己インスリン分泌が低下している本症例は，混合型製剤2回打ちだけでは良好な血糖コントロールが得られないと判断し，患者に説明し了承が得られたため強化インスリン療法へ変更することとした．

専門医ならこうする

混合型製剤朝夕2回打ちから他のレジメンに変更する場合は，臨床的には以下の組み合わせが多い（図4）．
■1 混合型製剤は全て中止して，一気にBasal-Bolus療法へ変更する．
■2 昼を追加して混合型製剤朝昼夕3回打ちに変更する（製剤により保険適応を確認する必要あり）．
■3 朝および昼を超速効型などの追加インスリンに変更し，夕は混合型製剤を残す．

ただし，■2・■3 に変更しても奏功しない場合は，最終的に■1 に変更することを視野に入れて説明しておく．

＊著者の経験では，3回打ちを許容できるなら，ほとんどの患者はBasal-Bolusの4回打ちを許容できるケースが多い．それは基礎インスリンが眠前投与を必須としていた中間型（NPH）から1日1回投与の持効型へと変わり，食前の追加インスリンと同時に注射可能となったからである．むしろ2回打ちから3回打ちへ変更する際に，昼食前に打てるかどうかのハードルの方が高く，昼食前に打てると言われたらもうしめたものである．

■1 [mix-0-mix]（混合型製剤2回打ち） ☞ [Q-Q-Q-L]（Basal-Bolus療法）

従来の混合型製剤がない新たなメニューに組み替えるため，非専門医にとっては最もハードルが高いと思われがちであるが，実はBasal-Bolus療法は最もシンプルな治療法である．それは責任インスリンが明らかで，むしろインスリンの単位調整が容易になるからである．

【例】30R 24-0-12 からBasal-Bolus療法に変更してみる．
①まずインスリン総量のうち基礎および追加インスリン量を算出．
ここでは30Rなので30％が追加インスリン，70％が基礎インスリンのため，(24＋12)×0.7＝25.2単位が基礎分となる．ゆえに追加分は残りの10.8単位となる．
②追加インスリンを振り分ける．
最初は10.8単位をおおよそ均等に3-3-3と分けても構わないが，食事量のバランスに応じて振り分けるとよりマッチするであろう．例えば夕食がmain mealであれば2-2-6としてもよいだろう．
【例】30R 24-0-12（計36単位） ☞ Q 2-2-6 L25（計35単位）

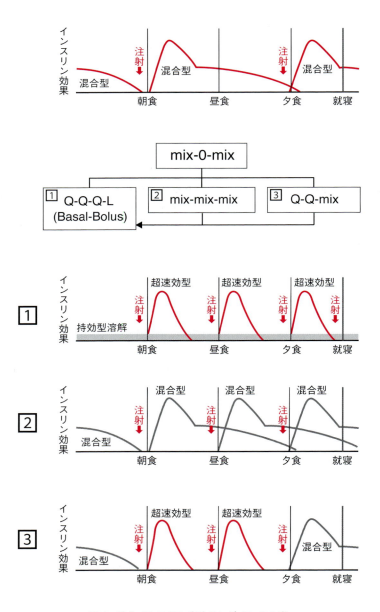

図4　強化インスリン療法のレジメンの3案

2 ［mix-0-mix］（混合型製剤2回打ち）☞［mix-mix-mix］（混合型製剤3回打ち）

このメニューは「朝夕2回打っていた注射を昼にも打ちましょう」と指導するだけなので比較的変更が容易であるが，いわゆるローミックス（追加が25〜30%の製剤）よりハイミックス（追加が50%以上）の製剤が適応になる．ただし3回打ちの保険適応の可否に関しては，確認する必要がある．

3 ［mix-0-mix］（混合型製剤2回打ち）☞［Q-Q-mix］（朝昼を超速効型，夕は混合製剤を残す）

これを最終型とできる症例は，夕の混合型1回で夕食後〜翌日朝食前まで低血糖を起こさず，高血糖をきたさない症例である（つまり夕の混合型1回で1日の基礎分を補充できる内因性インスリン分泌能が保持されている症例）．それを知るには，夕食後〜眠前の血糖測定，夜間低血糖の有無を聴取する必要があるため，SMBGの時間の指導を行う．

■ 専門医からのアドバイス

糖尿病は膵β細胞機能低下を由来とし，加齢および高血糖により自己インスリン分泌は経年的に低下する．それと同時に食習慣・活動量もその年代の生活環境によって当然変化する．糖尿病は治癒しない慢性疾患であることからか，内服・注射含めて薬物療法の内容を一旦決めてしまうと固定化され，変更されないケースも多い．

一例として，混合型製剤2回打ちで低血糖を起こさずにHbA1c 7%前後と良好なコントロールが得られた患者を近医に紹介した．しかしその後年単位で徐々に増悪しHbA1c 8%を超え改善しなくなったため，混合型製剤2回打ちのままで増量した結果，低血糖発作を頻発し救急搬送されたケースがあった（導入当初はCペプチドが保持されていたが，搬送時はCペプチド低値であり自己インスリン分泌低下と考えられた）．最近，低血糖発作自体が心血管イベント発症のリスクであることが明らかとなり[4]，低血糖は従来の考え方とは変わり，避けなければならないリスクへと変わってきている．

多忙な外来診療の中で全て情報を聞く余裕がない場合は，食事，運動，仕事についてなど少しずつ聴取して周辺情報を構築していくことも大切である．またその環境の変化が血糖にどのように影響を与えるのか（例えば妻が入院した→食事が外食になった→血糖が高くなる，など）に注意を払うことで，「食べ過ぎだからHbA1c

が上昇した」というパターン以外の理由に医師・患者ともに気づくことができ，糖尿病診療の幅を徐々に広げることができる．

文 献

1) The Diabetes Control and Complications Trial Research Group. The effect of intensive treatment of diabetes on the development and progression of long-term complications in insulin-dependent diabetes mellitus. N Engl J Med 329: 977-986, 1993.
2) Ohkubo Y, et al: Intensive insulin therapy prevents the progression of diabetic microvascular complications in Japanese patients with non-insulin-dependent diabetes mellitus: a randomized prospective 6-year study. Diabetes Res Clin Pract 28: 103-17, 1995.
3) Fritsche A, et al: Comparison between a basal-bolus and a premixed insulin regimen in individuals with type 2 diabetes-results of the GINGER study. Diabetes Obes Metab 12: 115-23, 2010.
4) Zoungas S, et al: Severe hypoglycemia and risks of vascular events and death. N Engl J Med 363: 1410-8, 2010.

3 急性代謝異常

【コンサルト 14〜19】

コンサルト 14 脳卒中かと思ったら、実は高血糖高浸透圧症候群！

～ HHS & DKA ～

78歳，男性．視力障害のため長期入所していた施設から意識レベル低下を主訴に救急搬送された．来院時意識レベル GCS E1 V2 M1，血圧 121/86mmHg，心拍数 110/分，体温 36.9℃．心音・呼吸音は正常，右上肢は顔をなでるような不随意運動あり，右下肢は強直．左上下肢は弛緩．全身状態不良のため体重測定は実施できなかった．頭部 MRI を実施したが脳梗塞，脳出血は否定的．
動脈血液ガスは pH 7.41，pO_2 53.8mmHg，pCO_2 35.8mmHg，BE －2.0mmol/L，HCO_3^- 23.2mmol/L で代謝性アシドーシスを認めなかったが，血液生化学で血糖値 722mg/dl，BUN 32mg/dl，Cre 0.8mg/dl，Na 141mEq，K 4.6mEq/L，Cl 98mEq/L，WBC 11400/μl，CRP 5.8mg/dl，尿糖 3+，尿中ケトン体 2+，尿蛋白 2+，尿潜血 － であった．心エコーでは IVC の虚脱を認めた．かかりつけ医からの診療情報提供書によると，2 型糖尿病のため HbA1c 13％台と血糖コントロール不良な状態が続いていたが，患者がかたくなに治療拒否していた，と記載されていた．糖尿病の正確な診断時期は不詳．

ポイント

① 高血糖高浸透圧症候群（hyperglycemic hyperosmolar syndrome；HHS）と糖尿病ケトアシドーシス（diabetic ketoacidosis；DKA）の病態の違いを意識する．
② HHS，DKA ともにインスリン持続静注（continuous intravenous insulin infusion；CIVII）と適切な補液が必要である．
③ 低カリウム血症，脳浮腫，ARDS，重症感染症などの合併症・併存症に注意する．

■ 症例のとらえ方

　HHS は施設入所中の虚弱高齢者，あるいは経口摂取ができないため経腸または経静脈の強制栄養を行っている糖尿病患者に起こりやすい．高血糖による浸透圧利尿があるにもかかわらず自由に飲水できない状況が高度の脱水を招き，HHS の引き金となる．

■ キーワードと検査

（1）HHS は主に 2 型糖尿病を背景として起こる．昏睡のほか，錯乱，見当識障害にいたるまで幅広い意識障害を呈し，痙攣や一過性の片麻痺など，脳出血や脳梗塞と紛らわしい症状を呈することもある．現在では HHS と呼ぶのが一般的だが，以前は高浸透圧性非ケトン性昏睡（hyperosmolar non-ketotic coma；HONK）と呼ばれていた．著明な高血糖と高度の脱水による血清高浸透圧が特徴で，意識障害を契機に発見されることが多い．血清浸透圧は氷点降下法により，直接，測定することも可能だが，血清 Na，BUN，血糖値から簡易的に計算できる（表 1）【▶引き出し 3】．

　HHS の場合，血糖値 600mg/dl 以上かつ血清浸透圧 320 mOsm/L 以上になる．基本的に HHS では血中・尿中のケトン体は増えておらず，動脈血液ガスでも代謝性アシドーシスを認めない．ただし，HHS と DKA が混合した病態を呈している時には，血中・尿中のケトン体増加と代謝性アシドーシスの合併を認めることもある．HHS の死亡率は DKA の死亡率よりも高率であると報告されている[1]．

　HHS で高度の脱水に至る要因の一つとして，施設入所中の虚弱高齢者のように，ADL の低下や認知症が原因で自由に飲水できない状態がある．また，糖尿病患者に対する高カロリー輸液や経鼻経管栄養・胃瘻などの強制栄養を行うと，HHS の引き金になる場合もある【▶引き出し 4】．糖質を大量に含む強制栄養を行う場合は，糖尿病の有無にかかわらず，ルーチンとして血糖測定することが必要とされる．

（2）DKA はおもに 1 型糖尿病を背景として起こることが多く，1 型糖尿病の初発，何らかの原因によるインスリン治療中断，シックデイ（とくに嘔吐などが原因で経

表 1　血清浸透圧の計算式

$$血清浸透圧\,(mOsm/L) = Na\,(mEq/L) \times 2 + \frac{Glu\,(mg/dl)}{18} + \frac{BUN\,(mg/dl)}{2.8}$$

口摂取不可能な場合）などが引き金となる【引き出し8】．DKA はソフトドリンクの大量摂取や感染症などを契機として，2 型糖尿病およびその他の糖尿病を背景として起こることもある．インスリンは糖代謝のみならず脂質代謝をコントロールしており，**血中インスリン濃度の低下**は末梢の脂肪細胞で**中性脂肪**から**遊離脂肪酸**が産生されるのを促進し，さらに肝臓で遊離脂肪酸から**ケトン体**への変換を促進する．ケトン体は主に**アセト酢酸**と**βヒドロキシ酪酸**からなり，これらが血中に蓄積すると代謝性アシドーシスを起こす．飢餓状態・交感神経の緊張など，中性脂肪の分解とケトン体の合成を促進する状況や，感染症によるシックデイなどインスリン抵抗性が悪化する状況は，ケトアシドーシスの誘因となりうる【引き出し3】．

　欧米のガイドラインや成書では，1 型糖尿病患者，とくに持続皮下インスリン注入療法（continuous subcutaneous insulin infusion；CSII）を行っている症例において，高血糖時やシックデイ時に血中ケトン体を自己測定することが推奨されている[2,3]．ただし日本では在宅でのケトン体測定が健康保険適用されていないこともあって，血中ケトン体の自己測定はあまり普及していない．

　尿中ケトン体測定は血中βヒドロキシ酪酸の値を反映しないので血中総ケトン体，ケトン体分画の測定は重要である．最近 POCT（point of care testing）機器で血糖とβヒドロキシ酪酸の測定が可能なものがリーズナブルな価格で使用可能となった．医療機関で測定した場合は健康保険が適用され，ケトアシドーシスおよびケトーシスの迅速判断に有用なので，救急外来などに常備しておくと便利である．

　なお，DKA の治療時，**炭酸水素ナトリウム**は有用性のエビデンスに乏しい上，脳浮腫などの有害事象との関連も指摘されているため，原則として使用しない[4,5]．また，ソフトドリンクの大量摂取を背景とした 2 型糖尿病患者の DKA は，回復後，インスリン離脱できる例が珍しくない[6]．

（3）HHS，DKA ともに CIVII と適切な補液が必要となる【引き出し7】．治療プロトコールの例を示す（**表2**）．

　注意すべき点は，血糖値が低下してきた際，HHS では CIVII を減量または中止すれば良いが，DKA では CIVII を減量または中止すると血中ケトン体の再増加を招き，代謝性アシドーシスの悪化を誘発することがあるので，インスリン持続静注を継続したまま輸液内にブドウ糖を添加する必要がある．

　DKA においては，血中インスリン濃度を上昇させることによりケトン体合成を抑制することが治療の核心であることを忘れてはならない．なお，静脈内に投与されたヒトインスリンの半減期は 7〜15 分程度とされており，DKA で CIVII を終了

表2 HHS・DKA の治療プロトコール例

A. CIVII

1. ヒトインスリン 50 単位（バイアル製剤）を U100 インスリン専用シリンジで吸い上げ，生理食塩水 50ml に希釈．
2. シリンジポンプを用いて 0.1 単位/kg/ 時の速度でメインルート側管から持続静注開始（インスリンの配合変化を防ぐため抗生物質などは別ルートから投与）．
3. HHS: 血糖値の低下速度に応じてインスリン注入速度を増減．
   DKA: 血糖値の低下が不十分な場合は，インスリン注入速度を増加．一方，血糖値が下がってきているにもかかわらず代謝性アシドーシスが残存している場合は，まず輸液内のブドウ糖濃度を上げてインスリン注入速度の維持を試みる．それでも血糖値の過度な低下がコントロールできない場合は，インスリン注入速度の減量を考慮．pH が正常化したらインスリン注入速度を減量可能．

B. 輸液

1. 生理食塩水（0.9%）500〜1000ml/ 時で輸液開始．
2. 血圧・尿量（必要に応じてバルンカテーテルを留置）・IVC サイズ（エコーにて計測，呼吸性変動の有無もチェック）などにより全身状態を評価の上，適宜，輸液速度を 250〜500ml/ 時に減量．
3. 高 Na 血症（補正Na[注1] ≧ 146 mEq/L）が持続 → ベースの輸液を 0.45%食塩水（half saline）に変更．
4. K ≧ 5.0 mEq/L → KCl 添加不要．
   K < 5.0 mEq/L → 輸液 500ml あたり 10mEq の KCl 添加（必要であれば PICC を使用してより高濃度の KCl を添加）．
   K < 3.3 mEq/L → CIVII 中止して K 補充を優先．
5. HHS: 必要に応じて輸液内にブドウ糖（5%）を添加．
   DKA: 血糖値が 250〜300mg/dl に下がってきた時点で輸液内にブドウ糖（5〜10%）を添加．代謝性アシドーシスが改善しインスリンの皮下注射が再開されるまでブドウ糖の添加を継続．

C. モニタリング

1. （可能であれば）来院時の体重を計測し，水分喪失量を推定[注2]．
2. ECG モニターを装着．
3. 1〜2 時間おきにバイタルサインおよび In-Out バランスを評価．
4. 1 時間おきに動脈血液ガスをチェック，安定してきたら測定間隔を延長．
5. 1 時間おきに血糖値をチェック，安定してきたら測定間隔を延長．
6. 2 時間おきに電解質をチェック，安定してきたら測定間隔を延長．

注1: 補正Naは以下の計算式により求められる．

$$\text{補正Na (mEq/L)} = \text{実測Na (mEq/L)} + \frac{\text{血糖値 (mg/dl)} - 100}{100} \times 1.65$$

すなわち血糖値が 300mg/dl のときには実測 Na に 3.3mEq 加えた値となるが，血糖値 600mg/dl のときには実測 Na に 8.25mEq 加えた値となる．

注2: 発症前の体重が不明な時は，以下の計算式で水分喪失量を推定する方法もある．

$$\text{水分喪失量} = 0.6 \times \text{体重 (kg)} \times \left(1 - \frac{\text{補正Na}}{140}\right)$$

（文献 4, 5 をもとに一部改変）

するときは，それに先立ち持効型溶解インスリンの皮下注射を行うか，CSII を再開する必要がある．

CIVII から通常の頻回注射法（multiple daily injections；MDI）または CSII への切り替えは，通常入院 2 日目に，意識レベルが完全に清明で，嘔吐がなく経口摂取が可能であることを確かめてから行う．輸液はきちんと食事摂取できることを確認してから中止するのが安全である．

なお，海外の文献には，軽症の DKA は適切な輸液とモニタリングのもとに超速効型インスリンを 2 時間ごとに反復皮下注射することで治療可能であるとの記載がある（初回投与時は 0.3 単位 /kg，以後 2 時間おきに 0.2 単位 /kg を皮下注射）[5]．DKA を起こした患者の自宅が病院から遠方で救急搬送に長時間かかると見込まれる場合や，小児糖尿病サマーキャンプや旅行中など救急医療機関へのアクセスが悪い環境で DKA を発症した際は，高血糖の存在を確認の上，救急搬送前の初期治療として超速効型インスリンの皮下注射を考慮する．

(4) 高血糖時にインスリンを大量投与すると，ブドウ糖とカリウムが同時に細胞内へ取り込まれ，高カリウム血症時に行う GI 療法と同じ機序で血清カリウムの低下が起こる．**低カリウム血症**は致死的な不整脈を起こすことがあるので，ECG モニター，頻繁な血清カリウムの測定，予防的な輸液内へのカリウム添加が必要である．

通常，HHS および DKA の初診時は，インスリン作用の不足により高カリウム血症であることが多いため，血清カリウムが正常範囲内となった時点で輸液内にカリウムを加え始める．末梢ルートから高濃度のカリウムを含む輸液を点滴すると，重篤な静脈炎の原因となりうるので，通常は生理食塩水 500ml あたり 10mEq の KCL 製剤をバッグ内に混ぜ，それ以上の濃度のカリウムが必要な状況では中心静脈ルートの確保を考慮する．

ただし一般に HHS および DKA では高度の脱水があるため，内頚静脈・鎖骨下静脈・鼠径静脈のように太い静脈を穿刺すると，吸気のタイミングで患者の胸郭内が陰圧となった瞬間に空気塞栓を起こしショック状態となる危険がある．手技中はかならず穿刺用カニューラの開放端を指先で塞いでおかなければならない．

これに比べて末梢静脈から挿入する **PICC** は，気胸・出血などのリスクが少ない上，内径が細く空気塞栓を起こしにくいため，医療安全の観点から HHS および DKA 治療時の中心静脈ルート確保に適している．CIVII に伴う急速な低カリウム血症の進行は致死的な不整脈を起こしうるので，血清カリウムを正常範囲内に保てるよう十分な量のカリウムを補充することが重要である．

（5）その他，HHS および DKA 治療に伴う合併症として，脳浮腫，ARDS，脳梗塞などが知られている．肺炎などの重症感染症は HHS および DKA の発症誘因になる．

専門医ならこうする

　血清浸透圧を計算したところ，333.5mOsm/L あり，臨床症状と併せて HHS と診断し，体重約 60kg と仮定して CIVII を 6.0 単位/時で開始した．実測 Na 141mEq/L，血糖値 722mg/dl であったことより補正 Na 151.2mEq/L と計算．血圧が維持されていることを考慮し生理食塩水の輸液 500ml/時で開始．2 時間後の採血で血清カリウム 3.9mEq/L であることを確認，生理食塩水 500ml あたり KCl 10mEq の添加を開始．CIVII 開始 5 時間後，血糖値が 180mg/dl に低下したため輸液中に 5％ ブドウ糖を追加したが，さらに血糖低下傾向が続くため，その 2 時間後に CIVII を中止した．

　以後はインスリンリスプロおよび NPH インスリンを用いた頻回注射法にて血糖管理．入院翌朝，意識清明となったが，胸部レントゲン写真で肺炎像を認めたため抗生物質の投与を開始．同日夕，痙攣重積発作を起こし，呼吸状態が悪化したため，挿管して人工呼吸管理を開始．このときに撮影した頭部 CT では明らかな脳浮腫を認めなかった．しかし徐々に多臓器不全の様相を呈し，入院 10 日目に死亡した．

専門医からのアドバイス

　HHS は虚弱な高齢糖尿病患者を背景として起こりやすいこともあり，DKA 以上に死亡率が高く，注意を要する．DKA の治療中，血糖値が低下してきた際に CIVII を中止すると，代謝性アシドーシスの再悪化につながりうるので，そのような場合には輸液内にブドウ糖を添加して対応する．救急搬送直後は高カリウム血症を認めることが珍しくないが，CIVII 開始後，急速に血清カリウムが低下する場合があるので，心電図モニターと頻回の血清カリウム測定が重要である．

文献

1) MacIsaac RJ, et al: Influence of age on the presentation and outcome of acidotic and hyperosmolar diabetic emergencies. Intern Med J 32: 379-385, 2002.
2) American Diabetes Association: Standards of Medical Care in Diabetes -2014. Diabetes Care 37: S14-80, 2014.

3) Kaufman FR, et al: Insulin pump and continuous glucose monitoring, p.111-125, American Diabetes Association, 2012.
4) 日本糖尿病学会編：科学的根拠に基づく糖尿病診療ガイドライン 2013, p.263-278, 南江堂, 2013.
5) Umpierrez GE, et al: Diabetic Ketoacidosis and Hyperosmolar Hyperglycemic State in Adults. Umpierrez GE, ed: Therapy for Diabetes Mellitus and Related Disorders, 6th ed, p.621-640, American Diabetes Association, 2014.
6) 山田研太郎, 他：ケトーシスを伴って急性発症する肥満 NIDDM 症例. 糖尿病 36: 469-474, 1993.

コンサルト 15

風邪腹痛患者の採血結果が血糖500mg/dl！ 今夜どうする？

～劇症1型糖尿病～

> 42歳，女性．身長162cm，体重53kg，BMI 20.2．元来全く健康で，職場の定期健康診断でも異常を指摘されたことはなく，先月の健診でも尿糖・血糖値の異常は指摘されなかった．一週間ほど前から，発熱や咳などの感冒症状があり市販薬を服用していたが，全身倦怠感と腹痛も出てきたので会社帰りに近くのクリニックを受診．来院時，身体所見には特記すべき異常を認めなかったが，遷延する発熱と全身倦怠感の訴えが強かったため，点滴と内服薬の処方をし，念のために採血した上で3日後に再診とした．夕方，検査会社からパニックデータとして血糖値564mg/dlの結果がファックスされてきた．3日後の再診まで待つ？それとも患者宅に電話する？

ポイント

① 急性疾患で来院の場合は，たとえ感冒症状でも検尿を施行する．
② 原因にかかわらず高血糖の放置は禁忌，迷わず専門医にコンサルトする．
③ 基礎疾患の有無や高血糖に至るまでの期間を意識して病態を予測する．

■ 症例のとらえ方

　基礎疾患がなく，最近の健診でも耐糖能異常を指摘されなかったにもかかわらず，感冒症状を契機に急激な血糖値の上昇が確認された症例である．糖尿病の発症は明らかだが，血糖値564mg/dlという異常高値であり，急激に高血糖緊急症を発症した可能性を考えるのが妥当である．高血糖緊急症は糖尿病の急性合併症として重要であり，高血糖高浸透圧症候群（HHS）と糖尿病ケトアシドーシス（DKA）の2者を指す【▶引き出し3】．治療法の進歩とともにその発症頻度と致命率は低下

傾向にあるものの，初期対応を誤ると致命的となるため，迅速な判断・診断と的確な治療が必要となる．

前者はインスリンの作用低下によるもの，後者は絶対的インスリン作用不足とインスリン拮抗ホルモンの増加によるものであり，いずれも末梢組織での糖利用低下・糖新生による高血糖と，高度の脱水症に陥るが，後者では脂肪分解の亢進から肝でケトン体を生じる．前者は 2 型糖尿病全般，後者は 1 型糖尿病の発症時やインスリン治療中断時だけでなく，インスリン治療中の 2 型糖尿病患者にも起こりうる．

本症例は，すぐに患者本人に連絡を取り，専門医のいる病院を即日紹介した．

■ キーワードと検査

(1) 最近，確立された 1 型糖尿病の新しい亜型のひとつが **劇症 1 型糖尿病** である．その臨床的特徴を **表 1** に，**診断基準**[1) を **表 2** に示すが，**疫学** 調査によると日本では急性に発症する 1 型糖尿病の約 20%を占める．GAD 抗体などの自己抗体が陽性である典型的な「急性発症 1 型糖尿病」では発症からケトーシスまたはケトアシドーシスに陥るまでの期間は数週〜数ヵ月単位なのに対し，劇症 1 型糖尿病では数日単位である．膵組織のインスリン染色結果からは，β 細胞が著しく減少していることも報告されている（**図 1**）[2)．これらの所見から，膵 β 細胞が急激に破壊されると推測される（**図 2**）[3)【▶引き出し 1】．

(2)「急性発症 1 型糖尿病」では膵島関連自己抗体陽性例が多いことが知られているが，劇症 1 型糖尿病では陰性であることがほとんどである．また，特徴的な所見として，発症時に著明な高血糖を認めるにもかかわらず，HbA1c が軽度上昇までにとどまる．これはあまりにも急激な血糖値の変化に HbA1c の上昇が追いつかないためである．感冒症状等の非特異的な前駆症状の存在や，血中膵外分泌酵素の上昇例が多いことも特徴として挙げられる．急激な経過をとり，ただの感冒と間違っ

表 1 劇症 1 型糖尿病の臨床的特徴

1. 日本人急性発症 1 型糖尿病の約 20%を占める．
2. 膵島関連自己抗体が多くの場合陰性である．
3. ケトアシドーシスを伴って非常に急激に発症する．
4. 発症時に著明な高血糖を認めるにも関わらず，HbA1c 値は正常または軽度上昇にとどまる．
5. 発症時にすでにインスリン分泌は枯渇している．
6. 発症時に血中膵外分泌酵素の上昇を認める．

表2 劇症1型糖尿病の診断基準(2012)

〔主要所見(下記①~③のすべての項目を満たす)〕
① 糖尿病症状発現後1週間前後以内でケトーシスあるいはケトアシドーシスに陥る(初診時尿ケトン体陽性,血中ケトン体上昇のいずれかを認める).
② 初診時(随時)血糖値が288mg/dl(16.0mmol/l)以上であり,かつHbA1c値(NGSP)<8.7%*である.
③ 発症時の尿中Cペプチド<10μg/day,または,空腹時血清Cペプチド<0.3ng/ml かつ グルカゴン負荷後(または食後2時間)血清Cペプチド<0.5ng/mlである.
　*劇症1型糖尿病発症前に耐糖能異常が存在した場合は,必ずしもこの数字は該当しない.

〔参考所見〕
A. 原則としてGAD抗体などの膵島関連自己抗体は陰性である.
B. ケトーシスと診断されるまで原則として1週間以内であるが,1~2週間の症例も存在する.
C. 約98%の症例で発症時に何らかの血中膵外分泌酵素(アミラーゼ,リパーゼ,エラスターゼ1など)が上昇している.
D. 約70%の症例で前駆症状として上気道炎症状(発熱,咽頭痛など),消化器症状(上腹部痛,悪心・嘔吐など)を認める.
E. 妊娠に関連して発症することがある.
F. HLA DRB1*04:05-DQB1*04:01との関連が明らかにされている.

(今川ら,2012)[1)]

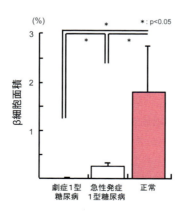

図1 膵β細胞面積の比較 (Sayamaら,2005)[2)]

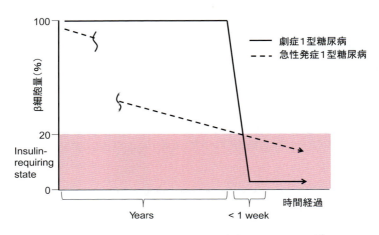

図2　1型糖尿病における膵β細胞の破壊（Hanafusa ら，2007）[3]

て放置すれば死の危険性が高いため，早急に治療を開始する必要がある．
(3) **診断のコツ**としては，糖尿病の病歴がない場合，高血糖とケトアシドーシスの存在からまず1型糖尿病の発症を予想し，発症が急激であることを確認しHbA1c値が出た時点で8.7％を切っていれば本疾患の存在を考える．過去に耐糖能異常を指摘されている場合は，HbA1cが高値なこともある．いずれも後日に尿中Cペプチド，血中Cペプチドおよびグルカゴン負荷試験にて内因性インスリン分泌が枯渇していることを確認，膵島関連自己抗体の結果や血中膵外分泌酵素（アミラーゼ，リパーゼ，エラスターゼ1など）の上昇も大いに診断の助けになる【≫引き出し2】．

■ 専門医ならこうする

　本症例については，随時血糖値648mg/dl，尿ケトン体（＋），動脈血pH 7.225の結果から糖尿病ケトアシドーシスと診断．その他，HbA1cが5.9％と正常範囲内，血中総アミラーゼ417IU/lと上昇していたが，腹痛精査のために行った腹部CTにおいて膵腫大を認めず，急性膵炎等の腹部疾患は否定的であった．
　現在までに糖尿病の病歴がなく，症状発現からの期間が1週間と短いこと，感冒症状・腹部症状も含め，劇症1型糖尿病の可能性を第一に考え，入院のうえ，生理食塩水の輸液およびインスリンの持続静脈投与による治療を開始した．

後日揃った検査結果では，入院時の静脈血総ケトン体は 13286 μmol/L（アセト酢酸 2937 μmol/L，3-ヒドロキシ酪酸 10349 μmol/L）と著明高値，尿中 C ペプチド 0.8 μg/日とインスリン分泌枯渇状態，GAD 抗体，IA-2 抗体，膵島細胞抗体（ICA）はいずれも陰性であった【▶引き出し 2, 3】．インスリン分泌枯渇状態から 1 型糖尿病の発症が疑われた．さらに HbA1c が正常範囲内，膵島関連自己抗体も陰性であり，また血中膵外分泌酵素の上昇，感冒症状・腹部症状の存在や急激な発症経過等から劇症 1 型糖尿病であるという確定診断に至った．

　ケトアシドーシスの治癒後は，慢性期の治療に移行する．劇症 1 型糖尿病では急性発症 1 型糖尿病で報告されているハネムーン期の存在や，内因性インスリン分泌能が回復したという報告はなく[4]，持続的に強化インスリン療法が必要となる．現在の選択肢としては，（超）速効型インスリン＋持効型インスリンの投与あるいは持続皮下インスリン注入療法（CSII）が標準的な治療法である【▶引き出し 7】．

　本症例にも生涯にわたりインスリン治療が必要になることを説明したところ，インスリン頻回注射を希望された．単位量の細かな調節後，最終的に超速効型インスリンを毎食前に，持効型溶解インスリンを朝食時と眠前の 2 回に分割し退院となった．

■ 専門医からのアドバイス

　劇症 1 型糖尿病は稀な疾患ではなく，現在までに患者数は全国で 5,000〜7,000 名と推計されることが明らかになっている．

　劇症 1 型糖尿病の注意点として，初診時には口渇・多飲・多尿などの高血糖症状は存在するが，主たる症状はケトーシスによる全身倦怠感・嘔気・嘔吐等となることが多い．既往に糖代謝異常を認めない症例が大多数のため，上記の症状で来院した場合に単なる感冒と誤診するばかりか，不用意なブドウ糖液の点滴静注を行った場合には病態を悪化させ不幸な転帰に至る危険性がある．

　これを防ぐために，感冒症状の中でも倦怠感が強い症例に対しては，必ず検尿を実施することが重要である．ただし，重篤な症例の中には乏尿のため検査不能となる可能性もあるので，その際には簡易血糖測定器を用いて血糖を測定する．90％の症例で血糖値は 400mg/dl 以上である．このような状態になれば躊躇なく専門医にコンサルトし，入院可能な施設に搬送することが重要である．

　劇症 1 型糖尿病では内因性インスリン分泌がほぼ枯渇状態であるため，血糖のコントロールに難渋することが多い．退院後の最重要注意点はインスリン治療を中断

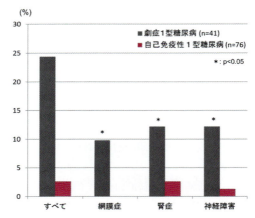

図3　1型糖尿病発症5年後の細小血管合併症の進展（Murase ら, 2007）[5]

すると短期間でケトーシスに陥ることを患者に認識させることであり，外来での管理に注意を要する．

また，細小血管合併症を早期から発症することが報告されていること（**図3**）[5]，以前より耐糖能異常が存在した例では発症時の HbA1c 値が 8.7％以上になりうることを念頭に入れておきたい．

文　献

1) 今川彰久，他：1型糖尿病調査研究委員会報告—劇症1型糖尿病の新しい診断基準（2012）．糖尿病 55: 815-820, 2012.
2) Sayama K, et al: Pancreatic beta and alpha cells are both decreased in patients with fulminant type 1 diabetes: a morphometrical assessment. Diabetologia 48: 1560-1564, 2005.
3) Hanafusa T, et al: Fulminant type 1 diabetes: a novel clinical entity requiring special attention by all medical practitioners. Nat Clin Pract Endocrinol Metab 3: 36-45, 2007.
4) 花房俊昭，他：劇症1型糖尿病調査研究委員会報告— HLA および細小血管合併症について—．糖尿病 50: 825-833, 2007.
5) Murase Y, et al: Fulminant type 1 diabetes as a high risk group for diabetic microangiopathy--a nationwide 5-year-study in Japan. Diabetologia 50: 531-537, 2007.

コンサルト 16

SU薬服薬患者が低血糖で時間外受診．帰宅させていいですか？

～SU薬による低血糖～

> 77歳，女性．身長150cmでBMI 21.0．2型糖尿病で12年前からグリメピリド4mgを内服している患者．現在HbA1cは6.5％にコントロールされている．数年前から蛋白尿が認められているが，血清クレアチニンは1.0～1.2mg/dl前後と急激な悪化は認めていない．今回夕食後に風呂から上がったところめまいがするとのことで時間外受診．頭部MRIでも明らかな所見は認められず，採血上Glu 48mg/dlが認められたため，ブドウ糖投与し1時間後120mg/dlまで改善した．帰宅させてよいか研修医から電話で問い合わせがあった．

ポイント

① 糖尿病薬物治療中の低血糖発作への対応を意識する．
② 高齢者，CKD，SU薬内服など，低血糖発作時の入院適応やコンサルトの適応を考える．
③ SU薬は遷延性の低血糖の原因になることを意識する．．

■ 症例のとらえ方

　長期間，高用量のSU薬（グリメピリド4mg）を内服している患者である．HbA1c 6.5％と血糖コントロールは良好であるが，高齢（77歳）かつ腎機能障害があり，SU薬による低血糖が遷延しやすい．普段から無自覚低血糖が存在している可能性がある．ブドウ糖投与1時間後に血糖が上昇し，低血糖を一時的に補正しても再度低血糖になる危険があるため，入院とし，経過観察を必要とするべき事例である．

■ キーワードと検査

　糖尿病患者における低血糖症状は，交感神経刺激症状（冷汗，不安，動悸，頻脈，手指振戦，顔面蒼白），中枢神経症状（頭痛，生あくび，目のかすみ，めまい，異常行動，痙攣，傾眠，昏睡）などがあげられる．高齢者の**低血糖**による異常行動は認知症と間違われやすく，注意が必要である【≫引き出し8】．

　経口糖尿病薬服用中の糖尿病患者で，病的な原因はなく，低血糖となりうる背景には以下のものがある．

```
・食事時間の遅れ
・食事量の不足
・過度の運動
・空腹時の運動
・アルコール多量摂取
```

　低血糖発作時の**入院適応**やコンサルト適応となる，すなわち，"帰してはいけない"事例には以下のものがあげられる．

```
・SU薬内服中
・混合型，中間型，持効型インスリンの過量投与
・腎障害（CKD），肝障害がある
・独居の高齢者
・アルコール多量摂取による低血糖昏睡
```

　グリメピリドは長時間作用型のSU薬であるため，低血糖が遷延する可能性がある．また**SU薬**による膵β細胞の刺激が残存している状態でブドウ糖投与を中止すると，一時的に血糖値を補正しても，その後，反応性にインスリン分泌が生じ，低血糖の再発が起きうる．

■ 専門医ならこうする

（1）入院とし，経口糖尿病薬（本症例ではSU薬）を中止する．本症例では夜間の緊急入院であり，次の食事まで，末梢静脈からブドウ糖含有の輸液を点滴する．食事摂取可能であれば，輸液の減量・中止を検討する．最低でも24時間は血糖値を

定期的にモニターするのが望ましい．
(2) 安定して食事摂取が可能であり，低血糖の再発がなければ，退院を検討する．
(3) ある程度の入院期間の確保が可能であれば，そのまま糖尿病治療入院に移行し，薬物治療の調整を行う．本症例では，高齢ではあるが，腎機能障害を合併しており，内服薬で血糖コントロールが不良であれば，可能な限りインスリン治療の導入を検討したい．

専門医からのアドバイス

(1) 低血糖の頻度に関するUKPDS (United Kingdom Prospective Diabetes Study) の報告では，年間の重症低血糖の経験者は，クロルプロパミド0.4％，グリベンクラミド0.6％，インスリン2.3％であった[1]．

また，日本の国立国際医療研究センターによる報告では，重症低血糖で救急外来を受診した薬物治療中の2型糖尿病のうちSU薬は49％，インスリンは43％であった[2]．

(2) 経口糖尿病薬の中では，SU薬が最も低血糖を起こしやすい．また，グリニド薬による低血糖も稀ではない．ビグアナイド薬，α-グルコシダーゼ阻害薬，チアゾリジン薬，DPP-4阻害薬，GLP-1受容体作動薬，SGLT2阻害薬では，単独では低血糖を起こしにくいが，SU薬やグリニド薬と併用投与すると低血糖を起こしやすくなる．2種類以上の経口糖尿病薬の併用や，インスリンと経口糖尿病薬の併用を行っている場合は，低血糖の頻度は増加する．

(3) また，糖尿病に併存した疾患治療のための，サリチル酸誘導体などの消炎鎮痛薬，MAO阻害薬，β遮断薬，クロフィブラート，レセルピン，抗生剤などとの併用によっても相互作用で低血糖が起きうることにも留意する．

(4) 糖質摂取により血糖値がいったん上昇しても，その後，再び低血糖が生じる場合もある．これを遷延性低血糖とよび，SU薬による低血糖で起こしやすい[3]．

このような場合は，糖質の摂取により意識が回復した後，早めに食事を摂取することが望ましい．

SU薬による遷延性低血糖の自験例を紹介する

80歳代，男性．15年来の2型糖尿病で，近医でグリメピリド2mg内服を処方され，HbA1c 10％前後を推移していた．シタグリプチン（DPP-4阻害薬）50mgを追加されたところ，HbA1cが2ヵ月後8.2％，3ヵ月後に6.2％まで改善．しかし，内服薬

の変更はなかった．前日まで無症状であったが翌朝起床せず，家人が様子を見に行ったところ刺激に反応なく，当院に救急搬送．来院時血糖 17mg/dl であり，50％ブドウ糖投与により血糖 80mg/dl まで上昇，意識清明となった．しかし，eGFR 30ml/分/1.73m^2 と低下しており，SU 薬の遷延が懸念されたため，同日緊急入院とした．SU 薬，DPP-4 阻害薬を中止し，食事も摂取したが，入院 2 日後の夜間まで血糖 60～80mg/ml と血糖値が低値で推移したため，ブドウ糖含有輸液の持続静脈注射を必要とした．SU 薬と DPP-4 阻害薬との併用は重篤な低血糖発作のリスクを生じるため，管理に慎重な対応を要した症例である．

■ 小児の SU 薬誤飲による遷延性低血糖症例

2 歳児が誤って祖母に処方されていたグリメピリド 1mg を内服してしまい，重症低血糖のため小児科に入院した．遷延する低血糖のため，糖尿病専門医がコンサルトを受けたが，低血糖から安定して脱するまで，持続ブドウ糖輸液が丸 3 日必要であった．

SU 薬で重症低血糖を起こした症例の 3 割以上が，比較的少量の用量であった報告[4]もあり，少量の SU 薬でも油断はできない．

文献

1) UKPDS33. Lancet 352: 837-53, 1998.
2) Diabetes Care 37: 217-225, 2014.
3) 厚生労働省：重篤副作用疾患別対応マニュアル 低血糖（2011）．
   http://www.info.pmda.go.jp/juutoku/file/jfm1104010.pdf
4) 岩倉敏夫，他：糖尿病 55: 857-865, 2012.

コンサルト 17 インスリン自己注射施行中の患者が低血糖で時間外受診. 帰宅させていいですか?

～インスリン製剤による低血糖～

> 65歳, 女性. 身長150cm, BMI 21.0. 2型糖尿病で12年前からグリメピリド4mgを内服していたが, 腎機能低下のため2年前から強化インスリン療法 (インスリンアスパルト 4-4-6) に変更した患者. 現在HbA1cは6.5%にコントロールされている. 今回, 昼食の最中に孫から迎えにきて欲しいと電話があり, 昼食を食べきらずに外出. 駅の階段でめまいを自覚し転倒, 救急外来受診となった. 外傷は軽度で頭部MRIでも異常所見を認めず, 血液検査にて血糖値48mg/dlと低値を認めたため, ブドウ糖投与し1時間後120mg/dlまで改善した. 帰宅させてよいか研修医から電話で問い合わせ.

ポイント

① 低血糖が起きた原因を考える (インスリン投与量, 食事量, 運動量等).
② インスリン製剤の種類に応じた低血糖に対する対応を考える.
③ 再発を防止することが重要である.
④ 時にはインスリン治療法や投薬内容を見直す.

■ 症例のとらえ方

　比較的高用量のSU薬を投与されていたものの, 腎機能悪化に伴いインスリン治療に変更となった症例である. わが国における臨床研究では, 低血糖により救急搬送された6000人のうち, 60%が70歳以上の高齢者で, CKD stage 3〜5の腎機能障害を持ち, SU薬を内服中であった[1] (図1). 本例では, 重症低血糖を回避すべく腎機能悪化に伴いSU薬の中止, インスリン治療への変更がなされており, 適切な対応といえる. また, 本例では超速効型3回打ちにより良好な血糖コントロールを

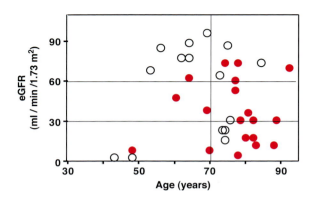

図1 救急搬送された意識障害を伴う低血糖症例の年齢と eGFR 値
○インスリン製剤　● SU 薬　（Haneda ら，2009）[1]

得ているが，腎不全症例では特に従来の速効型インスリン・中間型インスリンなどによる低血糖の頻度は高く，近年頻用されている BOT（basal supported oral therapy）などは回避すべき症例も多い【▶引き出し7】．本例の様に超速効型インスリン3回打ちは，腎不全症例において本来低血糖リスクの少ない適切な選択である．

　本症例では，超速効型インスリンを食直前に投与したにも関わらず，食事量を十分摂取できずに外出してしまい，歩行等の運動による血糖下降作用も加味され低血糖に至った．ブドウ糖投与など適切な対応がなされた後，血糖値の上昇が確認されており，低血糖の原因・回避の方法は明確であること，使用しているインスリン製剤の種類から低血糖の遷延の可能性は低いこと等から，入院の適応はなく帰宅できると考えられる．

■ キーワードと検査

(1) 糖尿病に対し薬物治療中の患者の**低血糖**を診察した場合，低血糖の原因を問診などで検索することが非常に重要である．また薬物治療中の低血糖の場合，得てして薬剤そのものの作用に注目してしまいがちであるが，背景に低血糖を来たす疾患がないかどうか，常に疑う必要がある．副腎不全などの内分泌疾患や悪性腫瘍，敗血症などでも低血糖となる可能性があるし，ステロイドなどの血糖上昇作用のある薬剤の減量に伴う低血糖も経験する【▶引き出し8】．

(2) 次に，低血糖の誘因として以下のことを検討することが必要である．①糖尿病治療薬の量・時間などは適切であったか，②食事摂取量・時間は適切であったか，

③消化吸収の障害はなかったか（著明な下痢・嘔吐の有無），④飲酒があったか，⑤運動時間・量の増加があったか，⑥入浴との関連はあるか，⑦腎不全が悪化していないか【▶引き出し8】．

(3) インスリンによる低血糖の場合，さらに**インスリン製剤**の**種類**を考慮する必要がある．超速効型・持効型による強化インスリン療法を行っている患者の場合，夜間・早朝空腹時の低血糖は概ね持効型溶解インスリンの投与量に依存し，食後1〜2時間後の低血糖は超速効型インスリンの投与量に依存する．ただし，昼食前・夕食前血糖については，超速効型・持効型いずれも責任インスリンとなりうる．Basalを従来の中間型で補充したり，混合製剤を夕に投与している症例では，特に深夜の低血糖に注意が必要である．また，**CKD**患者・**高齢者**については前述の様に注意を要する【▶引き出し7】．

(4) 上記を踏まえ，低血糖の原因がはっきりしない場合は一般的には入院適応と考えられる．また，持効型溶解インスリンを大量に投与している場合，SU薬による低血糖の可能性がある場合，ブドウ糖投与などで改善が乏しい場合，腎機能が急激に悪化している場合なども入院の上加療を行うことが望ましい．

(5) 腎症を有するような合併症が進展した糖尿病患者は，自律神経障害を伴っている例が多く，無自覚性低血糖を引き起こす可能性が高い．SMBGを定期的に実施することを推奨すると共に，リスクが高い場合はCGMなどによる検索が有効である【▶引き出し3, 8】．

■ 専門医ならこうする

　本例の場合，比較的少量の超速効型インスリンによりHbA1cは良好に管理されており，現時点での治療選択としては適切と考えられる．低血糖の原因としては明らかに食事の中断による摂取量の不足が原因であり，インスリンと食事の関係についての再教育を行う．また，食後血糖管理目的の治療であり，食後1〜2時間後の血糖測定を定期的に実施してもらい，特に前述の通り無自覚性低血糖などが発生している可能性もあるため，再発を見逃さないことが大切である．CGMも有効であるが，最近SMBGにより体系的な血糖測定をサポートするツールが各社から準備されており，それらを利用することも一つの方法である．

　また，食事量がなかなか安定しない患者については，超速効型を食直後打ち（概ね15分以内）とし食事量に応じて投与量を調整するように指導することも有効である．

■ 専門医からのアドバイス

　低血糖症は，ブドウ糖投与やグルカゴン投与，場合によってはステロイド投与などで概ね改善するため，治療に困難をおぼえるケースは少ない．しかし，低血糖の原因が何であったかを検証し，再発を予防することは非常に重要であるにも関わらず，専門的知識を要するため十分に行われていないケースも見受けられる．時にはインスリン治療法や投薬内容を見直すことも必要であるが，自己判断による治療中断やインスリン量の大幅な減量はしないように指導することも大切である．低血糖を契機に血糖コントロールが悪化するケースも稀ではない．

　本症例では，内因性インスリン分泌能については明記されていないが，インスリン分泌が保持されていると判断された場合は，GLP-1 受容体作動薬やDPP-4 阻害薬など，さらに低血糖を来たすリスクが少なく，かつCKD患者への投与が可能な薬物療法へ変更することも一つの方法であると考えられる．

　低血糖は多くの患者にとって不快な体験であり，特にインスリン投与によって低血糖症を引き起こした場合は，インスリン投与に対する恐怖心を感じることは当然である．一方で，インスリンを自らの判断で減量していたり，中止していたりといった重要な情報を，医師に話しづらく伝えていないケースがある．

　看護師や薬剤師，栄養士などのスタッフによる生活指導・服薬指導・栄養指導などの際にそのような治療上の隘路(あいろ)を話すことも多いため，多職種によるチーム医療を行うと，患者の性格などを多面的に把握しやすく治療効果が得られやすい．

　低血糖の原因は個々により異なる上，患者にとって低血糖予防は理解しにくい内容である．医師の診察のみで全てを把握し指導することは非常に困難なので，それぞれの職種からの情報収集・繰り返しの説明が非常に大切である．

文 献　　　　　　　　　　　　　　　　　　　　　　（コンサルト 18 19 と共通）

1) Haneda M, et al: Which hypoglycaemic agents to use in type 2 diabetic subjects with CKD and how? Nephrol Dial Transplant 24: 338-341, 2009.
2) 日本糖尿病学会編：科学的根拠に基づく糖尿病診療ガイドライン 2013，南江堂，2013.
3) 永井良三監修：糖尿病研修ノート，診断と治療社，2014.
4) 東京女子医科大学糖尿病センター編：糖尿病の治療マニュアル，第6版，医歯薬出版，2012.
5) 小林哲郎編著：臨床糖尿病マニュアル，改訂第3版，南江堂，2012.

コンサルト 18 今日は具合が悪くて食べられそうにないので薬を飲まなくていいですか？

～経口糖尿病薬服用患者のシックデイルール～

2型糖尿病に対し，グルメピリド2mg，メトホルミン750mg，ピオグリタゾン30mgを内服しており，直近のHbA1c 7％とコントロール良好な患者．昨夜から発熱と嘔吐が始まった．今朝になり，水様便と嘔吐を2回，吐き気で固形物はとれそうにない．現在嘔吐は止まったが，夕方ぐらいまで食べられそうにないと考え，電話で，内服をしなくてよいか問い合わせがあった．

ポイント

① シックデイでは，高血糖も低血糖も起こし得る．
② 内服治療中の2型糖尿病患者におけるシックデイでは，薬剤による対応の違いを意識する．
③ 速やかに医療機関を受診するべき状態を理解する．
④ 患者に対し，日頃からシックデイとなったときの対応を十分に指導する．

■ 症例のとらえ方

SU薬を含む内服加療中の2型糖尿病患者に，胃腸炎症状が合併した症例である．経口糖尿病薬のみによる治療でHbA1cは7％と良好であり，内因性インスリン分泌能に関する記載はないもののある程度保持されているものと推察される．固形物の摂取は困難であるものの，嘔吐は落ち着いており水分は摂取可能と思われる．できるだけみそ汁，野菜スープ，スポーツドリンクなどミネラルの含まれた水分を1000ml/日以上摂取する様指導する．前夜から症状が出現しており，夕方に経口摂取ができなければ24時間以上の経口摂取困難となるため，その場合は受診が必要であることを指導する【▶引き出し8】．

経口糖尿病薬については，夕食摂取までは中止とする．SU薬については，夕食摂取にて食事量が十分でなければ減量，あるいは中止とするよう指示する．服薬した場合は，低血糖症状にも十分留意する必要がある．ビグアナイド薬は，脱水により乳酸アシドーシスのリスクが高くなるためシックデイの間は服薬を中止する．インスリン抵抗性改善薬は，短時間の服薬中止では薬効に影響しないため，中止可能である．

■ キーワードと検査

(1) 糖尿病患者が感染症などにより発熱・下痢・嘔吐をきたしたり，食欲不振のため食事が摂れない場合を**シックデイ**と呼ぶ．シックデイの際には高血糖・ケトアシドーシスなどを回避するための特別な対応が必要となる．シックデイの際には自己判断による内服薬の変更や中止などはしない様，日頃から指導する必要がある．シックデイルールとして，できるだけ摂取しやすい形でエネルギー・炭水化物を1日100gは摂取すること，水分は1000ml/日以上摂取すること，などに留意する【▶引き出し8】．また，主治医への相談や受診のタイミングを充分に指導しておくことが極めて重要である．

(2) シックデイではストレスのためインスリン拮抗ホルモンが亢進し，食事量が少なくてもむしろ血糖値は上昇する場合が多い．一方で，不適切に薬物療法を継続した場合には低血糖を引き起こす可能性もあり，**低血糖**・**高血糖**いずれにも注意が必要な病態である．

(3) インスリン分泌促進薬（**SU薬**・グリニド薬）については，食事量が1/2程度の時には半量，1/3以下の時には服薬を中止する．また，α-グルコシダーゼ阻害薬は，消化器症状に応じて中止する．**ビグアナイド薬**も脱水状態では乳酸が蓄積する可能性があり中止，インスリン抵抗性改善薬についても中止して差し支えない【▶引き出し6】．

(4) 高齢者や**CKD**を合併している患者では，HHSに進展する可能性があり注意を要する．経口摂取ができない状態が1日以上続く場合，意識障害を認める場合などは医療機関を受診すべきである．また，**SMBG**を導入することで重篤な代謝失調を回避できる可能性が高くなるため，**高齢者**などリスクが高い症例では，積極的に導入を勧めるべきである【▶引き出し3】．

■ 専門医ならこうする

　一般的に 2 型糖尿病では，内因性インスリン分泌能は維持されており，1 型糖尿病と比較して DKA などの発症リスクは低く，緊急性は乏しい．また，インスリン非依存状態であれば，短期間の経口薬の中止によって重篤な代謝失調を来たすことは考えづらい．しかし，高齢者や罹病期間の長い患者が多く，誤嚥性肺炎や心血管疾患などの重篤な病態がシックデイの契機となっている場合があるため，シックデイに陥っている原因について留意する必要があることは言うまでもない．発熱が持続する場合は細菌感染症の可能性もあり，医療機関の受診が必要である．また，高齢者では自覚症状がはっきりしないケースもあるため，家族による十分な観察が重要であり，家族への情報収集を行うことが大切である．

　2 型糖尿病治療薬は数多く存在し，多くの患者は複数の内服薬を併用している．また，他の疾患を併発していることも多く，特に高齢者においてはさまざまな内服薬を使用しているケースが多い．そのような場合，処方された薬のどれが経口糖尿病薬なのか，本人あるいは家族が識別できるように指導することが重要である．

■ 専門医からのアドバイス

　2 型糖尿病治療薬は現在も多くの薬剤が開発されつつある．最近インクレチン関連薬・SGLT2 阻害薬が臨床的に使用可能となったが，その安全性についてはまだ確立されたとはいい難い．

　インクレチン関連薬は，シックデイの間の使用についてコンセンサスが得られていない．DPP-4 阻害薬は，経口摂取不可能となった場合や，下痢・嘔吐が続く場合は中止すべきという意見が多い．GLP-1 受容体作動薬は，食事が全くとれない場合は中止すべきという意見と，GLP-1 受容体作動薬自体による消化器症状を認めない症例では継続するべきとの意見もある．いずれにしても SMBG を参考にしてインスリンの変更も含めて対処する必要がある．

　SGLT2 阻害薬は，脱水を助長する可能性があり，中止する．

文　献

（コンサルト 17 と共通）

コンサルト 19 今日は具合が悪くて食べられそうにないのでインスリン打たなくていいですか?

〜インスリン患者のシックデイルール〜

> 2型糖尿病に対し，インスリン治療を行っている患者．混合型インスリン製剤（ローミックス）：朝14単位・夕8単位自己注射をしている．昨夜から発熱と嘔吐が始まった．今朝になり，水様便と嘔吐を2回，吐き気で固形物はとれそうにない．現在嘔吐は止まったが，夕方ぐらいまで食べられそうにないと考え，電話でインスリンをしなくてよいかと問い合わせがあった．

ポイント

① インスリンを使用している患者では，食事をとれないからといってインスリンを止めない様に指導する．
② SMBG・尿ケトン体測定などを積極的に活用する．
③ 糖尿病の病型（1型・2型），糖尿病の病態（内因性インスリン分泌能など）に応じた対応が必要である．
④ 投与しているインスリン製剤に応じた対応が必要である．

■ 症例のとらえ方

　混合型インスリン製剤を使用している2型糖尿病患者が，胃腸炎を併発したケースである．【コンサルト 18】と同様，エネルギー・炭水化物をできるだけ摂取しやすい形で補給すること，水分を少なくとも1000ml/日以上摂取することなどの対応を日頃から指導することが大切である．ただし，ジュース・スポーツドリンクなどの単純糖質を多く含んだ飲料は高血糖を助長させやすいので，それだけに偏らない様指導する必要がある．
　混合型インスリン製剤2回打ちで血糖コントロールが良好な2型糖尿病患者は，

内因性インスリン分泌能がある程度保たれていると考えられる．従って，1型糖尿病と比較してDKAのリスクは低く，シックデイルールも簡素なもので対応可能である．シックデイであっても，食事摂取が平常通り可能であればインスリン量は普段の量を注射する．

食事摂取が十分にできないときは，インスリン投与タイミングを食直前から食直後に変更し，その食事量に応じて，例えば普段の半分ほどしか食べられない場合はインスリン量も通常の1/2に減量する．

全く食べられない場合は，糖質を含んだ液体を少しずつ摂取した上で1/2量のインスリン量を継続，1両日中に改善しなければ受診を勧める．この場合，食事摂取の減退による低血糖・感染症などであればインスリン抵抗性増大に伴う高血糖いずれも来たし得るため，SMBGを頻繁に行う様指導する【▶引き出し3】．

■ キーワードと検査

（1）インスリンを使用している患者では，シックデイに際し食事量が少なくても血糖値が上昇しやすいため，内服治療中の患者に対する留意点に加えて，積極的にSMBGを行うこと，できれば尿ケトン体測定も行うこと，食事ができないからと言ってインスリン量を極端に減量したり中止したりしないことなどを指導する必要がある【▶引き出し8】．

（2）1型糖尿病においては特にシックデイ対策が極めて重要である．食事摂取ができないからといってインスリンを中止してしまうと，容易に急性代謝失調を来たし危険である．したがってインスリンを中止しないことを徹底することが大切である．1型糖尿病患者の場合は，食事量に関係なく，中間型または持効型溶解インスリンを継続することを原則とする．超速効型・速効型などの追加インスリンについては，食前打ちから食後打ちとし，食事摂取量に応じたインスリン量の調整を行う（例えば，食事量2/3以上：全量投与，食事量1/3〜2/3：半量投与，食事量1/3以下：投与中止）．その上で，SMBGを行い，血糖値200mg/dl以上なら追加インスリン増量，80mg/dl以下なら減量して調整することが望ましい【▶引き出し8】．

（3）入院適応については，内服治療・インスリン治療に関わらず，嘔吐・下痢が止まらず食物摂取不能のとき，高熱が続き尿ケトン体強陽性・血糖値が350mg/dl以上が続くときは入院加療が安全である．

専門医ならこうする

　インスリン治療を行っている患者，特に1型糖尿病患者にとっては，シックデイの対応を間違えると重篤となる可能性が高く，事前に教育を行うことが非常に重要である．繰り返しとなるが，絶対にインスリンは中止しないこと，その上で食事量や血糖値をもとにしたアルゴリズムを明確に提示することが大切である．また，患者それぞれの状態や糖尿病の病型・病態によってシックデイの対応は異なるため，医師が明確に方針を決定した上で，関連する各職種のスタッフによる確実な療法指導を行うことが極めて重要である．

　一方，シックデイの引き金となった病態の重症度も様々であり，シックデイルールには当然限界がある．24時間以内にシックデイからの回復傾向が見られない場合は，早急に医療機関を受診する必要がある．特にDKAを繰り返している症例や摂食行動異常のある患者，血糖コントロール不良の患者にはDKAのリスクが高く，医療機関との連絡を緊密にする必要性を説明する．

専門医からのアドバイス

　2型糖尿病に対するインスリン治療については，以前と比較して混合型インスリン製剤の使用は減少し，持効型溶解インスリンを基礎におき，内服薬の併用（BOT）・1～2回の追加インスリンの併用（Basal Plus），GLP-1受容体作動薬の併用などを行うケースが増えている．したがって症例ごとに最適化したシックデイルールを決めて，普段の療養指導の一部として，日常臨床に生かすことが重要である．

文　献　　　　　　　　　　　　　　　　　　　　　　　　　（コンサルト17と共通）

4 特殊な糖尿病の診断と治療　【コンサルト 20～22】

一般名	主な商品名	血中半減期(時間)	作用時間(時間)
SU薬			
グリベンクラミド	オイグルコン ダオニール	2.7	12～24
グリクラジド	グリミクロン グリミクロンHA	12.3	12～24
グリメピリド	アマリール アマリールOD	1.5	12～24

(日本糖尿病学会編・著:糖尿病治療ガイド2014‐2015, p.46(表6), 文光堂, 2014より改変)

コンサルト 20 難聴の患者，あなたの外来にもいませんか？

～ミトコンドリア糖尿病～

29歳，女性．身長145cm，体重36kg．BMI 17.1．
家族歴：母は糖尿病，腎不全あり，45歳のときに突然死．母方祖母も若くして糖尿病で死亡しているが詳細不明．姉は糖尿病でインスリン治療中．妹は糖尿病で食事療法中．
既往歴：26歳，右耳難聴をきたし，突発性難聴と診断されステロイド治療したが聴力改善せず．
現病歴：17歳のときに学校健診（尿糖陽性）を契機に2型糖尿病と診断された（HbA1c 10.1％，蓄尿Cペプチド 72μg/日）．SU薬で治療開始され，一時期良好な血糖コントロールを得られた．
19歳のときに血糖コントロール著しく悪化（HbA1c 10.8％，尿中Cペプチド 9.4μg/日，抗GAD抗体，抗IA-2抗体陰性）．インスリン分泌能低下著しく，自己抗体陰性の1型糖尿病と診断され，強化インスリン療法が開始された．以後，HbA1c 7％前後を推移していた．
低血糖昏睡による救急搬送歴が頻回（7回）であり，治療法見直しのため専門医紹介となった．

ポイント

① 母系遺伝の糖尿病をみたら，ミトコンドリア糖尿病をまず疑うことが大切！
② 難聴，低身長，やせ型，などミトコンドリア病特有の症状を見逃さない！
③ 若年から進行性の糖尿病で，最終的にはインスリン依存状態になることが多い．
④ ミトコンドリア病をみつけることは，心刺激伝道障害など他の合併症の可能性を考えるために重要．
⑤ 母系遺伝という特有の遺伝形式をとること，ミトコンドリアDNA遺伝子検査の解釈に注意を要することなどから，遺伝カウンセリングができる施設への紹介が望ましい．

■ 症例のとらえ方

　濃厚な母系遺伝の糖尿病家系である．しかも母，母方祖母いずれも若くして死亡（突然死）しており，不整脈など遺伝性心疾患の合併も疑われる．

　当初は経口糖尿病薬でも良好な血糖コントロールであったが，すぐに悪化し，インスリン治療を必要とした【▶引き出し7】．インスリン分泌低下著しく（尿中Cペプチド 72 → 9.4 μg/日），BMI は 17 とやせ型であることから 1 型糖尿病も鑑別診断にあがる．しかし抗 GAD 抗体，抗 IA-2 抗体は陰性で（緩徐進行型も含め）1 型糖尿病は否定的である【▶引き出し1】．

　強化インスリン療法開始後，HbA1c は良好なコントロールを達成できていたが，無自覚性低血糖，および意識障害を伴う低血糖を頻回に来たしており，インスリン指示量の見直しとともに，病態の再評価が必要な状態である【▶引き出し8】．

■ キーワードと検査

（1）ミトコンドリア糖尿病：遺伝子変異による糖尿病として比較的頻度の高いものに，常染色体優性遺伝を示す若年発症成人型糖尿病（MODY；maturity-onset diabetes of the young【コンサルト22】）や母系遺伝であるミトコンドリア糖尿病がある．

　ミトコンドリア糖尿病は，ミトコンドリア DNA の遺伝子変異を原因とするミトコンドリア病の一部分症である．ミトコンドリア病は 図1 で示すように，さまざ

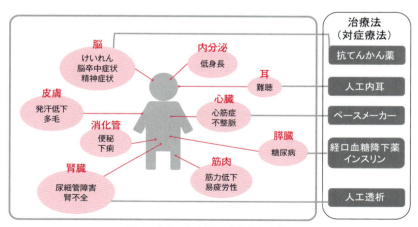

図1　ミトコンドリア病の主な症状
（国立精神・神経医療研究センター病院遺伝カウンセリング室）[1)]

まな臓器においてミトコンドリア機能不全による多彩な臨床症状を呈する[1]。

ミトコンドリア DNA は母方の卵子由来の DNA のみが子に伝えられ，これを母系遺伝と呼ぶ．その機序として最近，受精卵の中で，精子由来のミトコンドリアだけがオートファジー（自食作用）という仕組みにより分解・除去されることが明らかとなった[2]．

(2) **MELAS**（mitochondrial encephalomyopathy with lactic acidosis and stroke-like episodes メラス：卒中様症状を伴うミトコンドリア病）：ミトコンドリア糖尿病はMELAS の一症状として糖尿病を呈するものであるが，原因として A3243G 変異変異（〜80％），T3271C 変異（〜7.5％），A3252G 変異（＜5％以下）と複数の遺伝子変異が関与している[3]．

ミトコンドリア DNA A3243G 変異によるミトコンドリア糖尿病は，日本人の糖尿病の約1％を占めているが[4]，多くは1型あるいは2型糖尿病と誤診され治療を受けている．変異により膵臓 β 細胞のアポトーシスが亢進するため，発症早期から

表1 ミトコンドリア DNA．A3243G 点変異による糖尿病の臨床像

頻度	約1％
体型	低身長，やせ
糖尿病診断時年齢	30代が多い
糖尿病遺伝形式	母系遺伝
臨床像	IGTからIDDMまで様々 SPIDDMが約半数
臨床検査	抗GAD抗体陰性 インスリン分泌能：進行性に低下 白血球 A3243G 変異率：低い（13％） 血中乳酸値：高値 血中乳酸・ピルビン酸比：高値
ミトコンドリア関連合併症	感音性難聴：92％に合併（発症は30代が多い） 心筋症，心伝導障害（WPW症候群，洞不全症候群）：30％に合併 脳筋症（MELAS，眼瞼下垂，筋萎縮）：25％に合併 基底核石灰化：70％に合併
糖尿病合併症	末梢神経障害：50％に合併（自律神経障害合併も多い） 網膜症，腎症は罹病期間の割に進行例が多い
治療	ほとんどがインスリン治療（86％） 糖尿病診断からインスリン療法開始まで平均3年

（鈴木進，他[5]を一部改変）

インスリン分泌低下型の糖尿病を呈するのが特徴である．

ミトコンドリア DNA A3243G 点変異による糖尿病の臨床像を **表 1** に示す[5]．**感音性難聴**を高率（92％）に合併し，他，**心筋症・心伝導障害**（30％），脳筋症（25％）が認められる．特に心伝導障害は突然死のリスクとなるため，要注意である．自律神経・末梢神経障害合併が多く，網膜症，腎症は罹病期間の割に進行例が多いという特徴を示す．

(3) 遺伝子検査，遺伝カウンセリング：
・遺伝子検査を受けミトコンドリア病の確定診断をするメリットには，他臓器の合併症の可能性を念頭に置いて経過をみられることがあげられる．残念ながらミトコンドリア病そのものの治療は（いくつかの臨床試験が施行されているものの現時点では）困難であり，出現した合併症に対する対症療法が行われる．経過中にミトコンドリア脳筋症や心筋症（心伝導障害）を併発し，重篤となる場合があるため，診断の確定は臨床上重要である．
・遺伝子検査の問題点として，採血（白血球）の変異陽性率が低い（約 13％）ことがあげられる[5]．これはミトコンドリア病のヘテロプラスミーという特性による（**図 2**）．

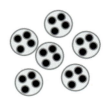

ホモプラスミー
細胞中のミトコンドリアDNAが
すべて同じ（異常または正常）

● 変化あり
● 変化なし

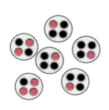

ヘテロプラスミー
細胞中に正常なミトコンドリア DNA と
異常なミトコンドリア DNA が混在している
細胞や組織によって割合が異なる〈細胞／組織特異性〉
異常 DNA の割合が一定以上になると機能が障害される
〈閾値（しきいち／いきち）効果〉
異常 DNA の割合は細胞分列の時に変化する

図 2 ホモプラスミーとヘテロプラスミー
（国立精神・神経医療研究センター病院遺伝カウンセリング室）[1]

ヘテロプラスミーとは，正常ミトコンドリア DNA と変異ミトコンドリア DNA が一つの細胞内に混在していることであり，変異ミトコンドリア DNA が多く含まれる細胞が多い組織では臓器障害をきたす（閾値効果）．すなわち，膵臓において変異ミトコンドリア DNA が多くても，末梢血中では少なく，採血では診断されない場合がある．その場合，骨格筋（特徴：生検が比較的容易．変異率の高い細胞が残っていることが多い．遺伝子検査だけでなく生化学検査や病理検査もできる）の生検など必要に応じ追加検査を検討する．

遺伝子変異陽性の場合の診断は比較的容易であるが，陰性の場合，真の陰性であるかどうかなど遺伝子検査の結果の解釈は難しい．専門家（臨床遺伝専門医・認定遺伝カウンセラー）へのコンサルテーションが望ましい．

・母系遺伝という特有の遺伝形式のために，母親や母方親族に心理的負担が生じることを十分留意し，遺伝カウンセリングを行うことが必要である．

■ 専門医ならこうする

(1) 糖尿病治療

　無自覚性低血糖あり，意識障害を伴う重篤な低血糖による救急搬送を繰り返している原因を探った．一因として，食事（炭水化物）摂取量が一定でないにもかかわらず，インスリン量が一定量の指示となっており，不適切投与であった可能性を考えた．そこでカーボカウント【▶引き出し 4】の指導を管理栄養士とともに行い，インスリン量を炭水化物量にあわせて調整できるようにした．低血糖頻度は減ったものの，また救急搬送されたため，持続皮下インスリン注入療法（CSII）を導入．今後リアルタイム CGM センサー併用型インスリンポンプ（Sensor-Augmented Pump; SAP）への切り替えも検討している【▶引き出し 7】．

　低血糖に対する自覚症状が低下していた原因としては，①低血糖が頻発していたため，自律神経症状の発現閾値が下がっていた，②糖尿病神経障害：自律神経障害の進行，③ミトコンドリア病による自律神経障害増悪などが考えられ，血糖コントロールに難渋した【▶引き出し 8】．

(2) ミトコンドリア病

　やせ型，低身長，難聴，インスリン分泌不全型の糖尿病，などの特徴を母方の親族に認め，ミトコンドリア病を疑った．まずスクリーニング検査として，乳酸，ピルビン酸（血液）の測定を行った．

　MELAS などのミトコンドリア病では高乳酸血症がみられ，血液の乳酸／ピルビ

ン酸(L/P)比が高値(>20)を示すと診断に有用とされている．常に高値とは限らないため繰り返し行う(L/P比の正常は10以下)．血液が正常でも髄液では高値をとる場合が多い．

本症例では，採血にて乳酸値40.5mg/dL(基準値4～16mg/dL)，ピルビン酸値1.84mg/dL(基準値0.3～0.9mg/dL)，乳酸／ピルビン酸比＝22，いずれも高値であった．

次に，ミトコンドリア病でみられる多臓器の症状：心疾患，腎障害などの合併症検索を施行したが，心電図，心臓超音波検査，尿検査いずれも異常を認めなかった．しかし母，母方祖母が若くして死亡(突然死)していることから，注意深い経過観察が必要である．

難聴に対し聴力検査を施行したところ，両側の感音難聴を認めた(図3)．既往歴としての右耳突発性難聴は誤りであったと考えられる．進行が緩徐であったことから左耳聴力低下は自覚していなかった．補聴器使用により会話の聞き取りやすさが改善したが，今後，さらに進行したときには人工内耳の植え込みを検討する．

難聴の鑑別診断(聴神経腫瘍の除外目的)のため頭部MRIを撮影したところ，小脳・橋の萎縮を認めた(図4)．現在は認めていないものの，今後，中枢神経症状の出現の可能性があり，神経内科医と連携し経過をみることとなった．

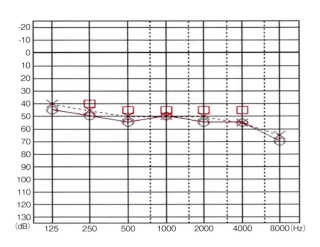

図3　聴力検査

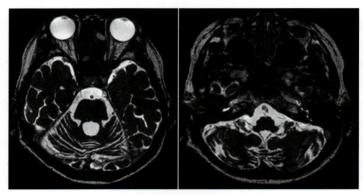

図4　頭部 MRI

(3) 遺伝子検査

　遺伝子検査を行うにあたり，まず臨床遺伝専門医による遺伝カウンセリングを行った．

　遺伝カウンセリングでは，ミトコンドリアの機能，遺伝子検査，変異と症状との関連，疾患の診断法，治療，遺伝形式などに関する情報が提供された．

　患者および家族が十分に理解し同意が得られたあと，末梢血検体にてミトコンドリア DNA 遺伝子検査を試行したところ，A3243G 点変異が確認され，MELAS：ミトコンドリア糖尿病の確定診断に至った．

■ 専門医からのアドバイス

・母系遺伝という特徴的な遺伝形式を示すことから，生殖可能年齢の女性患者の診断には慎重さが求められる．遺伝子検査結果は本人の人生設計（結婚・出産）だけでなく，母親やその他の血縁者にも大きく関わってくる問題となる．検査を施行する前に，予想される結果とともに，検査を行うメリット・デメリットを十分に説明し理解を得ることが大切である．臨床遺伝専門医あるいは認定遺伝カウンセラーなどの専門家による遺伝カウンセリングを，検査前後に受けることが望ましい[6]．

・ミトコンドリア病は平成 21 年から特定疾患治療研究事業（公費負担）の対象であったが，平成 27 年 1 月指定難病（難病法における医療費助成対象疾患）へ制度が変わると同時に，認定基準が変更された[7]．ミトコンドリア病の経験ある医師による，中枢神経，心臓，腎臓など全身の総合的な評価が必要である．

文 献

1) 国立精神・神経医療研究センター病院遺伝カウンセリング室：ミトコンドリア病ハンドブック ミトコンドリア病をもつ患者さんとそのご家族のために
http://www.nanbyou.or.jp/upload_files/mt_handbook.pdf
2) Sato M, et al: Degradation of paternal mitochondria by fertilization-triggered autophagy in C. elegans embryos. Science 334: 1141-1144, 2011.
3) DiMauro S, et al: MELAS. GeneReviews® [Internet]. 2001 Feb 27 [updated 2013 Nov 21].
4) Kadowaki T, et al: A subtype of diabetes mellitus associated with a mutation of mitochondrial DNA. NEJM 330: 962-968, 1994.
5) 鈴木進，鈴木道子：ミトコンドリア DNA 異常による糖尿病 Diabetes Frontier 18: 38-42, 2007.
6) 全国遺伝子医療部門連絡会議　登録機関遺伝子医療体制検索・提供システム：ミトコンドリア病
http://www.idenshiiryoubumon.org/cgi-bin/search1.cgi?CAT1=14&CAT2=
7) 厚生労働省ホームページ：指定難病（ミトコンドリア病）
http://www.mhlw.go.jp/file/06-Seisakujouhou-10900000-Kenkoukyoku/0000064449.pdf

コンサルト 21 SU薬服薬患者が抗GAD抗体陽性！ どうする？

～ SPIDDM ～

62歳，女性．身長156cm，体重46kg，BMI 19．61歳時に健診を契機として糖尿病と診断され，自宅近隣の内科開業医でグリメピリド2mg/日とメトホルミン500mg/日を処方されていたが，HbA1c 9.1％に上昇したため，糖尿病専門医に紹介された．初診時の採血にて，空腹時血糖値114mg/dl，血清インスリン3.2μU/mlと内因性インスリンは残存していたが，抗GAD抗体 257U/ml（正常1.5未満）と陽性であった．尿中ケトン体は陰性．

ポイント

① 内因性インスリンが枯渇していなくても，抗GAD抗体など膵島関連自己抗体が陽性の糖尿病患者は，発症機序の上から1型糖尿病に分類される．

② 2型糖尿病として治療されている糖尿病患者の中から緩徐進行1型糖尿病（slowly progressive insulin dependent diabetes mellitus；SPIDDM）患者が発見されることはけっして珍しくないので，注意する．

③ SPIDDM患者は，早期のインスリン導入が望ましいと考えられている．

■ 症例のとらえ方

　SPIDDM患者は内因性インスリンが残存しているため，臨床症状だけでは通常の2型糖尿病と区別しにくい場合がある．糖尿病患者の病型を正しく診断するためには，先入観を持つことなく膵島関連自己抗体のスクリーニングを行うことが重要である．

■ キーワードと検査

(1) 日本糖尿病学会は **1型糖尿病** を「膵β細胞の破壊，通常は絶対的インスリン欠乏に至る」と定義し，さらにA. **自己免疫性**（**抗GAD抗体** などの **膵島関連自己抗体** が陽性）とB. **特発性** に分類している．また，**2型糖尿病** を「インスリン分泌低下を主体とするものと，インスリン抵抗性が主体で，それにインスリンの相対的不足を伴うものなどがある」と定義している[1]【▶引き出し1】．

同様にアメリカ糖尿病協会（American Diabetes Association；ADA）は，1型糖尿病を「β細胞の破壊，通常インスリンの絶対的欠乏に至る」と定義していて，さらに免疫介在性（immune-mediated diabetes）と特発性（idiopathic diabetes）に分類している[2]．また2型糖尿病を「インスリン抵抗性が主で相対的インスリン欠乏を伴う状態から，インスリン分泌不全が主でインスリン抵抗性を伴う状態まで，幅広い」糖尿病と定義している．

1型糖尿病患者の中には，絶対的インスリン欠乏を呈しないケースが存在する．よく知られているのは，初発して間もない1型糖尿患者のいわゆる「**ハネムーン期**」で，インスリン治療開始後，一時的にインスリン分泌能が回復し，場合によってはインスリンを離脱できることもある．しかしハネムーン期が終了すると，ふたたびインスリン分泌能が低下し，最終的には絶対的インスリン欠乏に至ることが多い．一方，膵島抗体が陽性であるにもかかわらず，長期間にわたりインスリン療法を必要としない状態が続く糖尿病患者もおり，このような患者を日本では **緩徐進行1型糖尿病（SPIDDM）** と呼んでいる【▶引き出し1】．なお，欧米では同様の病態を成人潜在性自己免疫性糖尿病（latent autoimmune diabetes in adults；LADA）と呼ぶことが多い[3]．

LADAは，「成人発症（35歳以上）で，診断後，6ヵ月以上にわたってインスリン治療が開始されていない膵島関連自己抗体陽性の糖尿病」と定義され，歴史的には2型糖尿病の亜型として扱われてきたが，近年は糖尿病を発症機序で分類する観点から，成人発症にこだわらず自己免疫性糖尿病（**autoimmune diabetes**）と呼ぶことが提唱されている[3-5]．

(2) **抗GAD抗体** は，1型糖尿病の診断および発症予知に役立つ膵島関連自己抗体である【▶引き出し3】．GADはグルタミン酸からγアミノ酪酸（GABA）を合成する酵素で，脳，膵島細胞をはじめさまざまな臓器に発現している．抗GAD抗体はもともと全身の筋強直を呈する稀な神経疾患であるstiff-person症候群の患者から

発見された[6]．**UKPDS** では，臨床的に 2 型糖尿病と診断された患者の 10％において抗 GAD 抗体が陽性であった[4]．またブラジル日系人を対象とした観察研究で，糖尿病でない人のうち 6％程度において抗 GAD 抗体が陽性であった[7]．なお，**劇症 1 型糖尿病**の患者においては原則として抗 GAD 抗体が陰性であることにも留意する必要がある[8]．

(3) その他の膵島関連自己抗体【▶引き出し 3】

IA-2 抗体は若年発症 1 型糖尿病患者において陽性であることが多い．**インスリン抗体**（IA）は，治療薬として注射された外因性のインスリンに対しても抗体価が上昇しうるので，1 型糖尿病の診断目的で測定するためにはインスリンの初回投与前に検査を行う必要がある．

(4) SPIDDM の治療

SPIDDM と診断された糖尿病患者は絶対的インスリン欠乏を呈しないものの，SU 薬と比べてインスリンによる治療を行った方が経時的な β 細胞の機能低下を抑制できることが知られている（**Tokyo study**）[9]．このため SPIDDM の治療はインスリン療法が基本となる【▶引き出し 7】．

■ 専門医ならこうする

本症例は入院の上，経口糖尿病薬を中止し，食事療法 1400kcal/ 日のもとに血糖変動とインスリン分泌能を評価したところ，内因性インスリンはまだ枯渇していなかった（**表 1**）．

抗 GAD 抗体が陽性であるため早めのインスリン療法導入が望ましいことを説明した上で，Basal-Bolus による 1 日 4 回のインスリン注射を開始した．肥満を伴わ

表 1 血糖値および血清インスリン濃度の日内変動

	血糖値(mg/dl)	血清インスリン(μU/ml)
朝食前	132	2.0
朝食後	240	12.5
昼食前	189	5.9
昼食後	271	4.9
夕食前	247	3.3
夕食後	295	10.4

ないこともあり，インスリン感受性は良好で，インスリン所要量は少なかった．退院時処方は，インスリンアスパルト朝1単位，昼1単位，夕1単位，インスリングラルギン眠前1単位であった．

専門医からのアドバイス

　病型が確定していない糖尿病患者の初診時には，抗GAD抗体をはじめとする膵島関連自己抗体を測定するのが望ましい．肥満症患者にSPIDDMが合併することもあるので，あまり先入観を持たない方がよい．食事療法，運動療法，経口糖尿病薬による治療にもかかわらず血糖コントロールが治療目標に達していない糖尿病患者についても，SPIDDMとの鑑別目的で抗GAD抗体をチェックする価値がある．SPIDDMと診断された場合，治療の基本はインスリンとなる．

文　献

1) 日本糖尿病学会編・著：糖尿病治療ガイド2014-2015, p13-15, 文光堂, 2014.
2) American Diabetes Association: Diagnosis and Classification of Diabetes Mellitus. Diabetes Care 37: S81-90, 2014.
3) Stenström G, et al: Latent autoimmune diabetes in adults: definition, prevalence, beta-cell function, and treatment. Diabetes 54: S68-72, 2005.
4) Turner R, et al: UKPDS 25: autoantibodies to islet-cell cytoplasm and glutamic acid decarboxylase for prediction of insulin requirement in type 2 diabetes. UK Prospective Diabetes Study Group. Lancet 350: 1288-1293, 1997.
5) Rolandsson O, et al: Latent autoimmune diabetes in adults (LADA) is dead: long live autoimmune diabetes! Diabetologia 53: 1250-1253, 2010.
6) Rakocevic G, et al: Autoimmune stiff person syndrome and related myelopathies: understanding of electrophysiological and immunological processes. Muscle Nerve 45: 623-634, 2012.
7) França AP, et al: GAD65 autoantibodies, beta-cell function, and insulin resistance in Japanese-Brazilian adults. Diabetes Care 23: 1437-1439, 2000.
8) 今川彰久, 他：1型糖尿病調査研究委員会報告－劇症1型糖尿病の新しい診断基準(2012). 糖尿病 55: 815-820, 2012.
9) Maruyama T, et al: Multicenter prevention trial of slowly progressive type 1 diabetes with small dose of insulin (the Tokyo study): preliminary report. Ann N Y Acad Sci 1005:362-369, 2003.

コンサルト 22 若年発症だから1型糖尿病？インスリン？

~ MODY ~

> 25歳，男性．身長171cm，体重57kg，BMI 19.5．転勤のため，当院に紹介受診．前医からの紹介状によると，19歳時に1型糖尿病と診断され，強化インスリン療法を導入されていた．本日の採血では随時血糖263mg/dl，HbA1c 9.2％とコントロール不良の状態であった．患者によると，インスリンを射ったり射たなかったりの状態が数年来続いていた．とうとう薬切れの状態が1週間以上となったため，以前もらった紹介状を持参したとのこと．しかし，本日の検尿ではケトン体は陰性であった．

ポイント

① 糖尿病が若年で発症していても，1型糖尿病以外の可能性も同時に考慮する．
② 家族歴の確認は重要である．
③ インスリン分泌状態など病態をしっかり把握し，治療方針を決定する．

■ 症例のとらえ方

　若年発症の糖尿病であることから，1型糖尿病と診断され，インスリン導入された症例である．紹介状から類推すると，1型糖尿病の診断の根拠は若年発症だったという事実のみで，実際に膵島関連自己抗体（GAD抗体，IA-2抗体等）や内因性インスリン分泌能の評価は行われてはいなかったようである【▶引き出し1，2，3】．
　血糖コントロール不良の原因は，治療アドヒアランスの不良によるものと考えられる．今回の初診時も1週間以上のインスリン切れの状態であるのにも関わらず，ケトン体上昇を伴う著明な高血糖状態には至っていなかった．1型糖尿病ならば内因性インスリン分泌の枯渇状態に至り，生命維持のためにはインスリン療法が不可

欠となり，1週間のインスリンの中止でこのような状態で留まっていることは非現実的である．

　また，家族歴を聴取すると，患者の姉も15歳時に糖尿病と診断されており，インスリンを使用している．母親・母方祖父は既に死亡しているが，若いころから糖尿病と言われており，母親はインスリン注射をしていた記憶があるとのこと．

　濃厚な家族歴，膵島関連自己抗体陰性，治療中断しても高血糖緊急症に至らなかったことから，典型的な1型糖尿病とは異なる臨床像が推察される．以上を患者に丁寧に説明の上，後日精査加療目的で入院となった．

■ キーワードと検査

(1) 一般的な糖尿病は多数の遺伝因子と環境因子の相互作用により発症するが，一部の糖尿病は単一遺伝子異常により発症する．糖尿病の成因分類のうち3番目に属するが，そのうち代表的な疾患が **MODY**（maturity-onset diabetes of the young）である【≫引き出し1】．

(2) MODYの臨床的特徴を**表1**に示す．常染色体優性遺伝形式をとり，三世代以上にわたり家族歴を有する．通常は30歳未満の若年で発症し，おもにインスリン分泌能の低下をきたす糖尿病である【≫引き出し2】．人種差はあるが，全糖尿病の数％を占めると考えられている．

表1　MODYの臨床的特徴

1. 30歳未満の若年発症
2. 3世代以上にわたって家族歴を有する
3. 常染色体優性遺伝形式をとって遺伝する
4. おもにインスリン分泌能低下をきたす糖尿病
5. 全糖尿病の2～5％を占める

(3) MODYには多数の**亜型**が存在する．現在までに確実な原因遺伝子は6種類同定されおり[1-6]，MODY1から6の疾患名がつけられている（**表2**）[7]．ただし，日本人においてはこの6種類の病型頻度の合計はMODY全体の15～25％を占めると推定され，大半は未知である．MODYの原因遺伝子は，インスリン合成・分泌に関与する遺伝子，あるいはその発現を制御する転写因子をコードする遺伝子であり，主には非肥満とインスリン分泌不全が特徴の糖尿病を発症する．型によっては

表2 MODYの原因遺伝子

	原因遺伝子	染色体	日本での頻度(%)
MODY1	HNF-4a	20q	2
MODY2	Glucokinase	7p	<1
MODY3	HNF-1α	12q	8-20
MODY4	PDX-1	13q	rare
MODY5	HNF-1β	17q	2
MODY6	NeuroD	2q	rare

（日本糖尿病学会編：糖尿病専門医研修ガイドブック，改訂第5版，p51-53，診断と治療社，2013より一部引用）[7]

境界型を示す程度の軽症例もある一方，1型糖尿病と鑑別が困難なほど重症な例も存在する．
(4) 遺伝子異常が原因のため，根治的な**治療法**はない．MODYの型によって病態が異なり，腎性糖尿のみや境界型糖尿病レベルを示す軽症のものから，インスリン分泌不全が強く1型糖尿病と鑑別不能なものまで存在する．病態に応じて食事運動療法からSU薬の内服，インスリン治療まで一般的な糖尿病と同様の**治療法**を行う．MODYの鑑別や治療法の選択を考える上では，**遺伝カウンセリング**ができる施設への紹介が望ましい．

■ 専門医ならこうする

　入院後，さらに詳細な家族歴を聴取したところ，姉，母，母方祖父以外にも複数の糖尿病患者が存在し，発症年齢は10代から20代前半であった．治療内容はインスリンから経口糖尿病薬のみを使用している例まで様々であることが判明した．本症例については入院時も随時血糖278mg/dlと高値であったため，食事療法，インスリン治療を継続し，糖毒性解除を試みた．GAD抗体，IA-2抗体等の膵島関連自己抗体を再測定したが，改めて陰性が確認された．尿中Cペプチドは23.2μg/日とインスリン分泌の低下を示す所見であった．頻度の多いMODY3を最初に疑い，遺伝子検査を施行した．

　糖毒性を解除し，空腹時血糖140mg/dl未満となった時点で，数日間インスリンを中止し75gOGTT，グルカゴン負荷試験を施行した．75gOGTTの結果は，負荷前血糖127mg/dl，血中インスリン値1.7μU/ml，30分値血糖188mg/dl，血中インス

リン値 4.3 μU/ml，60 分値血糖 239mg/dl，血中インスリン値 8.5 μU/ml，120 分値血糖 284mg/dl，血中インスリン値 11.2 μU/ml と明らかな糖尿病型，HOMA-R は 1.35 とインスリン抵抗性を認めなかった．血中インスリン値は 2 時間値で最高値を示すものの値は低く，insulinogenic index は 0.054 と 0.4 を大きく下回り，インスリン初期分泌の遅延および全般的な低下を確認した．グルカゴン負荷試験の結果は，負荷前血糖 122mg/dl，C ペプチド 1.0ng/ml，負荷後血糖 143mg/dl，C ペプチド 2.0ng/ml で，ΔC ペプチド 1.0ng/ml，C ペプチド index 0.82 と内因性インスリン分泌能枯渇のボーダーラインであった【▶引き出し2】．

遺伝子検査の結果，HNF-1α 遺伝子異常（G415R の変異）を認め，MODY3 と診断した．患者に病名，病態を説明したところアドヒアランス面を第一に考え，SU 薬での治療を希望された【▶引き出し6】．コントロール不能ならばインスリン強化療法に戻すという条件で，最終的にグリメピリド 2mg/ 日で退院となった．

■ 専門医からのアドバイス

若年発症の糖尿病症例に対し，インスリン分泌不全が強ければ 1 型糖尿病と診断，そのままインスリンを導入し，管理されるケースが少なくない．GAD 抗体等の膵島関連自己抗体が陰性である場合，本症の存在も念頭に置き，家族歴を詳細に聴取すべきである．逆に，30 代以上の発症例から単一遺伝子異常による糖尿病が見つかることは少ない．

表3 MODY の特徴（タイプ別）

タイプ （原因遺伝子）	MODY1 （HNF4α）	MODY2 （GCK）	MODY3 （HNF1α）	MODY5 （HNF1β）
特徴	日本では MODY3 より頻度が低い インスリン分泌不全・やせ	フランスでは 56％を占めるが日本では少ない 境界型糖尿病レベルの軽症	日本では最多 インスリン分泌不全・やせ	糖尿病の発症に先立つ 腎機能障害 膵萎縮 生殖器系の異常
治療	欧米では SU 薬有効とされる	投薬不要例多い	欧米では少量の SU 薬が有効とされる 日本ではインスリン治療必要例が多い	インスリン治療

※MODY4/6 は報告例が少ないため省略

MODYは様々な亜型があり，タイプによって病像が大きく異なる（**表3**）．人種によっても差があり，フランスでは軽症タイプのMODY2が大半を占めるが，日本人では1％程度またはそれ以下である．MODY2の耐糖能障害は境界型糖尿病または腎性糖尿程度であり，治療は食事コントロールで十分な症例が多い．通常はヘテロ変異であるが，ホモ変異の患者も報告され，この場合は重症の新生児糖尿病（permanent neonatal diabetes mellitus；PNDM）をきたす[8]．

日本人で頻度が最も多いのはMODY3である．インスリン分泌不全が強く，ほとんどの症例はやせ型であり，多くは10代で発症する．臨床的には1型糖尿病との区別が難しいケースもある．欧米においてはMODY3症例に関する検討で，グリクラジドへの反応性がよいという報告がなされ，少量のSU薬が有効とされている[9]が，日本人ではインスリン分泌が著明に低下していることも多く[10]，インスリン治療が必要となるケースが多い．

MODY1はMODY3より頻度が低いが，MODY3と同様にやせ型でインスリン分泌不全の強い糖尿病である．最適な治療法についての検討は少ないが，欧米ではSU薬が有効との報告がある．

MODY5については，原因遺伝子のHNF-1βは腎臓において最も強く発現しており，臨床的には糖尿病の発症に先立ち腎機能障害を呈することが最も大きな特徴となっている．膵萎縮や生殖器系の異常の存在も報告されており，インスリン分泌不全が強いためインスリン治療が望ましいと考えられる．

20代前半までに発症した若年性糖尿病症例で，膵島関連自己抗体が陰性の場合，MODYを疑う．腎機能・生殖器系の異常を有する場合はMODY5を考慮し，有しない場合はまずMODY3を，次いでMODY1の可能性について考慮する．

文　献

1) Yamagata K, et al: Mutations in the hepatocyte nuclear factor-4alpha gene in maturity-onset diabetes of the young（MODY1）. Nature 384: 458-460, 1996.
2) Froguel P, et al: Familial hyperglycemia due to mutations in glucokinase. Definition of a subtype of diabetes mellitus. N Engl J Med 328: 697-702, 1993.
3) Yamagata K, et al: Mutations in the hepatocyte nuclear factor-1alpha gene in maturity-onset diabetes of the young（MODY3）. Nature 384: 455-458, 1996.
4) Stoffers DA, et al: Early-onset type-II diabetes mellitus（MODY4）linked to IPF1. Nat Genet 17: 138-139, 1997.

5) Horikawa Y, et al: Mutation in hepatocyte nuclear factor-1 β gene (TCF2) associated with MODY. Nat Genet 17: 384-385, 1997.
6) Malecki MT, et al: Mutations in NEUROD1 are associated with the development of type 2 diabetes mellitus. Nat Genet 23: 323-328, 1999.
7) 日本糖尿病学会編：糖尿病専門医研修ガイドブック，改訂第5版，51-53，診断と治療社，2013.
8) Njølstad PR, et al: Neonatal diabetes mellitus due to complete glucokinase deficiency. N Engl J Med 344: 1588-1592, 2001.
9) Pearson ER, et al: Genetic cause of hyperglycaemia and response to treatment in diabetes. Lancet 362: 1275-1281, 2003.
10) Yoshiuchi I, et al: Three new mutations in the hepatocyte nuclear factor-1 α gene in Japanese subjects with diabetes mellitus: clinical features and functional characterization. Diabetologia 42: 621-626, 1999.

5 合併症のある患者の治療

【コンサルト 23〜28】

一 般 名	主な商品名	血中半減期(時間)	作用時間(時間)
SU薬			
グリベンクラミド	オイグルコン ダオニール	2.7	12〜24
グリクラジド	グリミクロン グリミクロンHA	12.3	12〜24
グリメピリド	アマリール アマリールOD	1.5	12〜24
グリニド薬			
ナテグリニド	スターシス ファスティック	0.8	3
ミチグリニドカルシウム水和物	グルファスト	1.2	3
レパグリニド	シュアポスト	0.8	4
α-グルコシダーゼ阻害薬			
アカルボース	グルコバイ グルコバイOD	-	2〜3
ボグリボース	ベイスン ベイスンOD	-	2〜3
ミグリトール	セイブル	2	1〜3
ビグアナイド薬			
メトホルミン塩酸塩	グリコラン メデット	1.5〜4.7	6〜14
	メトグルコ	2.9	6〜14
ブホルミン塩酸塩	ジベトス ジベトンS	1.5〜2.5	6〜14
チアゾリジン薬			
ピオグリタゾン塩酸塩	アクトス アクトスOD	5	20
DPP-4阻害薬			
シタグリプチンリン酸塩水和物	グラクティブ ジャヌビア	12	24
ビルダグリプチン	エクア	2.4	12〜24
アログリプチン安息香酸塩	ネシーナ	17	24
リナグリプチン	トラゼンタ	105	24
テネリグリプチン臭化水素酸塩水和物	テネリア	24.2	24
アナグリプチン	スイニー	2	12〜24
サキサグリプチン水和物	オングリザ	7	24
SGLT2阻害薬			
イプラグリフロジンL-プロリン	スーグラ	15	24
ダパグリフロジンプロピレングリコール水和物	フォシーガ	8〜12	24
ルセオグリフロジン水和物	ルセフィ	11.2	24
トホグリフロジン水和物	アプルウェイ デベルザ	5.4	24
カナグリフロジン水和物	カナグル	10.2	24
エンパグリフロジン	ジャディアンス	9.88	24

(日本糖尿病学会編・著:糖尿病治療ガイド2014・2015, p.46〜52(表6〜表12), 文光堂, 2014より改変).

コンサルト 23

眼科で網膜症を指摘されたので血糖コントロールを強化したら急激な視力低下！

～網膜症患者の血糖コントロール～

68歳，男性．5年前に健康診断にて血糖値高値を指摘されたが，自覚症状もないため，放置．65歳で定年退職後は特に健康診断等も受けていなかった．昨年より次第に全身倦怠感を感じるようになったため，特定健診を受けたところ，HbA1c 9.4%を指摘され，あわてて来院した．
初診時，身長164cm，体重69kg．血圧152/90mmHg，朝食後2時間血糖値396mg/dl，HbA1c 9.7%，LDL-コレステロール162mg/dl，トリグリセライド412mg/dl，尿酸8.4%，γ-GTP 148U/Lなどの異常を認めた．
初診時にグリメピリド1mg，HMG-還元酵素阻害薬の投与を開始とし，1ヵ月後にはHbA1c 8.1%，2ヵ月後には6.8%と改善するとともに，脂質や尿酸の改善も認めた．しかし，初診から2ヵ月を過ぎた頃より，視力の低下や両下肢のしびれと疼痛を訴えるようになったため，眼科医紹介．眼底出血を認め，眼科医より「あまり急激に血糖を下げない方がいい」と注意を受けた．

ポイント

① 糖尿病罹病期間の推定は難しい．
② 緊急性がない2型糖尿病患者の薬物療法開始時期は慎重に考える．
③ 網膜症の進展リスクを考えつつ，血糖コントロールを行う．
④ 治療後（有痛性）神経症の発症の可能性を患者に伝えておく．

■ 症例のとらえ方

　急激な血糖コントロールの改善が**網膜症悪化**の引き金になった可能性のある症例．高血糖の持続は網膜症，神経症，腎症などの糖尿病合併症につながることはよく知られている．一方で，血糖の急激な改善が網膜症や神経症の悪化につながる可能性もある．本症例も初診時のHbA1c 9.7%は，2ヵ月後には6.8%と改善．一見，治療がうまくいっているように思えるが，急速な血糖改善により眼底出血や神経障害の悪化につながった可能性がある．このような症例では患者は「血糖が高い時は何も症状がなかったのに，血糖を下げたら病気が悪化した．」と訴え，後々，信頼関係を修復するのが困難になる場合がある．

■ キーワードと検査

(1) 糖尿病罹病期間

　糖尿病の罹病期間を正確に把握することは難しい．本症例も初めて糖代謝異常を指摘されたのは5年前とのことであったが，それ以前には不定期にしか健診を受けておらず，糖尿病発症時期（＆放置期間）がどの位かははっきりしない．通常，健診等で初めて糖代謝異常を認めた時期を糖尿病の発症時期とするが，糖代謝異常がなかったことがはっきりしている時期も確認することが必要である．

(2) 2型糖尿病患者の薬物療法開始時期

　本症例は初診時HbA1cが9.7%と極めて高値だったため初診時よりグリメピリド1mgを開始しているが，肥満（BMI 25.6）等もあり，食生活の改善のみでも血糖値等が改善する可能性がある．インスリン依存性がなく（すぐにインスリン導入を必要としない），治療に緊急性がない2型糖尿病患者に対して早期に薬物療法を開始することは慎重に行うべきである．原則は適切な食事療法と運動療法を2〜3ヵ月続けてもなお，血糖コントロールが不十分であった場合に薬物療法を行う[1]【▶引き出し4, 5, 6】．

(3) 網膜症の進展リスク

　糖尿病合併症の**網膜症**・腎症・神経症などの出現・進展を阻止するために**血糖コントロール**を実施しなければならないことに疑う余地はない．Kumamoto Study[2]ではHbA1c 7%以上で網膜症の出現する確率が増加することが示されており，網膜症の発現や進展の予防のためにはHbA1cを7%未満にコントロールすることが重要である【▶引き出し3】．

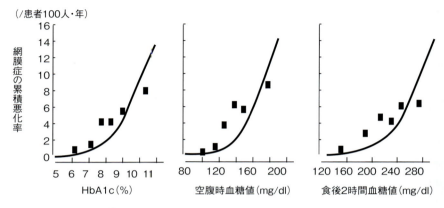

図1 血糖コントロールと網膜症の累積悪化率（Kumamoto Study より）

一方で，急激な血糖コントロールは一時的に糖尿病網膜症を悪化させることが報告[3~5]されている．一般的に，HbA1c の改善度は1ヵ月に0.5～1%を超えないことが推奨されている．

■ 専門医ならこうする

初診時には目先の血糖にとらわれることなく，数回の受診によって全身状況を十分把握することを目標とする．本症例は肥満や高血圧などの動脈硬化のリスクファクターを有しており，動脈硬化が進展している可能性も考えられる．実際には，初診時に血液・尿検査などで肝・腎機能を把握し，薬物療法の注意点や禁忌をチェックする．同時に次回受診時までに必ず眼科を受診するように伝える．インスリン依存状態や患者の要望がない場合は簡単な食事療法，生活指導にとどめ，投薬は行わず，近い日に2回目の再診日の予約をとるように指示する．

2回目の受診時に検査結果より肝・腎機能を，眼科からの情報提供書より網膜症の程度を把握する【▶引き出し3】．心電図や胸部レントゲン写真なども併せてチェックし運動に支障をきたす病態がないかを検討したうえで，無理のない運動療法を指導する【▶引き出し5】．

3～4回目の受診（おおよそ初診時より3ヵ月）後の HbA1c や体重，各種検査結果などから，改善が不十分であることを確認した上で薬物療法を開始するとよい．

また，急速に HbA1c が改善した時には，「順調に血糖は改善してきていますが，

血糖が改善する時期に網膜症が進展することがあるので,お手数ですが,もう一度,眼科受診をお願いします」と再度,眼科受診を促すとともに,眼科医に急速にHbA1cが改善していることを伝えるとよい.

専門医からのアドバイス

　糖尿病網膜症は後天性視覚障害の19%を占め,原因疾患の第2位である[6].他の合併症も含め,その発現・進展予防は糖尿病治療の大事な目標の一つであることはいうまでもない.一般に,糖尿病の合併症のリスクは,現在の血糖コントロール状態だけでなく,過去の血糖コントロール状況,糖尿病罹病期間が大きく関与している.しかし,上述のように2型糖尿病の発症時期を正確に把握することは困難である.糖代謝異常を初めて指摘された時期のみならず,異常がないことがはっきりしている時期を確認し,慎重に罹病期間を推定する必要がある.

　2型糖尿病では,罹病期間5年未満でも14%に網膜症が出現している[7]と報告されており,初診患者であっても何らかの合併症を有している可能性は高い.糖尿病合併症の発現や進展防止のためにはHbA1cを7%以下に保つことが重要である.

　しかし,罹病期間が長い,血糖不良期間が長い,他の合併症を伴っている(**表1**)などの患者は急速な血糖コントロールの改善で網膜症が進展することが知られている.悪化の原因としては低血糖や血行動態の変化,凝固・線溶の変化などによる網膜の酸素不足などが推定されている[6].緊急性がない限りゆっくりとした血糖コントロールをめざすべきである.

　初診患者にSU薬やインスリンを導入すると,食事や運動療法の開始と薬物療法の開始が同時であるために予期せずに血糖が急速に改善し,低血糖をきたすことがあるのでより慎重な対応が要求される.自験例では食事・運動療法のみで,約3ヵ月間にHbA1cが15.0%より5.6%に改善した例(**図2**)も経験している.薬物療法の開始後の血糖コントロールの変化や合併症の変化については,注意深く観察する

表1　急速な血糖コントロール後,網膜症・神経症が進展しやすい症例

① 糖尿病の罹病期間が長い
② 血糖コントロールの不良(HbA1c高値)期間が長い
③ 初診時にすでに糖尿病腎症や神経症,網膜症(特に増殖前網膜症)がある
④ 肥満,喫煙,高血圧,脂質異常症など動脈硬化のリスクファクターが存在する
⑤ 高齢者
⑥ 妊婦

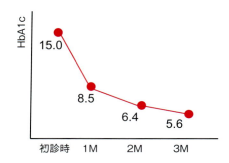

図2　食事・運動療法のみで著明にHbA1cが改善した一例（28歳，男性．BMI 35.3）
2週間前，会社の健診で空腹時血糖622mg/dlを指摘され来院．清涼飲料水・間食制限のみで短期間にHbA1cが改善した．

必要がある．

文献

1) 日本糖尿病学会編・著：糖尿病治療ガイド2014-2015, p27, 文光堂, 2014.
2) Ohkubo Y, et al: Intensive Insulin therapy prevents the progression of diabetic microvascular complications in Japanese patients with non-insulin-independent diabetes mellitus: a randomized prospective 6-year study. Diabetes Res Clin Pract 28: 103-117, 1995.
3) 高網陽子：食事療法のみによる急激な血糖コントロール後に著しく増悪した糖尿病網膜症の一例．日本眼科紀要 58: 1195-1199, 2007.
4) 森田千尋，他：急激な血糖コントロール網膜症に及ぼす影響 - 内科の立場より．Diabetes J 20: 7-12, 1992.
5) 福田全克：急激な血糖コントロールの網膜症に及ぼす影響 - 眼科の立場より．Diabetes J 20: 13-17, 1992.
6) 厚生労働科学研究費補助金難治性疾患克服研究報告書，p263-267, 2006.
7) 厚生省：糖尿病調査研究報告書（平成3年度），p33-38.

コンサルト 24

糖尿病の治療をしたら足のしびれが悪化！

～神経障害患者 post treatment neuropathy～

> 両足先にチクチクとしたしびれ感を自覚したために内科を受診したところ，HbA1c 12％で糖尿病を初めて指摘された．早速糖尿病治療が開始され，3ヵ月後には HbA1c が6％台にまで改善した．しかし，その頃からしびれ感が急速に悪化して激しく痛み，夜も眠れないほどになった．主治医が脊髄 MRI を手配してくれたが異常所見はなかった．しばしば立ちくらみも起こすようになったので専門医を受診したところ，「糖尿病を治療するとこういう症状が生じます」とあっさり言われ，人間不信になってしまった．

ポイント

① 神経障害はすべての糖尿病患者が罹患する合併症である．
② 神経障害の重症度はベッドサイドで陰性徴候の程度から診断する．
③ 拙速な血糖コントロールは神経障害を急速に悪化させることがある．
④ 治療後神経障害では疼痛のほか，自律神経障害の悪化もみられる．

■ 症例のとらえ方

　末梢神経障害は，糖尿病三大合併症のうち最も早く顕性化する合併症である．本例のように足先のしびれ感をきっかけにして糖尿病が見つかる場合も少なくない．

(1) 糖尿病神経障害の病態

　図1に示すように，糖尿病神経障害は慢性高血糖状態に起因する種々の代謝異常や細血管障害，炎症反応が絡み合って生じると考えられるが，発症進展機序の詳細は不明である[1]．脊髄神経細胞から四肢に伸びる最も長い末梢神経線維の末端から変性が始まるという病理学的特性はよく分かっている．

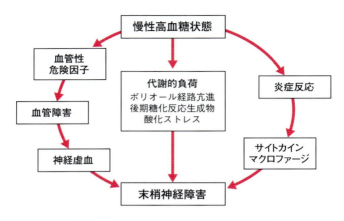

図1 糖尿病神経障害の発症と進展機序仮説

末梢神経線維は大径有髄線維，小径有髄線維，無髄線維の三種に大別される．運動神経と振動覚や触圧覚は大径有髄線維，痛覚は小径有髄線維と無髄線維，自律神経は無髄線維が担う．糖尿病患者ではこれら全線維種が障害される．

(2) 神経障害はいつから始まる？

糖尿病の診断は空腹時血糖が126mg/dl以上，食後血糖が200mg/dlを越す場合などになされる．しかし，そういった糖代謝異常レベルに達する前に，正常高値や境界値など，種々の前段階がある．最近導入された表皮内神経線維密度測定や表皮内神経線維痛覚閾値検査によって，末梢神経末端部はほとんどの無症状無症候の糖尿病患者でも障害されていることが示された[2]．末梢神経機能が糖尿病発症時から障害されていることは，電気生理診断の分野では以前から指摘されていたが，神経障害が糖尿病前段階の耐糖能異常期から始まる可能性が新たな手法で確認されたわけである．

(3) 大半の患者は無症状で経過する

しびれ感は神経障害の症状としてよく知られている．しかし，横断的にみて，しびれ感や痛みを訴えるのは糖尿病患者の2割程度に過ぎない[3]．しびれや痛みは組織破壊の警告信号であるが，下肢切断糖尿病患者の多くは，しびれや痛みが無いまま下肢切断に至っている．つまり，糖尿病神経障害は感覚神経の警告システムが壊れる危険な合併症なのである．その意味で，病初期に足にしびれを感じたこの患者は運が良かったともいえる．当患者の次なる問題は，警告信号であったはずのしびれが急速に疼痛に転化し，患者を苦しめる結果になったことにある．

(4) 治療後神経障害 post-treatment neuropathy（PTN）

糖尿病性末梢神経障害は知らず知らずのうちに進行する慢性多発性ニューロパチーだが，血糖コントロール後に急激に顕性化する特殊型があって，**治療後神経障害**（以下 **PTN**）と呼ばれる[4]．経口薬治療後に発症する場合もあるが，インスリン治療後の発症が多いので，インスリン神経炎の別称もある．

PTN は糖尿病未治療のまま HbA1c が 10% を越す高い高血糖が続いていた患者で，治療開始後の HbA1c 低下が 1 ヵ月 2% を越すような急激な血糖コントロールが行われた時に発症する．下腹部や下半身から下肢に急速に拡がる激しい疼痛が特徴である．触刺激を不快な疼痛に感じるアロディニアもみられ，疼痛のため足底を床に着けなくなる場合もある．また，下肢筋力低下や起立性低血圧による失神など，運動・自律神経症状悪化を伴う場合もある．幸いなことに，PTN の激痛は早ければ数ヵ月で自然消褪することが多い．

PTN の病因は明確ではないが，インスリンによる末梢神経系動静脈シャント活性化による神経組織の虚血や炎症反応の関与が推定される．PTN はいわば医原性の病態であるから，月 2% を越える HbA1c 低下を厳に避けるよう注意を払わなければならない．

■ キーワードと検査

糖尿病神経障害の重症度を規定する生化学的マーカーは存在しない．しかし，重症度診断やケアに必要な情報は，ベッドサイドで簡単に得られる[5]．

(1) 簡易診断基準

表1に「糖尿病性神経障害を考える会」による簡易診断基準を示す．この基準は神経障害が臨床的レベルに達しているかどうかの判定に利用される．「しびれ感」などの自覚症状は神経障害に起因する陽性現象の可能性を示し，陰性徴候である

表1 糖尿病神経障害の簡易診断基準

必須条件：以下の2項目を満たす．
1. 糖尿病が存在する．
2. 糖尿病性多発神経障害以外の末梢神経障害を否定しうる．

条件項目：以下の3項目のうち2項目以上を満たす場合を"神経障害あり"とする．
1. 糖尿病性多発神経障害に基づくと思われる自覚症状．
2. 両側アキレス腱反射の低下あるいは消失．
3. 両側内踝の振動覚低下．

（糖尿病性神経障害を考える会）

「アキレス腱反射の低下消失」や音叉による「振動覚低下」が器質的障害の存在を担保する仕組みである【▶引き出し3】.

結果，この診断基準を満足する患者には，①足部のしびれを訴える慢性有痛性神経障害（painful neuropathy），②しびれはないが軽症神経障害である無症状性神経障害（asymptomatic neuropathy），③しびれや疼痛はないが進行期にある無痛性神経障害（painless neuropathy）の3種が含まれる.

(2) 重症度診断のポイント

糖尿病神経障害では感覚症状が目立つことから，病初期には感覚線維が主に障害され，進行すると自律神経や運動神経に障害が及ぶとする記載が散見されるが，それは間違いである．初期に「感覚症状が自覚されやすい」ということに過ぎない．実際には，感覚症状のない患者でも自律神経や運動神経の障害徴候が高頻度にみられる．無症状糖尿病患者の足にみられる足皮膚の高度乾燥や角化や短趾伸筋萎縮（図2）は客観的な初期神経障害徴候として重要なチェック項目である.

感覚低下の検査には，簡易診断基準に取り入れられた振動覚を診る音叉のほか，圧触覚機能を診るモノフィラメント，痛覚を診るピンや竹串などがある【▶引き出し3】．ただ，どの方法でも軽微な感覚低下をベッドサイドで捉えるのは概して困難である．これらの感覚検査では，刺激を感じたかどうか患者に問う必要があり，異常性の判定が患者の答え方に左右されるからである.

それに対してアキレス腱反射はアキレス腱叩打による足の動きから異常性が判定できる．腱反射は腱叩打による感覚神経インパルスが同期して脊髄に到達すること

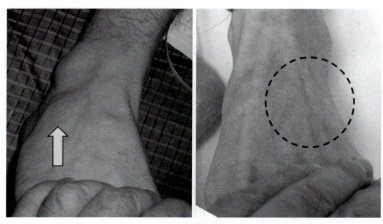

図2　健常者の短趾伸筋（左：矢印）と神経障害患者の短趾伸筋萎縮（右：点円内）

により生じるので，感覚神経障害があると低下・消失するのである．アキレス腱反射は患者の答えに左右されない客観性の高い検査として世界中で利用されている．

　神経障害が重症化した患者では足の感染症や自律神経障害に伴う心血管系イベントや脳卒中発作の増加などにより生命予後が著しく短縮する．**表2**に神経障害の重症性を示唆する分かりやすい徴候をまとめた．

表2　神経障害の重症化を示唆する代表的徴候

1. 感覚神経系：足皮膚高度角化，無痛性皮膚潰瘍
2. 運動神経系：趾背屈力低下，下垂足，前脛骨筋萎縮
3. 自律神経系：起立性低血圧，残尿

（馬場，2013）[5]

■ 専門医ならこうする

　糖尿病神経障害は糖尿病患者に不可避の合併症で，重症化すると生命予後が危機にさらされる[6]．したがって，無症状患者では進行抑制が重要である．

(1) 進行をいかに抑えるか

　血糖コントロールが神経障害の発症と進行を抑制することは種々の介入研究から明らかである．また，最近の疫学調査から①高血圧，②喫煙，③肥満，④脂質異常症が危険因子として挙げられている[7]．これらはすべて是正可能因子であるから，医療現場での積極的な介入が望まれる．

(2) 重度患者への対応

　重度の神経障害患者では感染症や足病変の防止，失神による不慮の事故防止が重要になる．脳卒中，心筋梗塞などの重篤な血管イベントの防止も視野に置かなくてはいけない．種々の対症療法の他，抗血小板療法や抗凝固療法が必要な場合もある．

(3) インフォームドコンセント

　HbA1cが10％を越える未治療患者では高血糖の速やかな是正が必要だが，PTN防止の観点から，HbA1c低下を月2％以下にする配慮が必要である．しかし，血糖降下速度は血糖降下薬使用量のほか，食事量や摂取タイミング，運動量の変化など，種々の要素に左右される．結果，血糖コントロールが予想を上回るスピードになってしまう場合が容易に想定される．そこで，患者には血糖コントロールが必要な理由を十分に理解させると共に，血糖降下に伴ってPTNを発症する場合が稀にあることを説明しておくことが望ましい．

　不幸にしてPTNによる不快なしびれ感や激痛が生じた場合には，それが神経障

害による神経障害性疼痛であることを説明し，適切な神経障害性疼痛治療薬を可及的速やかに処方する．PTN は早ければ数ヵ月，長くても1年以内には自然消褪するので，そのこともよく説明すれば，患者に希望を与えることもできる．PTN を含めた神経障害性疼痛治療の詳細は【コンサルト 25】で解説する．

■ 専門医からのアドバイス

　下肢や下半身のしびれは糖尿病性神経障害以外に種々の病因による末梢神経障害や脊髄障害にもよくみられる．したがって，糖尿病以外の原因によるしびれにも目を配る必要がある．他原因による神経障害には治療可能な病態も少なくないし，治療の遅れは重篤な後遺症に繋がるからである．主な鑑別疾患を表3に示した．1〜3 の症状が疑われる場合には，速やかに電気生理診断に精通した神経専門医にコンサルトすることが大切である．

表3　DPN 以外の病態をうかがわせる症状と鑑別診断

1. 手に強いしびれ
   手根管症候群，頸椎症性神経根障害，頸部脊柱管狭窄症，など
2. 左右差の目立つ下肢しびれ
   腰椎症性神経根障害，腰部脊柱管狭窄症，多発性単神経障害，など
3. 筋力低下：運動優位症状
   腰部脊柱管狭窄症，慢性炎症性脱髄性神経炎，運動ニューロン病，など

文　献

1) Callaghan BC, et al: Diabetic neuropathy clinical manifestations and current treatment. Lancet 11: 521-34, 2012.
2) Suzuki C, et al: Loss of intraepidermal nerve fiber density associates with increase in epidermal pain threshold in type-II diabetes. J Peripher Nerv Syst 18: S112, 2013.
3) 馬場正之，他：糖尿病性神経障害の頻度：東北地方 15,000 人の実態調査と痛覚に関する追跡調査．末梢神経 19: 362-4, 2008.
4) Llewelyn JG, et al: Acute painful diabetic neuropathy precipitated by strict glycaemic control. Acta Neuropathol 72: 157-163, 1986.
5) 馬場正之：糖尿病性神経障害の診断と病期．月刊糖尿病 5: 23-30, 2013.
6) Vinik A, et al: Diabetic cardiovascular autonomic neuropathy. Circulation 115: 387-97, 2007.
7) Tesfaye S, et al: Vascular risk factors and diabetic neuropathy. N Engl J Med 352: 341-50, 2005.

コンサルト 25 足のしびれがよくならない！
～重度末梢神経障害患者への対応～

> 糖尿病外来に通院中であったが，数年前から足先にチクチクしたしびれを感じたり，歩行時に平らなはずの足底に小石を踏んでいるような凸凹感を覚えるようになった．静かに休んでいるときにも軽い火傷のようなピリピリ感が出没する．主治医に訴えたところキネダックとメチコバールの内服を処方してくれた．しかし，最近は仕事中にしびれを感じたり，夜ふとんに入ってからしびれがひどく悪化して，寝つけないことがある．この不快なしびれが何とかならないかと患者から相談を受けた．

ポイント
① 糖尿病患者の足の不快なしびれ感は有痛性神経障害の代表的症状である．
② 消炎鎮痛薬（NSAIDs）は無効のことが多い．
③ 第1選択薬はα_2-δリガンドと三環系抗うつ薬，SNRIである．
④ 第1選択薬の効果が不十分なら作用機序の異なる第2選択薬を追加する．

症例のとらえ方

　糖尿病患者の80％が無症状患者であることは【コンサルト 24】で記した．その一方，20％程度の患者が発症早期から足部に「チクチク」とか「ピリピリ」などと形容されるパレステジー（paresthesia）と総称される自発性感覚異常を訴える．欧米ではこの感覚現象を pins-and-needle sensation（ピン刺し感，針刺し感）とか pricking/pricking sensation（刺し突き感）と形容し，一種の痛み感覚と捉えるが，わが国ではこの症状を「しびれ感」と訴える患者が多い[1]．この症例の小石を踏みつける様な足底の違和感は，触刺激によって誘発される不快な異常感覚である．

(1) しびれとは – 患者の訴えかた

　手足の「しびれ」の訴えの多くは，針刺し感や軽い火傷のような異常感である．一方，軽い感覚低下や力が入らないという意味でも「しびれ」が使われることがある．したがって，患者が「しびれる」と訴えたときには，パレステジー，感覚低下，脱力感のいずれかをきっちり聴きとらなければいけない．

(2) 有痛性神経障害のとらえかた

　欧米ではパレステジーも痛みも訴えない糖尿病患者を**無痛性神経障害**（painless neuropathy）とする一方，パレステジーを訴える糖尿病患者を**有痛性神経障害**（painful diabetic neuropathy；**PDN**）と位置づける[2]．それに対し，わが国では不快なしびれが激しい痛みに転じる，あるいは触刺激を痛覚に感じる異痛症（allodynia）などの強い苦痛を伴う神経障害だけを PDN と診断することが多い．本邦流のとらえ方は"狭義の PDN"，欧米流は"広義の PDN"と言えるだろう．

(3) 有痛性神経障害の発生機序

　糖尿病患者にみられる疼痛の発生機序仮説を**表1**に示す．多くの糖尿病神経障害患者が無症状であるのに，なぜ20％ほどの患者がパレステジーや痛みを訴えるのかには謎が多い．ただ，未熟再生神経線維が些細な物理的刺激に対して異常インパルスを発生することが生理学的に判明しているほか，高血糖時に活性化する糖代謝経路中に痛覚神経線維の Na チャネル Nav1.8 を過敏にする代謝物質が生成されることも注目される[3]．

　軽い疼痛感が耐え難い激痛に転化するには虚血や炎症の関与，さらには脊髄レベ

表1　糖尿病における疼痛発生機序仮説

1. 末梢神経系
    - 高血糖：侵害神経閾値低下による異常インパルス発生
    - 活動性軸索変性：急速進行期の疼痛源
    - 再生神経の成熟阻害：慢性的針刺し感のインパルス発生源
    - 軸索萎縮：チャネル機能変化，膜電位不安定性増加
    - 交感神経線維異常：疼痛線維との cross talk
    - 小径線維障害（small fiber neuropathy）：痛覚線維障害
    - 神経幹障害：神経幹の虚血・炎症反応を痛覚線維が感知
    - 末梢神経内血流変化：末梢神経 AV シャント開閉異常
    - 免疫介在炎症：多発神経根炎の発生
2. 中枢神経系
    - 脊髄後角機能異常：疼痛抑制系機能不全
    - 中枢性感作：視床機能異常

ルでの抑制機構の破綻や中枢性感作も関係すると推定される．また，疼痛は単なる感覚現象ではなく，辺縁系をも巻き込む不快な嫌悪感，あるいは増悪感さえ伴う情動反応なのである．

■ 有痛性神経障害の種類と鑑別

　患者の痛みを客観的に知る方法はない．しかも，神経障害性疼痛では，痛みの存在をうかがわせる組織破壊がない．したがって，その診断・治療は，患者の話をよく聞き，有痛性神経障害の各種病型を念頭において進める以外にない．
　糖尿病患者にみられる種々の有痛性神経障害[1]を表2に示す．
①**高血糖神経障害**とは未治療高血糖時にパレステジーを呈する状態で，血糖コントロール後に消褪する．
②**慢性有痛性神経障害**は針刺し感を訴える多発性神経障害のことである．
③それに対して**急性有痛性神経障害**には2種が知られており，**治療後神経障害**と，糖尿病が悪化したときに**るいそうに伴って急性に生じる有痛性障害**である．
④胸腹部などの体幹や腰髄レベルに限局した**体幹神経障害（肋間神経痛）**
⑤**下肢近位性神経障害**は，神経根や神経叢の炎症による病態と考えられる．体幹や腰部，大腿など節性障害分布が疑われる場合には脊髄炎をはじめとするミエロパチーの鑑別診断が必要なので，MRI検査が必須である．

表2　糖尿病患者の有痛性神経障害

1. 高血糖神経障害
2. 慢性有痛性神経障害（多発性神経障害）
3. 急性有痛性神経障害
   1) 治療後神経障害（インスリン神経炎）
   2) るいそうとうつ状態を伴う有痛性神経障害
4. 体幹神経障害（糖尿病性肋間神経痛）
5. 下肢近位性神経障害（腰仙髄神経根症）

■ キーワードと検査

　有痛性神経障害治療は種々の薬物治療が中心になる．表3に末梢神経系に作用する薬剤と脊髄を含む中枢神経系に作用する薬剤とを大別して示した．これらの薬剤は疼痛経路以外の神経系全般に対しても作用するため，眠気をはじめとする種々の副作用が避けられない．疼痛治療では副作用をいかに抑えて鎮痛効果を得るかが

表3 神経障害性疼痛治療薬と作用機序

1. 末梢神経に作用するもの
    - カルバマゼピン   ：電位依存性 Na^+ チャネル抑制
    - メキシレチン   ：電位依存性 Na^+ チャネル抑制
    - カプサイシン   ：軸索膜脱分極性伝導ブロック
2. 脊髄や脳に作用するもの
    - 三環系抗うつ薬   ：セロトニン・ノルアドレナリン再取り込み抑制
    - デュロキセチン（SNRI）：セロトニン・ノルアドレナリン再取り込み抑制
    - ガバペンチン   ：α_2-δ-Ca^{2+} チャネル抑制
    - プレガバリン   ：α_2-δ-Ca^{2+} チャネル抑制
    - デキストロメトルファン：グルタミン酸 NMDA 受容体抑制
    - バルプロ酸   ：GABA 増強による中枢性抑制
    - トピラメート   ：Na^+ チャネルと AMPA 受容体ブロック
    - ラモトリギン   ：Na^+ チャネルブロッカー，中枢性抑制
    - トラマドール   ：弱オピオイド

最大の課題である[4]．
(1) 末梢神経系に作用する薬剤
①抗てんかん薬のカルバマゼピン：痛覚神経の Na チャネルを遮断して疼痛インパルスを止める．100～1000mg/日が用いられる．ただ，中枢神経系 Na チャネルも遮断するから，眠気やめまい感が強い．他に中毒疹や Steven-Johnson 症候群などの重篤な副作用がしばしばある．
②抗不整脈薬のメキシレチン：急性有痛性神経障害に対して使用されるが，慢性神経障害性疼痛に対しては無効である[5]．
(2) 脊髄・脳レベルで作用する薬剤
　末梢痛覚神経は脊髄後角で二次ニューロンにシナプスし，電位依存性 α_2-δ カルシウム・チャネルを介して放出されるグルタミン酸が痛覚伝達を担う．また，脊髄後角には延髄レベルからセロトニンニューロンとノルアドレナリンニューロンによる下行性疼痛抑制系が投射している．
①三環系抗うつ薬：セロトニンとノルアドレナリン再取り込み抑制作用により痛覚伝達を抑制する．代表的薬剤アミトリプチリンでは一般的使用量 10～75mg/日により 2～3 人に 1 人の患者で 50％ 除痛効果が得られる．しかし，口渇，尿閉，眠気，低血圧などの副作用のため，自律神経障害時や高齢者では使いにくい．
②選択的セロトニン・ノルアドレナリン再取り込み抑制薬（SNRI）：三環系からセロトニン・ノルアドレナリン関連以外の作用を減じた薬剤だが，吐気や嘔吐など

の消化器症状と傾眠傾向が問題になることがある．SNRI のひとつデュロキセチンは 40～60mg/ 日投与で神経障害性疼痛に対する治療効果が確認された[6]．選択的セロトニン再取り込み抑制薬（SSRI）は無効とされる．

③ガバペンチン：当初，脳内 α_2-δ カルシウム・チャネルを抑制する抗てんかん薬として開発されたが，脊髄後角での痛覚節前線維からのグルタミン放出阻害作用もあり，末梢神経障害性疼痛に対する有効性も確認ずみである．ただ，アミトリプチリン 75mg に相当する疼痛緩和投与量は 1800～3600mg/ 日と換算される．日本人では 1000mg をこえると傾眠やめまい感の訴えが増すため，有効投与量達成が困難な場合が多い．

④プレガバリン：ガバペンチンの α_2-δ チャネル薬理作用を増強した薬剤で，150～600mg/ 日で鎮痛効果を発揮する．わが国における開発治験でも投与 2 週目から迅速な鎮痛効果が確かめられた[7]．ただし，300mg 以上の投与では 20～40％の患者がめまいや傾眠傾向を呈した．また，本剤は腎排泄型なので，腎障害がある患者での投与は注意が必要である．

⑤上記のほか，デキストロメトルファンは脊髄後角シナプスで痛覚伝達を担うグルタミン酸受容体側の遮断薬で，200～400mg/ 日が用いられるが，強い傾眠作用のため，実用性は低い．

⑥また，抗てんかん薬のバルプロ酸やトピラマート，ラモトリギンなどが難治例での第 2 選択薬として使われる．

⑦一方，欧米では鎮痛効果の高い麻薬がしばしば使われる．なかでも弱オピオイドのトラマドールは常習性など社会的問題となる副作用が無く，わが国でもアミノアセトフェンとの合剤が難治疼痛例でのオプションとして使用されるようになった．また，最近はオキシコドンなども神経障害性疼痛治療に使われ始めた．

■ 専門医ならこうする

(1) 投薬アルゴリズム

現在，世界標準と考えられている投薬アルゴリズムを**図 1** に示す．SNRI，プレガバリン，三環系の三薬が第 1 選択薬の地位を獲得している．持続的なパレステジーには三環系や SNRI が，電撃的な神経痛様の痛みを伴う場合はカルバマゼピンやプレガバリンが好んで使用される．しかし，実際には痛み性質の違いによる治療効果の差は確認されていない．

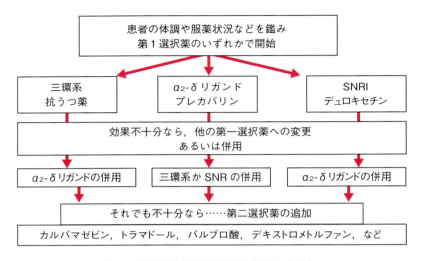

図1 神経障害性疼痛治療薬の投薬アルゴリズム

(2) 第1選択薬の使い方

①患者に不利益が少ないもの：第1選択薬による治療開始にあたっては，当該患者にとって最も不利益が少ないと思われるものを選択する．例えば，高齢者では三環系は使いにくいし，プレガバリンは腎排泄性なので腎症患者では控える．胃腸症や胃腸障害が疑われる患者にデュロキセチンは好ましくない．また，共通の副作用として眠気があるので，夕方〜就寝前の少量投与から始め，経過を見ながらの漸増が勧められる．一旦効果が得られると，神経障害性疼痛治療薬の効果は長期にわたって持続する[8]．

②他の第1選択薬への変更・併用：最初の投与薬が最高用量となっても効果不十分な場合や，何らかの理由で有効量まで増量しにくい場合には，他の第1選択薬への変更，あるいは作用機序の異なる第1選択薬の併用を試みる．具体的にはプレガバリンと三環系，あるいはデュロキセチンとプレガバリンの併用である．

③第2選択薬の追加投与：それでもなお効果不十分なら作用機序の異なるカルバマゼピンやトラマドールなど，第2選択薬の追加投与を考える．

■ 専門医からのアドバイス

　疼痛が長期化し難治性になると，薬理学的治療だけでは十分な効果が得られにくくなる．患部を刺激の少ない滑らかな絹などの布で覆ったり，保温やマッサージ，運動療法が効果的なこともある．ただ，急性有痛性神経障害の激痛は半年から1年で必ず消褪するので，そのことをよく患者に説明して安心してもらうことが苦しみの軽減につながることもある．

文献

1) 馬場正之：疼痛疾患―糖尿病性神経障害．Clinical Neuroscience 27: 521-523, 2009.
2) Veves A, et al: Painful diabetic neuropathy: epidemiology, natural history, early diagnosis, and treatment options. Pain Med 9: 660-74, 2008.
3) Birhaus A, et al: Methylglyoxal modification of Nav1.8 facilitates nociceptive neuron firing and causes hyperalgesia in diabetic neuropathy. Nat Med 18; 926-33, 2012.
4) 馬場正之：有痛性糖尿病ニューロパシー．ペインクリニック 33: 849-859, 2012.
5) Bril V, et al: Evidence-based guideline: Treatment of painful diabetic neuropathy. Neurology 76: 1258-65, 2011.
6) Yasuda H, et al: Superiority of duloxetine to placebo in improving diabetic neuropathic pain: Results of a randomized controlled trial in Japan. J Diabetes Invest 2: 132-39, 2011.
7) Satoh J, et al: Efficacy and safety of pregabalin for treating neuropathic pain associated with diabetic peripheral neuropathy: a 14-week, randomized, double-blind, placebo-controlled trial. Diabet Med 28: 109-116, 2011.
8) Satoh J, et al: Efficacy and safety evaluation of pregabalin treatment over 52 weeks in patients with diabetic neuropathic pain extended after a double-blind placebo-controlled trial. J Diabetes Invest 2: 457-63, 2011.

コンサルト 26
急に天ぷらやアイスクリームを食べていいと医者が言い出すとき
～腎不全患者の食事療法～

42歳，男性．身長168cm，体重77kg．30歳のころに糖尿病を指摘され，経口糖尿病薬を開始したが，30代後半から蛋白尿の増加，腎機能の低下を認めた．ここ数ヵ月で下腿浮腫，顔面浮腫が増悪し，近医で糖尿病腎症に伴うネフローゼ症候群，慢性腎臓病と診断され，当院紹介受診した．初診時，Cr 1.68mg/dl，eGFR 37.6ml/分/1.73m^2，尿蛋白（3+）であり，当院管理栄養士から腎食についての栄養指導を受けた．その後の外来で「今まで言われてきた食事の内容と全く違う．蛋白質を減らして，糖質や脂質を多く摂るように言われた．天ぷらとか，アイスを勧められた．本当にそれでいいのか？」と困惑した表情で，外来主治医に尋ねてきた．

ポイント
① 腎症進展に伴う食事療法の変化を理解する．
② 蛋白制限の適応，有用性，エビデンスを理解し，実現可能な食事療法を考える．
③ 腎症進展抑制に何が大切か理解する．
④ 管理栄養士，看護師など多職種のチーム医療を展開する．

■ 症例のとらえ方

本症例は糖尿病腎症が進行し，他院より紹介受診した患者である．前医では血糖管理に主軸をおいた糖尿病食・エネルギー量制限が指導されていた．この患者の場合，理想体重（ideal body weight；IBW）が62.1kgであり，通常なら1550～1860kcal/日（25～30kcal/IBWkg/日）が指導されている症例である【▶引き出し4】．しかし当院受診時にはCr 1.68mg/dl，eGFR 37.6ml/分/1.73m^2，尿蛋白（3+），糖

尿病腎症3期であり，エネルギー量制限の糖尿病食から，腎症進展抑制を目指した蛋白制限の腎食への切り替えが必要となっていた【▶引き出し4】．この患者のように腎症3期かつeGFRの低下した症例では，十分なエネルギー量確保が必要であるため，30～35kcal/IBWkg/日を目標とし，1860～2170kcal/日に指示エネルギー量は増加し，蛋白50g/日の制限となる．これはコンビニのおにぎりが180～200kcalであり，1日で2～3個分ほど多く摂取することになり，いきなり言われた患者が戸惑うのももっともである．

この時期は患者−医師間の信頼関係を失わないためにも，「血糖コントロールが中心の治療目標，合併症を発症しないための治療」から，「今ある合併症をきちんと評価し，それらが進行しないための治療への切り替えを重視すること」を説明する．腎症の進展を認めた患者では，網膜症，神経障害，大血管障害，足病変などの他の合併症を再度スクリーニングし，必要に応じ専門的な治療を開始しなければならない【▶引き出し3】．また腎症進展により，インスリン注射や経口糖尿病薬の作用が遷延し，低血糖のリスクが増大する【▶引き出し6, 7】．加えて腎機能障害の程度により運動療法が禁忌になること【▶引き出し5】を認識し，患者に説明・指導することが，腎症進展予防ひいては透析導入予防に大切である．

■ キーワードと検査

(1) 糖尿病の治療において，**食事療法**は重要な役割を占めるが【▶引き出し4】，患者個々の体格や活動量のみではなく，合併症の進行の程度によっても適切な食事療法を考えなければならない．

　合併症のない患者では血糖コントロールに主軸をおいた**エネルギー量制限**が必要であるが，腎症が進展し**腎機能障害**を有する患者では，食事療法の見直しが必要である．**表1**のように腎症3期では25～30kcal/IBWkg/日だが，本症例のように腎機能障害が進行しeGFR＜45ml/分/1.73m^2では，低栄養が腎機能障害の進展や透析導入のリスク因子になり，さらには生命予後にも影響するため，腎症4期に近い管理が必要であり，30～35kcal/IBWkg/日のエネルギー量を目標に指導すべきである（但し，BMI 30～35kg/m^2を超える肥満例では，減量目的にエネルギー量を減らすことも考慮する）．

　一方で，蛋白過剰摂取による蛋白質負荷は，腎機能障害を増悪させるため，0.8g/kgの**蛋白制限**が必要である．また，高血圧の合併の有無に関わらず，塩分負荷も腎症進展のリスクであり，6g/日の塩分制限も重要となる．その結果，腎症進展を

表1 腎症病期と食事療法の変化

病期	尿中アルブミンあるいは尿蛋白	eGFR (ml/min/1.73m^2)	総エネルギー量 (kcal/IBWkg)	蛋白質 (g/IBWkg)	塩分 (g/日)	カリウム (g/日)
第1期（腎症前期）	正常アルブミン尿	30以上	25～30	1.0～1.2	高血圧があれば6g未満	制限なし
第2期（早期腎症期）	微量アルブミン尿					
第3期（顕性腎症期）	顕性蛋白尿あるいは持続性蛋白尿	30以上	25～30(35)	0.8～1.0	6g未満	制限なし（高K血症があれば2g未満）
第4期（腎不全期）	問わない	30未満	25～35	0.6～0.8	6g未満	1.5g未満
第5期（透析期）	透析療法		30～35	0.9～1.2	6g未満	2.0g未満

認めた患者にとっては，ある日突然，医療者側から塩分と蛋白質の制限をし，十分なエネルギー量の確保のため，脂質と糖質の割合の増加した食事を勧められることになる．これは食事の内容からみれば，今まで指導されてきたエネルギー量制限の糖尿病食とは全く異なっており，患者自身が困惑してしまう時期でもある．このため，何のための食事療法の変更なのか，EBN（evidence based nutrition）を踏まえた，十分な**インフォームドコンセント**を行うことが大切である．

(2) 糖尿病腎症は1998年から新規人工透析導入原疾患の第1位となっている．この現状に歯止めをかけるべく，2012年4月1日より**糖尿病透析予防指導管理料**（350点）が算定可能となった．算定要件としては，『HbA1cが6.5％以上，または内服薬やインスリン製剤を使用している外来糖尿病患者であって，糖尿病腎症第2期以上の患者（透析療法を行っている患者を除く）に対し，透析予防診療チームが透析予防に関わる指導管理を行った場合に算定する』となっている．透析予防診療チームは，医師，看護師（または保健師），管理栄養士で構成され，将来的には透析導入患者数の減少が期待され，全国的に拡大している．これはこの時期が1つの食事指導内容を含めた療養生活，治療計画の変更のタイミングであり，管理栄養士からの栄養指導の再実施や，看護師による療養指導が行われることにより，糖尿病合併症の進展抑制が期待できるからである．

(3) また運動療法に関しても制限が生じる時期で【▶引き出し5】，さらには経口糖

尿病薬の使用の制限も生じ【▶引き出し6】，理学療法士，薬剤師などの多職種が適切に介入することが求められる時期である．糖尿病患者の治療目標は合併症がなく，健康な人と変わらない生命予後の獲得が目標であるが，腎症発症・進展を認めた患者にとっては，現在ある合併症の十分な管理と，未発症の合併症を発症させないことである．透析予防指導管理の対象となる患者の多くは，他の合併症も進行している可能性が高い．このことを念頭におき，他の細小血管障害や大血管障害，糖尿病による合併症のスクリーニングが必要である【▶引き出し3】．また糖尿病患者の死因の第1位は悪性腫瘍であり[1]，健康診断や人間ドックの受療状況を確認し，必要に応じ精密検査を進めるなど，悪性腫瘍の早期発見に努めることも必要である．

■ 専門医ならこうする

(1) 治療方針の切り替え

本症例は糖尿病腎症が進行し，ネフローゼ症候群を伴う慢性腎臓病に進展した症例である．前述のように，この時期は血糖管理による合併症発症予防に主軸をおく治療内容から，現在ある合併症の進展予防に治療方針を移行すべきである．このため，食事療法に関してはエネルギー量制限食から，ある程度の十分なエネルギー量を確保した上での蛋白制限食を指導し直さなければならない．

このため，まずは現在糖尿病腎症が進展している状況を検査結果から説明し，今後さらなる腎症進展の予防のために何が治療上，療養生活上重要になるか，多職種を介し説明すべきである．腎症進展のリスク因子として，血糖管理不良以外に，低栄養，蛋白摂取過多，塩分摂取過多，血圧管理不良，貧血があげられ，それらの是正が重要である．

(2) チームによる患者への説明

本症例ではこれらを説明した上で，1840kcal/日（30kcal/IBWkg/日），塩分制限6g/日，蛋白制限50g/日の食事療法に関して管理栄養士が指導を行う．その後，繰り返し管理栄養士による食事療法に関する栄養指導・面接を行い，食事療法の実施・目標到達状況の把握，食事摂取内容に関する修正を行い，徐々にエネルギー指示量を増加させ，最終的に2170kcal/日（35kcal/IBWkg/日）に近づけるようにする．

また，糖尿病の慢性合併症に関して再度説明を行い，細小血管障害や大血管障害，その他の糖尿病合併症のスクリーニングを行う．糖尿病腎症第2期（早期腎症期），第3期（顕性腎症期）までは積極的な治療介入により，腎症の寛解（remission）や退縮（regression）が期待されるが，第4期（腎不全期）以降は腎症の寛解，退

縮は難しく，進展速度の遅延が目標となる．

そこで頻回な管理栄養士や看護師，薬剤師などの面接も実施し，多職種による多面的介入，糖尿病透析予防指導が必要である．また，さらに腎症が進展した症例では，安全に透析療法を開始することも重要であり，透析療法に対する患者の受け入れを進めることも行うべきである．

■ 専門医からのアドバイス

糖尿病腎症第2期もしくは第3期の症例では，寛解や退縮が期待できるため，eGFR＜30～60ml/分/1.73m^2 に進行した場合には，可能な限り一度は腎臓専門医か，腎症の管理も得意な糖尿病専門医に相談することが望ましい．また，尿潜血を合併している症例や，他の細小血管障害の進行の程度と腎症進行レベルに乖離を認める症例では，他の腎疾患が併存している可能性もあり，腎臓専門医に相談すべきである．

腎症進展予防のための蛋白制限食に関しては，1型糖尿病を対象としたメタアナライシスにより腎機能増悪予防効果が証明されているが[2]，2型糖尿病では十分に証明されておらず，尿蛋白減少効果のみにとどまっている[3]．一方で高蛋白食は腎症進展に伴い併発しやすい高カリウム血症や高リン血症を助長するため，腎症第3期以降では蛋白制限食の実施が必要になる．

表2に当院入院患者の1760kcalの1日の食事献立と，2000kcal・蛋白50gの1日の食事献立の例を示す．どちらも塩分6g/日で，本症例での28.3kcal/IBWkgと32.2kcal/IBWkgにあたる．朝食に関しては蛋白質の多いミルクが中止され，蛋白が少なくエネルギー量が多い補給飲料とジャムとマーガリンに変更されている．昼食，夕食では蛋白の多い主食，主菜が減量され，蛋白制限のお菓子が追加されている．著者も以前に試食をしたが，ぜひ読者の方々にも糖尿病食と腎食を食べ比べる機会を作っていただきたい．

実臨床においてはエネルギー制限の糖尿病食と比較して蛋白制限の腎食は，継続困難なことが多い．この点も十分に理解し，管理栄養士と協力し患者個々の実現可能なレベルの蛋白制限食を提案し，定期的な食事摂取状況を把握し，可能な限り目標の蛋白制限食に近づけることが大切である．

表2 エネルギー量制限食（糖尿病食）と蛋白制限食（腎食）の比較

		エネルギー1760kcal食			エネルギー2000kcal, 蛋白50g制限食		
			エネルギー(kcal)	蛋白(g)		エネルギー(kcal)	蛋白(g)
朝食	無塩ロールパン100g 目玉焼き サラダ ノンオイルドレッシング ミルク 果物		283 83 11 10 134 77	8.8 6.2 0.6 0.3 6.6 1.4	無塩ロールパン80g 目玉焼き サラダ ドレッシング カロリー補給飲料 果物 ジャム マーガリン	226 83 11 67 160 30 30 76	7.0 6.2 0.6 0.2 0 0.5 0.1 0
			598	23.9		683	14.6
昼食	ご飯200g 鶏甘味噌炒め90g 里芋の中華風煮 オクラのお浸し		335 182 60 19	5.7 18.5 1.9 1.4	ご飯150g 鶏甘味噌炒め50g 里芋の中華風煮 オクラのお浸し カロリー補給おやつ	251 113 60 19 156	4.3 10.7 1.9 1.4 0.6
			596	27.5		599	18.9
夕食	ご飯200g さわらのムニエル75g 野菜の洋風煮 きのこのソテー		335 176 24 30	5.7 15.4 1.5 1.4	ご飯150g さわらのムニエル40g 野菜の洋風煮 きのこのソテー カロリー補給おやつ	251 114 59 30 250	4.3 9.8 5.0 1.4 0.2
			565	24.0		704	20.7

（北里大学病院　献立一例）

文献

1) 堀田 饒，他：アンケート調査による日本人糖尿病の死因. 1991～2000年の10年間, 18,385名での検討. 糖尿病 50：47-61, 2007.
2) Pedrini MT, et al: The effect of dietary protein restriction on the progression of diabetic and nondiabetic renal diseases: a meta-analysis. Ann Intern Med 124: 627-32, 1996.
3) Pan Y, et al: Low-protein diet for diabetic nephropathy: a meta-analysis of randomized controlled trials. Am J Clin Nutr 88: 660-6, 2008.

コンサルト 27

最近, 血糖コントロールがかなり改善してきたので, インスリンを導入しましょう!?

～腎不全患者の治療選択～

> 64歳, 男性. 身長166cm, 体重67kg. 50歳の時に糖尿病と腎機能障害を指摘され (HbA1c値8.8%, 随時血糖値228mg/dl, 尿蛋白 (3+), eGFR 52.6ml/分/1.73m^2), 食事療法と内服加療を開始したが, 徐々に腎機能が増悪した. 最近になりさらに腎機能が増悪し, eGFR 28.9ml/分/1.73m^2 に低下した. グリメピリド1mg/日, ピオグリタゾン15mg/日を内服し, 以前はHbA1c 7%後半であったが, 最近はHbA1c 6%台に低下している. しかし, 食後血糖値は200～300mg/dlであり, 心配になり専門医を受診した. 随時血糖値 (朝食後2時間) 228mg/dl, HbA1c 6.6%, eGFR 34.1ml/分/1.73m^2, Hb 10.2g/dlであったが, 医師よりインスリン治療を勧められた.

ポイント

① 腎不全患者の血糖動態, インスリン動態の特徴を意識する.
② 腎不全患者で選択可能な治療方法を考える.
③ 腎不全患者のHbA1cに影響する因子を意識する.
④ HbA1c値以外の血糖マーカーに着目し, 治療選択肢を考える.

■ 症例のとらえ方

　糖尿病を初めて指摘されたときにすでに腎機能障害があり, その後食事療法, 内服治療を行い, HbA1cは低下したものの, 徐々に腎機能障害が進展した患者である.
　HbA1cの低下は腎性貧血の影響と, 内因性インスリンや経口血糖降下薬の代謝遷延が原因であり, 無自覚性低血糖がある可能性も疑われる. 腎機能障害が進行し

た症例では，使用できる内服薬が制限され，特に SU 薬や多くのグリニド薬で作用の遷延が起こり，低血糖を誘発する可能性がある．またビグアナイド薬も乳酸アシドーシスのリスクが増加する【▶引き出し6】．このため腎機能障害が進行し，特に貧血のある患者では HbA1c だけでは現在の血糖状態を過小評価してしまう可能性があり[1,2]，実際の血糖値やグリコアルブミン（GA）にも注目し，治療方針を決定しなければならない【▶引き出し3】．

食後血糖値が高いが，現在の内服の増量は予期しない時間帯での低血糖を生じる可能性が高い．インスリン治療を開始し，SMBG も合わせて指導し，血糖動態を可視化することが望ましい．

■ キーワードと検査

（1） 腎機能障害を有する患者の血糖指標は，HbA1c だけでは過小評価してしまうことが多い．これは，腎性貧血の影響やエリスロポエチン製剤により赤血球寿命が短縮されることが一因である[3]．このため，実際の血糖値や腎性貧血の影響を受けにくい GA（グリコアルブミン）も合わせて血糖指標として評価する必要がある【▶引き出し2】．ただし GA も尿蛋白の多い症例や高中性脂肪血症を合併した症例では低値を示し，平均血糖値との乖離が起こる．

（2） 本症例は顕性蛋白尿を有し eGFR 28.9ml/分/1.73m^2 で，糖尿病腎症 4 期であり【▶引き出し3】．腎機能障害を有する症例での薬剤選択をしなければならない【▶引き出し6】．表1に各糖尿病治療薬の腎機能障害患者での使用について示した．SU 薬，グリニド薬は作用の遷延により低血糖リスクの上昇が予測される．ビグアナイド薬は乳酸アシドーシスを生じる可能性があり，禁忌となる．チアゾリジンも禁忌であり，浮腫の増悪，骨折のリスクもあり使用しにくい．このため，インスリンを選択するケースが多い【▶引き出し7】．

（3） インスリンを使用することのメリットとして，SMBG の導入が保険適応で可能になり，患者の血糖動態を可視化することにより安全に血糖管理を行うことが可能である．この点を患者と共有し，腎症進展抑制を目指し，より厳格な血糖管理，高血圧などの他の合併症の管理が必要である．

（4） 近年汎用されているインクレチン関連薬のうち DPP-4 阻害薬は用量調節の必要な薬剤もあるが，比較的安全に腎機能障害合併例でも使用可能である．また GLP-1 受容体作動薬のうちエキセナチドは重度腎機能障害では禁忌であるが，リラグルチド，リキシセナチドは慎重投与である．

表1 糖尿病治療薬と腎機能障害(中等度以上)

経口血糖降下薬		
α-グルコシダーゼ阻害薬		用量調節不要,ミグリトールは慎重投与
チアゾリジン誘導体		禁忌
SU薬		禁忌
ビグアナイド薬		禁忌
グリニド薬	ナテグリニド	禁忌
	ミチグリニド	慎重投与
	レパグリニド	慎重投与
DPP-4阻害薬	シタグリプチン	慎重投与(用量調節)
	ビルダグリプチン	慎重投与(用量調節)
	アログリプチン	慎重投与
	リナグリプチン	用量調節不要
	テネリグリプチン	用量調節不要
	アナグリプチン	用量調節
	サキサグリプチン	用量調節
SGLT2阻害薬		慎重投与(重度および透析では無効)
注射製剤		
インスリン製剤		投与量の調節が必要
GLP-1受容体作動薬	リラグルチド	慎重投与
	エキセナチド	重度以上で禁忌
	リキシセナチド	慎重投与

■ 専門医ならこうする

　本症例はeGFR 28.9ml/分/1.73m^{2}であり,腎性貧血の進行によりHbA1cが低くなり,現在のHbA1cが過小評価されていることについて患者に十分に説明し,影響の少ないGAや実際の血糖値での血糖評価をしなければならない【▶引き出し3】.加えて腎機能障害進行によりグリメピリド,ピオグリタゾンを継続することでのリスクを十分に説明し,インスリン製剤への切り替えを行う.食前食後血糖値を確認し,軽度の高血糖であれば,インクレチン関連薬のみでの管理も可能である【▶引き出し6】.強化インスリン療法の受け入れが直ちには困難であれば,グリメピリド,ピオグリタゾンを中止し,基礎インスリンのみ開始も選択肢の一つである【▶引き出し7】.加えてSMBG【▶引き出し3】を導入し,HbA1cに反映されない無自覚性低血糖や予期せぬ高血糖などの血糖変動を可視化することにより,食後血糖高値を呈する食事に合わせ追加インスリンを加えるBasal-Bolus法へのステップアップも可能である.Basal-Bolus法へのステップアップ前にDPP-4阻害薬を追加し,食後血糖を評価し,その後不十分であればBasal-Bolus法を考慮するのも安全な治療選択

と考えられる．

　本症例は身長，体重より BMI 24.3kg/m^2 であり，食後 2 時間血糖値 228mg/dl，HbA1c 6.6% である．食前の血糖値は現時点で不明であり，また 64 歳と比較的高齢であることも考慮すると，インスリン開始により低血糖を生じる可能性を考慮しなければならない．グリメピリド，ピオグリタゾンを中止した上，基礎インスリンとしてインスリングラルギンを夕方に 4 単位程度から開始し，週に 2 日，食前 3 回と眠前の SMBG 4 検を勧める．その上で，空腹時血糖値が 120mg/dl 以下（患者が高齢でなければ 110mg/dl 以下）になるよう基礎インスリン用量を調整する．また空腹時血糖値以外の血糖値から，低血糖が生じている可能性がないか検討する．空腹時血糖値が目標血糖値内にコントロールできたら，週 1 日・1 日 7 検（各食前－食後，眠前）を行い，食後血糖値の評価を行う．食後血糖値を患者とともに確認することで，食後に血糖値が上がることを患者自身も実感し，インスリンや内服薬の追加の必要性も認識できる．食後血糖値が再現性をもって 200mg/dl を超えるようであれば，食事に合わせて α-グルコシダーゼ阻害薬を追加するか，DPP-4 阻害薬を追加することが有用と考えられる．ただし，α-グルコシダーゼ阻害薬を追加する際には，下痢などの消化管症状が副作用として出現する可能性があり，これにより腎機能障害がさらに進行することもあり，副作用についての説明を十分に行わなければならない．

■ 専門医からのアドバイス

　本症例のように糖尿病腎症の進行により腎機能が増悪している中で，どのタイミングで，どのような治療に切り替えるか悩む読者も多いと思われる．そのため，明らかな低血糖や他の副作用がない限り，現行の治療を継続してしまっているケースも多いのではないか．

　図 1 の Moen らの報告[4]をみていただきたい．糖尿病や CKD のない患者と比較して，CKD 合併している場合には低血糖の頻度・重症度ともに増加し，また糖尿病を有する場合にはさらに増加している．加えて，CKD と糖尿病の両者を有する場合には，それら単独で有している場合以上に，低血糖の頻度・重症度ともに増加し，血糖値 50mg/dl 未満の重症低血糖に関しては，発生率比が 8.43 倍に増加する．また低血糖により死亡率の増加も報告されており，各死亡率比は血糖値 60〜69mg/dl で 1.85 倍，血糖値 50〜59mg/dl で 4.10 倍，血糖値 50mg/dl 未満で 6.09 倍と，糖尿病と CKD により低血糖の頻度・重症度が増加し，それらが死亡にもつながるこ

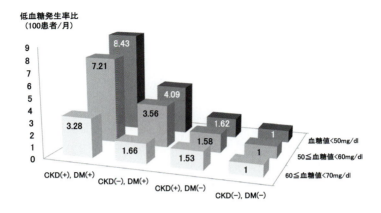

図1 CKDと糖尿病の有無による低血糖のリスク (Moenら, 2009)[4]
患者数 243,222人, SMBG 2,040,206回

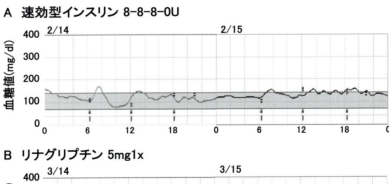

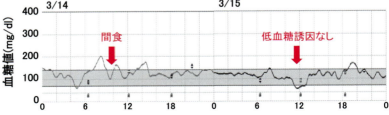

図2 インスリン療法からDPP-4阻害薬への切り替え症例

とが示されている．この結果より，腎機能障害を有する糖尿病患者の血糖管理において，厳格な血糖管理が必要な一方で，低血糖を生じさせない治療選択が必要であると考えられる．

また，インスリン治療中の腎機能障害を有する糖尿病患者で，インスリン注射を中止し，DPP-4阻害薬のみへの変更が可能な症例もある．**図2**に示すのは，72歳女性でHenoch-Schoenlein紫斑病による腎機能障害（eGFR 32.9ml/分/1.73m^2）を有する糖尿病患者で，速効型インスリン3回法でHbA1c 6.0％前後（Hb 10g/dl台）であった．年齢が進み，インスリン手技に見守りも必要になり，インスリンを中止しリナグリプチン5mgに変更した．CGMで変更前と変更後1ヵ月を比較すると，リナグリプチン内服で間食などの過剰なエネルギー負荷は十分に高血糖を抑制できない可能性が示唆されたが，平均血糖値は127→118mg/dlで変わらず，血糖変動を示すSDは19→25mg/dlとやや悪化したが，HbA1cは6.2→6.1％，GAは14.0％→13.8％と著変を認めなかった．

このように腎機能障害を有する糖尿病患者では，以前はインスリン治療が原則であった．現在も厳格な血糖管理という観点からは，インスリン治療が原則であることは変わらないが，患者の血糖動態やADLに応じてインクレチン関連薬をうまく使用することにより，良好な血糖管理が獲得できる．

文献

1) Inaba M, et al: Glycated albumin is a better glycemic indicator than glycated hemoglobin values in hemodialysis patients with diabetes: effect of anemia and erythropoietin injection. J Am Soc Nephrol 18: 896-903, 2007.
2) Peacock TP, et al: Comparison of glycated albumin and hemoglobin A (1c) levels in diabetic subjects on hemodialysis. Kidney Int 73: 1062-8, 2008.
3) Morioka T, et al: Glycemic control is a predictor of survival for diabetic patients on hemodialysis. Diabetes Care 24: 909-13, 2001.
4) Moen MF, et al: Frequency of hypoglycemia and its significance in chronic kidney disease. Clin J Am Soc Nephrol 4: 1121-7, 2009.

コンサルト 28 透析終了後に低血糖と高血糖を繰り返す症例

～血液透析患者の血糖動態～

65歳，男性．40年来の2型糖尿病で，徐々に腎機能が悪化し2ヵ月前に血液透析導入に至った．現在糖尿病治療は，透析日にインスリンアスパルト 0-6-5-0 単位，インスリングラルギン 3-0-3-0 単位，非透析日にインスリンアスパルト 6-5-5-0 単位，インスリングラルギン 3-0-3-0 単位を行っているが，最近は透析終了後の食事前の血糖値が低く，夕食前後はとても高くなってしまう．非透析日の血糖値は透析日と違っており，透析の担当医から血糖管理の方法や透析液の糖濃度が 100mg/dl なのにどうして透析後に低血糖なのかとコンサルトを受けた．

ポイント

① 血液透析患者の血液透析による血糖動態への影響を意識する．
② 糖尿病透析患者では，透析後の低血糖やその後の急激な高血糖が多い．
③ HbA1c 値以外の血糖マーカーにも着目し，治療選択肢を考える．

■ 症例のとらえ方

近年，CGM（持続血糖モニター continuous glucose monitoring）の普及により糖尿病血液透析患者の血糖動態が明らかになってきたが【▶引き出し3】，本症例は糖尿病血液透析患者の特徴的パターンと考えられる一例である．

糖尿病透析患者では，本症例のように透析時間中に血糖が低下し，透析液の糖濃度が 100mg/dl であってもそれを下回り透析後の無自覚性低血糖を生じる．またその後の食事摂取により，非透析日以上の急峻な食後高血糖を生じる．このため糖尿病透析患者には，より詳細な血糖動態の把握が必要である．また糖尿病透析患者では HbA1c が腎性貧血やエリスロポエチン製剤による赤血球寿命の短縮により，低

値を示す．一方でグリコアルブミン（GA）はそれらの影響を受けず【▶引き出し3】，日本透析医学会の「血液透析患者の糖尿病治療ガイド 2012」でも随時血糖値とともに血糖管理指標として推奨された．

しかし，前述のような糖尿病透析患者の複雑な血糖動態を把握するには，HbA1c や GA だけでは不十分であり，頻回の SMBG や CGM を行う必要性がある．また慢性腎不全患者では，選択可能な糖尿病治療薬が限られ【▶引き出し6】，インスリン注射も必要量が変化する【▶引き出し7】．特徴的な糖尿病血液透析患者の血糖動態を十分に把握した上で，最適な治療選択を行い，よりよい血糖管理を目指さなければならない．

■ キーワードと検査

(1) 慢性腎不全患者，糖尿病血液透析患者では HbA1c は血糖管理状況を過小評価してしまう【▶引き出し3】．このため，日本透析医学会の「血液透析患者の糖尿病治療ガイド 2012」では，GA（グリコアルブミン）と随時血糖値が血糖管理指標として推奨された．しかし，糖尿病血液透析患者は特異な血糖動態を示し，透析液種類や透析液糖濃度により血糖動態が変化し，透析日・非透析日の血糖動態も大きく異なることが多い[1, 2]．特に透析液糖濃度が 100mg/dl であっても，透析中及び透析終了後に血糖値が 100mg/dl を下回ることがあり，また透析後の食事摂取により急峻な高血糖を生じることが知られている．

透析後の血糖値が透析液糖濃度を下回る原因は，赤血球のグルコース消費や透析膜の拡散作用などが示唆されているが，不明な点が多い．これらの血糖動態を詳細に把握するには現時点ではどの血糖指標も不十分であり，透析直後の無自覚性低血糖やその後の急峻な高血糖が疑われる症例では，CGM などを用いた詳細な血糖動態の把握が必要である．

(2) 血液透析患者の血糖管理では使用可能な薬剤が限られており，血糖動態に適しかつ低血糖リスクの少ない薬剤選択が必要である．以前より血液透析患者の血糖管理にはインスリンが多かったが，SMBG が可能になるメリットも大きい．近年汎用されているインクレチン関連薬に関しても，DPP-4 阻害薬は一部薬剤で用量調節が必要であるが，比較的使用しやすい．また一部の GLP-1 受容体作動薬も血液透析患者で使用可能であり，よりよい血糖管理が可能となった．

■ 専門医ならこうする

　本症例は糖尿病性腎症による慢性腎不全で，血液透析導入後に血糖コントロールに難渋している症例である．

　血液検査で Hb 10.0g/dl，Ht 31.5％の腎性貧血を認め，血糖コントロール指標はHbA1c 9.2％，GA 54.1％であった．HbA1c や GA から本症例の血糖管理がうまくいっていないことはわかるが，詳細な血糖動態の把握は不可能である．このため，CGM や頻回な SMBG により詳細な血糖動態を把握することが，良好な血糖管理につながると考えられる．本症例の透析日，非透析日 48 時間の CGM 結果を図1に示す．本症例では，図中に示すように透析後に無自覚性低血糖を認めている．これは，血液透析により昼食の時間が遅れる影響や，透析に伴う赤血球のグルコース消費などが示唆されているが，明確な理由はまだわかっていない．

　我々の報告した日本人糖尿病血液透析患者 28 例を対象とした CGM による血糖動態の検討[3]では，6 例（21.4％）に同様の透析終了後の無自覚性低血糖を認めており，決して稀な現象でないことが示唆された．このため，糖尿病血液透析患者で，特にインスリン治療中の患者では，夜間無自覚性低血糖のみでなく，透析終了後も低血糖を生じやすいという認識を持ち，本症例のような低血糖を認める症例では，まずは低血糖をきたしやすい時間帯の責任インスリンを減量すべきである．

　しかし本症例で朝食前のインスリンアスパルトを減量すると，朝食後ないし透析開始時の高血糖が更に増悪する可能性もある．本症例のような場合には，透析中に

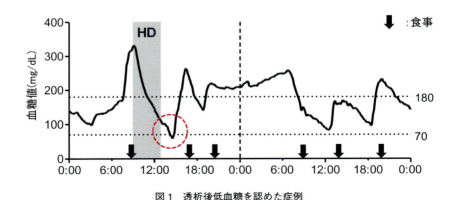

図1　透析後低血糖を認めた症例

昼食を摂取させることや，透析液を100mg/dlの糖濃度から150mg/dlの糖濃度に変更するなどの対応が必要である．しかし，透析中の食事や150mg/dlの糖濃度透析液の使用が，維持透析病院で継続が困難であれば，透析終了直後に補食をすることが勧められる．

■ 専門医からのアドバイス

　先行研究により糖尿病透析症例では，腎性貧血およびエリスロポエチン製剤によりHbA1cが過小評価になると報告されている[4,5]．その一方でGAは貧血の影響を受けず，糖尿病透析症例の血糖管理マーカーとして有用であると報告され，日本透析医学会の「血液透析患者の糖尿病治療ガイド2012」でも，随時血糖値とともに血糖管理指標として推奨された．しかしGAは血糖変動の影響や高中性脂肪血症の影響を受けやすく，糖尿病透析患者ではある一定期間の平均血糖を反映するマーカーと単純に考えることはできない．このためHbA1cおよびGAのみでなく，透析前後の血糖値や自宅でのSMBGの結果を用いて血糖管理を行うべきであり，無自覚性低血糖や急峻な高血糖が予測される患者では，CGMの可能な医療機関で詳細な血糖動態を把握することも必要である．

　糖尿病透析患者の血糖動態は不明な点が多かったが，CGMの普及により「透析後の無自覚性低血糖が多いこと」や「透析後の食事摂取により，他の食事摂取以上の血糖上昇を生じやすいこと」が明らかになってきた．SMBGやCGMを用いて血糖動態の把握を行うことで，透析日と非透析日の血糖動態が大きく異なることが知られている．このため，糖尿病透析患者では実際の血糖値を目安に，透析日と非透析日のインスリン投与量を変更することで良好な血糖管理が得られることがある．

　インスリン療法の目的は生理的なインスリン分泌を模倣することであり，1型糖尿病の透析患者では直前3回の超速効型インスリンと1日1回ないし2回の持効型溶解インスリンの使用が必須である．2型糖尿病で内因性インスリン分泌能が残存している場合には，空腹時血糖値が120mg/dl以上であれば持効型溶解インスリン，再現性のある食後高血糖を認める場合には超速効型インスリンを使用する．従来の中間型インスリンは作用のピークが強いため，夜間や午前中の低血糖を生じやすくあまり使用すべきでない．また速効型インスリンは，糖尿病胃腸症などを合併し，食後の最大血糖値までのピーク時間が長い症例では適する場合があるが，食後もしくは次の食前の低血糖に注意が必要である．

　食事療法のみの糖尿病透析患者で，HbA1cやGAが比較的安定していても血糖

変動が大きい症例も存在する．図2 に 77 歳，男性の CGM 結果を示す．

透析前血糖値 167mg/dl，HbA1c 5.6％，GA 18.7％であり，「血液透析患者の糖尿病治療ガイド 2012」の推奨する随時血糖値＜180～200mg/dl，GA＜20％であり，血糖指標は良好であった．CGM の結果をみると，透析日・非透析日の 48 時間の平均血糖値は 93mg/dl，血糖変動を示す SD 46mg/dl であったが，透析後に 70mg/dl 未満の無自覚性低血糖を認め，その後の食後に 200mg/dl をはるかに超える高血糖を認めている（図 2-A）．この症例では朝 1 回のビルダグリプチン 50mg 内服により，透析後の低血糖が消失し，その後の高血糖も 180mg/dl 未満に安定した（図 2-B）．

糖尿病透析患者は他の細小血管障害や大血管障害の合併が多く，詳細な血糖動態を把握し，低血糖や食後高血糖を是正することが長期予後を改善すると考えられる．

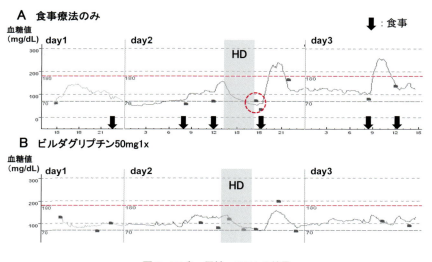

図2　77 歳，男性．CGM の結果

文 献

1) Kazempour-Ardebili S, et al: Assessing glycemic control in maintenance hemodialysis patients with type 2 diabetes. Diabetes Care 32: 1137-42, 2009.
2) Riveline JP, et al: Glycaemic control in type 2 diabetic patients on chronic haemodialysis: use of a continuous glucose monitoring system. Nephrol Dial Transplant 24: 2866-71, 2009.
3) 林 哲範, 他：持続血糖測定（CGM）でみた日本人糖尿病透析患者の血糖動態. 糖尿病 55: 681-687, 2012.
4) Inaba M, et al: Glycated albumin is a better glycemic indicator than glycated hemoglobin values in hemodialysis patients with diabetes: effect of anemia and erythropoietin injection. J Am Soc Nephrol 18: 896-903, 2007.
5) Peacock TP, et al: Comparison of glycated albumin and hemoglobin A（1c）levels in diabetic subjects on hemodialysis. Kidney Int 73: 1062-8, 2008.

6 特殊な状況での管理

【コンサルト 29〜33】

一般名	主な商品名	血中半減期(時間)	作用時間(時間)
DPP-4阻害薬			
シタグリプチンリン酸塩水和物	グラクティブ ジャヌビア	12	24
SU薬			
グリメピリド	アマリール アマリールOD	1.5	12〜24
ビグアナイド薬			
メトホルミン塩酸塩	グリコラン メデット	1.5〜4.7	6〜14
	メトグルコ	2.9	6〜14

(日本糖尿病学会編・著:糖尿病治療ガイド2014 - 2015, p.46(表6), p.49(表9), p.51(表11), 文光堂, 2014より改変)

一般名	主な商品名	発現時間	最大作用時間	持続時間
インスリン製剤				
インスリンリスプロ	ヒューマログ	15 分未満	30 分〜1.5 時間	3〜5 時間
インスリンアスパルト	ノボラピッド	10〜20 分	1〜3 時間	3〜5 時間
インスリングラルギン	ランタス	1〜2 時間	明らかなピークなし[注1]	約24 時間[注2]
インスリンデテミル	レベミル	約1 時間	3〜14 時間	約24 時間[注2]
インスリンデグルデク	トレシーバ	—	明らかなピークなし[注1]	42 時間超[注3]

注1 実際にはピークとトラフは存在し,臨床的には問題となることがある.
注2 投与単位にある程度依存性であり,症例によっても異なる点に注意する.
注3 反復投与時の持続時間.

(日本糖尿病学会編・著:糖尿病治療ガイド2014 - 2015, p.56-57(表14), p.58(表15), p.59(表16), 文光堂, 2014より改変)

コンサルト 29
腰部脊柱間狭窄症と診断されました！でも、血糖コントロールが悪くてしばらく手術はできないと言われました！

〜周術期管理〜

66歳，男性．身長169cm，体重77.1kg，BMI 27．58歳時，健診を契機に2型糖尿病と診断され，かかりつけ医にてグリメピリド2mg/日を処方されていたが，最近は腰痛と座骨神経痛の症状がひどく，運動不足の状態が続いており，HbA1c 8%台で推移していた．今回，かかりつけ医より当院整形外科を紹介されて受診，MRIにて腰部脊柱間狭窄症と診断され，手術適応あり，と判断された．術前検査でHbA1c 8.9%あり，術前コンサルト目的で整形外科から糖尿病内科に紹介された．

ポイント

① 血糖コントロール不良な状態での手術を行うと，術後に感染や縫合不全を起こす危険が高まる．
② 待機的に行える手術の場合は，インスリン導入して血糖コントロール改善してから手術を行うのが望ましい．
③ ただし交通外傷・頭蓋内出血・急性腹症など緊急性が高い外傷・疾患の場合は，HbA1cが高くても手術を実施せざるを得ないため，術前にリスクを告知の上，術後はインスリンによる血糖コントロールを行う．
④ 経口摂取可能な状況であればBasal-Bolusによるインスリン頻回注射法が基本となるが，絶食で輸液を行っている場合はインスリン持続静注（continuous intravenous insulin infusion；CIVII）による血糖コントロールを行う．
⑤ とくに1型糖尿病の場合，DKA予防のため絶食期間中は糖質補液とCIVIIの併用が必要である．

■ 症例のとらえ方

　一般に腰部脊柱間狭窄症など緊急性が高くない疾患の場合，多少，手術時期が遅れても予後に大きな変化はないと考えられるため，インスリン療法で血糖コントロールを改善してから手術するのが望ましい．この際，周術期に絶食期間が生じることも視野に入れて，あらかじめ経口糖尿病薬はすべて中止し，インスリン単剤による治療を行うことが多い【▶引き出し6，7】．インスリンによる血糖コントロールは入院でも外来でもかまわないが，食事療法をきちんと管理でき，インスリン投与量を細かく調節できるという点では，入院管理の方が有利である．ただし患者本人が食事療法も含めてきちんと自己管理できるのであれば，入院による術前血糖コントロールは必須でない．現実的には，患者の家庭や仕事の都合など，血糖コントロール以外の心理・社会的な要因も考慮して，術前血糖コントロール目的での入院が必要か，それとも外来でインスリン治療を行うのか，判断することになる．

■ キーワードと検査

（1）古くから血糖コントロール不良な糖尿病患者は，さまざまな**感染症**を合併しやすいことが経験的に知られている【▶引き出し3】．しかし，血糖コントロールと感染症の関連性を示すエビデンスは，肺炎など一部の疾患に限られている[1]．

（2）同様に，血糖コントロール不良な糖尿病患者は，手術後に感染症や創傷治癒不全などの**術後合併症**を合併しやすいことが経験的に知られている．しかし周術期の血糖コントロールと術後合併症の関連性を示すエビデンスは限られており，とくに待機的な手術の際の血糖コントロール目標に関しては，不明な点が多く，経験的な目標値を用いた管理が行われているのが現状である[2]．この領域のエビデンスが不足している理由として，手術患者の予後は血糖値以外のさまざまな要因の影響を受けること，倫理的にランダム化比較研究を行いにくいことなどが考えられる．

（3）急性期の血糖コントロールに関するエビデンスは**CCU，ICU**（外科系・内科系）など集中治療室におけるデータがメインである．AMI患者を対象とした**DIGAMI研究**は，強化療法群において急性期にCIVIIを実施し，その後，慢性期は**Basal-Bolus**によるインスリン療法を行ったところ，従来療法群と比べて長期生存率が改善した[3]．ただし本研究では長期予後の改善が急性期管理によるものか，それとも慢性期管理によるものか，区別がつかない．外科系ICU患者を対象とした**LeuvenⅠ研究**は，血糖値80～100mg/dlを目標とした強化療法群において，215mg/dl以上

でインスリン注入を開始し 180〜200mg/dl を目標とした従来療法群より，集中治療期間中の死亡率が改善した[4]．一方，内科系 ICU 患者を対象とした **Leuven II 研究**では，Leuven I 研究と同様の血糖コントロールを行ったところ，強化療法群と従来療法群の間で入院中の死亡率に有意差を認めなかった[5]．外科系・内科系 ICU 患者を対象とした **NICE-SUGAR 研究**では，血糖値 81〜108mg/dl を目標とした強化療法群で血糖値 180mg/dl 以下を目標とした従来療法群と比べて 90 日以内の死亡率の増加を認めた[6]．現時点では，急性期に血糖値の正常化（Leuven I 研究および Leuven II 研究の 80〜100mg/dl，または NICE-SUGAR 研究の 81〜108mg/dl）を目標とすることの有益性は確立されておらず，むしろ有害である可能性すら示唆されている．

(4) 治療強化に伴う**重症低血糖**の増加が，患者の予後不良と関連している可能性が懸念されている【▶引き出し8】．前述の NICE-SUGAR 研究の強化療法群では，40mg/dl 以下の重症低血糖が従来療法群の約 15 倍あった[6]．一方，1 型糖尿病患者を対象として CGM とホルター心電図を同時に実施した研究において，夜間低血糖と心電図の QTc 延長が関連していた[7]．重症低血糖による突然死の一因として，致死性不整脈の関与が疑われている．**高インスリン性低血糖**では肝臓における**ケトン体**の合成も抑制される点に留意する必要がある[8]．

(5) 以上のような知見にもとづき，海外では急性期の血糖コントロール目標として 140〜180mg/dl[9] または 140〜200mg/dl[10] を推奨するガイドラインが公表されている．これらの目標は長期的な細小血管合併症の予防を目標とした日常的な血糖コントロール目標と大きく異なることに留意する必要がある．ただし糖尿病合併妊娠患者の帝王切開の周術期は，新生児低血糖予防の観点から，血糖値の正常化が目標となる．一方，経口摂取を行っている患者の周術期血糖コントロールについては，エビデンスが乏しいため，経験的な目標値を用いた管理が行われているのが現状である．

(6) 経口摂取している場合は，**Basal-Bolus** によるインスリン療法が標準的である．絶食期間中は，**CIVII** を行うと精密な血糖コントロールを行いやすい【▶引き出し7】．超速効型インスリンアナログまたはヒトインスリンを用いたいわゆる**インスリンスケール**（またはスライディングスケール）は，高血糖が生じてから後追いでインスリンが投与されるため，血糖値が乱高下しやすく，注意を要する[2]．

(7) 内因性インスリンが枯渇した 1 型糖尿病患者の場合，長時間の絶食が DKA の誘因となるので，カリウム補給を行いながら糖質補液と CIVII を実施する必要があ

る【▶引き出し8】．この場合，最低でも中枢神経系が必要とする1時間あたり5g程度のブドウ糖補給が必要となる[8]．

■ 専門医ならこうする

　本症例は年金生活者で時間に余裕があり，本人も自宅での食事療法に自信がない，と話していたため，糖尿病内科に入院の上，1日4回のインスリン注射（インスリンリスプロ1日3回毎食直前，インスリングラルギン1日1回眠前）を開始した．
　2週間後，朝食前血糖値110mg/dl前後，昼食前血糖値130mg/dl前後，夕食前血糖値120mg/dl前後，眠前血糖値150mg/dl前後まで血糖コントロールが改善したため，手術3日前にいったん退院した．
　手術2日前に整形外科に再入院．手術当日は絶食のため朝からインスリンリスプロを中止，インスリングラルギンのみ継続．術後は血糖値が目標範囲内（140〜180mg/dl）で推移していたためCIVIIを行わず，翌朝まで経過観察．手術翌朝より食事再開，インスリンリスプロを再開．感染症や縫合不全を合併することなく，術後14日目に抜糸，リハビリ期間を利用してインスリン離脱を試みる方針となった．
　術後16日目にインスリンを中止してグリメピリド2mg/日を再開したところ，朝食前血糖値は110mg/dl前後となったが，昼食前血糖値と夕食前血糖値が200mg/dl以上となった．そこでシタグリプチン50mg/日を追加したところ，昼食前，夕食前血糖値が150mg/dl前後に改善した．
　手術により腰痛と座骨神経痛の症状が改善したこともあり，運動療法の徹底に意欲的であったため，この処方で経過観察する方針となった．
　術後4週間目に退院決定となったが，血糖測定を継続したい，との申し出があった．インスリンを使用していない場合は原則としてSMBGが保険適用されないことを説明したところ，自費での購入を希望した．そこで血糖測定器が薬局等で購入可能なことを説明し，CDE-Jの資格を持つ病棟看護師が血糖測定器の使用方法を指導した．退院後の経口糖尿病薬処方はかかりつけ医に依頼した．

■ 専門医からのアドバイス

　周術期の血糖コントロールはインスリンを使用するのが基本であるが，低血糖予防に留意する必要がある．治療計画の立案にあたっては，血糖コントロールだけでなく，栄養の充足にも配慮する必要がある．絶食期間中は糖質輸液にCIVIIを併用することで，精密な血糖コントロールを行うことが可能である．

文 献

1) Kornum JB, et al: Diabetes, glycemic control, and risk of hospitalization with pneumonia: a population-based case-control study. Diabetes Care 31: 1541-5, 2008.
2) 山内俊一：外科手術とインスリン療法．綜合臨牀 56: 97-101, 2007.
3) Bonds DE: DIGAMI 1: 20 years later. Lancet Diabetes Endocrinol 2: 603-604, 2014.
4) Van den Berghe G, et al: Intensive insulin therapy in critically ill patients. N Engl J Med 345: 1359-1367, 2001.
5) Van den Berghe G, et al: Intensive insulin therapy in the medical ICU. N Engl J Med 354: 449-461, 2006.
6) NICE-SUGAR Study Investigators, et al: Hypoglycemia and risk of death in critically ill patients. N Engl J Med 367: 1108-1118, 2012.
7) Kubiak T, et al: Continuous Glucose Monitoring Reveals Associations of Glucose Levels with QT Interval Length. Diabetes Technol Ther 12: 283-286, 2010.
8) Ruderman NB, 他：ホルモンとエネルギーの相互作用：摂食状態，飢餓状態と糖尿病．Kahn CR, 他編：ジョスリン糖尿病学，第 2 版，p.141-160, MEDSI, 2007.
9) Moghissi ES, et al: American Association of Clinical Endocrinologists and American Diabetes Association consensus statement on inpatient glycemic control. Diabetes Care 32: 1119-1131, 2009.
10) Qaseem A, et al: Use of intensive insulin therapy for the management of glycemic control in hospitalized patients: a clinical practice guideline from the American College of Physicians. Ann Intern Med 154: 260-267, 2011.

コンサルト 30 先生！私妊娠しました！

～妊婦の糖代謝異常と血糖管理～

> 34歳，女性．未婚．29歳時に1型糖尿病を発症，糖尿病網膜症なし，糖尿病腎症1期，糖尿病神経障害なし．血糖自己測定（SMBG）1日2～3回．ペン型注入器を使用してインスリングラルギンとインスリンアスパルトによる強化インスリン療法を行っており，最終受診日のHbA1c 8.6%．市販検査薬にて妊娠反応陽性であることが判明．産婦人科受診し，妊娠7週と診断された．

ポイント

① 糖尿病合併妊娠と妊娠糖尿病の違いを意識する．
② 妊娠前ケアがきわめて重要である．
③ 妊娠中は厳格な食事療法・薬物療法・血糖モニタリングが必要となる．
④ 糖尿病網膜症，糖尿病腎症，高血圧症，禁忌薬剤をチェックする．

■ 症例のとらえ方

　血糖コントロール不良な状態で妊娠してしまった既知の1型糖尿病を有する症例である．妊娠初期の器官形成期に血糖コントロールが不良であると，胎児の先天奇形および流産のリスクが高まる．また，妊娠中期以降の血糖コントロールが不良であると，巨大児および新生児低血糖のリスクが高まる．さらに母体の糖尿病網膜症，糖尿病腎症，高血圧症などが妊娠中に悪化するリスクもある．このため手厚い妊娠前ケアを行い，血糖コントロール良好な状態で妊娠成立するのが望ましい．

　しかし現実には血糖コントロール不良な状態で妊娠してしまう事例は珍しくなく，このような場合は本人およびパートナーに十分なリスクを説明の上，医療従事者との共同作業で今後の方針を決定する必要がある．

■ キーワードと検査

(1) **糖尿病合併妊娠**とは，すでに糖尿病と診断されている女性が妊娠することである．基礎となる糖尿病の病型は，1型糖尿病，2型糖尿病，その他の糖尿病（ミトコンドリア糖尿病，MODY，ステロイド糖尿病，膵性糖尿病など）のいずれかである．妊娠初期のHbA1c高値は児の先天異常リスクと関連しており，国内のデータでもHbA1c 8.4％以上では約25％にのぼると報告されている[1]．

また，**妊娠中の明らかな糖尿病**とは，それまでに診断されていなかったものの，妊娠前から糖尿病であったと考えられる場合を指し，実際には未診断・未治療の2型糖尿病が多い．

一方，**妊娠糖尿病（GDM）**は，「妊娠中にはじめて発見または発症した糖尿病にいたっていない糖代謝異常である．明らかな糖尿病は含めない」と定義されており，糖尿病合併妊娠，妊娠中に診断された明らかな糖尿病よりも比較的軽症な糖代謝異常である．GDMは分娩後に糖代謝がいったん正常化するが，長期的には2型糖尿病に移行するリスクが高いことが知られているので，分娩後も長期のフォローアップが必要である．現行の**GDM診断基準はHAPOスタディ**の結果を反映して作成されている[2]．

(2) **妊娠糖尿病（GDM）**，**妊娠中の明らかな糖尿病**の診断基準を示す（**表1**）[3]【▶**引き出し1**】．妊娠糖尿病（GDM）の診断基準は，通常の75gOGTTによる糖尿病の

表1 妊娠糖尿病（GDM），妊娠中の明らかな糖尿病の診断基準

1) 妊娠糖尿病（GDM）の診断基準
 75gOGTTにおいて次の基準の1点以上を満たした場合に診断する．
  空腹時血糖値 ≧ 92mg/dL
  1時間値 ≧ 180mg/dL
  2時間値 ≧ 153mg/dL

2) 妊娠中の明らかな糖尿病
 以下のいずれかを満たした場合に診断する．
  ア）空腹時血糖値 ≧ 126mg/dL
  イ）HbA1c ≧ 6.5％
  ウ）随時血糖値 ≧ 200mg/dL（空腹時血糖値かHbA1cで確認する必要あり）
  エ）糖尿病網膜症が存在する場合

（日本糖尿病学会編：科学的根拠に基づく糖尿病診療ガイドライン2013[3]；日本糖尿病・妊娠学会と日本糖尿病学会との合同委員会：妊娠中の糖代謝異常と診断基準の統一化について，2015.8.1を元に作成）

表2 妊娠許可の条件

- HbA1c 7.0%未満.
- 糖尿病網膜症があっても,単純性にとどまるか,光凝固術後で安定している.
- 糖尿病腎症があっても,2期までであることが望ましい.
- 血圧コントロールが良好で,ACEI,ARBなどの妊娠中の使用が禁忌とされる薬剤を使用していない.

(日本糖尿病学会,2013[3];月森清巳,2010[4]を元に作成)

診断基準と大きく異なることに注意する必要がある.

(3) **妊婦の糖代謝異常**,とくに**糖尿病合併妊娠**および**妊娠中の明らかな糖尿病**には先天奇形,流産,早産,巨大児,新生児低血糖などさまざまな合併症リスクを伴うが,適切な治療を行えば合併症リスクを減らせる.糖尿病を有する女性が妊娠を希望する場合は,合併症および併存症につき**妊娠許可の条件**を確認の上,十分な**妊娠前ケア**を行った上で計画妊娠することが望ましい.ただし現実にはこれらの条件を満たさぬまま妊娠し,出産に至る症例も稀ではない.**妊娠許可の条件**については文献によって若干,表現が異なるが,基本的には母児の予後を良好とするために必要な条件である(**表2**)[3,4].

糖尿病網膜症については,単純性にとどまるか光凝固術後で安定していることが推奨されている[3].妊娠経過中に糖尿病網膜症が悪化するリスクが知られているものの,網膜光凝固と硝子体手術の進歩により,かつてほど深刻な問題ではなくなってきている.妊娠前の段階から眼科に定期的な糖尿病網膜症の管理を依頼することが重要である【▶引き出し3】.

一方,**糖尿病腎症**については,2期までであることが望ましいとされている[3].3期以降での妊娠・出産は,妊娠経過中の合併症リスクが高いだけでなく,分娩後に腎機能が悪化し透析導入となるリスクがある.また,血液透析下での妊娠・出産は頻回透析を行えば不可能ではないものの,そもそも妊孕性が低い上に流産・死産・早産など妊娠合併症のリスクが高く,現状では例外的と考えてよかろう.一方,腎移植により妊孕性が回復することが知られており,膵腎同時移植後に妊娠・出産した症例も報告されている.

高血圧合併妊娠は,加重型妊娠高血圧腎症,早産,SGA(small for gestational age)児,周産期死亡などのリスクが高まるので,とくに注意が必要である[4].高血圧症自体が頻度の高い疾患であり,とくに肥満症合併例や糖尿病腎症合併例では

注意する必要がある．

また，**ACEI**，**ARB** など一部の降圧薬は胎児毒性が明らかなので，妊娠希望がある場合はあらかじめ他の薬剤に変更しておくことが望ましい．もし ACEI，ARB を内服している状態で計画されない妊娠が発見された際は，ただちに他の降圧薬に変更する必要がある．虚血性心疾患の一次予防・二次予防に汎用されている**スタチン**も，妊娠中の投与が禁忌とされているので，妊娠希望がある場合は事前に中止する必要がある．

(4) **妊娠中の血糖コントロール目標**については，母体の高血糖により，妊娠初期には先天奇形のリスク，妊娠中期以降には巨大児・新生児低血糖のリスクが高まるので，母体の血糖値は健常者と同様に正常化する必要がある．

このため日本糖尿病学会は，朝食前血糖値が 70～100mg/dl，食後 2 時間血糖値が 120mg/dl 未満，HbA1c が 6.2%未満を目標としている[5]．一方，アメリカ糖尿病協会（ADA）のガイドラインでは，GDM の場合は食前血糖値が 95mg/dl 以下，食後 1 時間値が 140mg/dl 以下または食後 2 時間値が 120mg/dl 以下を目標とし，糖尿病合併妊娠の場合は食前・眠前・夜間の血糖値が 60～99mg/dl，食後血糖値のピークが 100～129mg/dl，HbA1c が 6.0%未満を目標としている[6]．

糖尿病合併妊娠・妊娠中の明らかな糖尿病・GDM のうち HbA1c ＜ 6.5% かつ 75gOGTT 2 時間値 ≧ 200mg/dL の場合は，インスリン治療の有無に関わらず，月 120 回以上の血糖自己測定（**SMBG**）が健康保険適用されている．なお妊娠中，HbA1c は貧血の影響で低値を示すことがあるため，**グリコアルブミン**の測定が有用で，15.8%未満が目標とされている[3]【▶引き出し3】．

(5) 糖代謝異常を合併した妊婦の**食事療法**は，胎児の正常な発育を期待するため，基本的に健康な妊婦が必要とする栄養と同等を目標とする．すなわち，妊娠初期（16週未満）には＋50kcal，妊娠中期（16 週～28 週未満）には＋250kcal，妊娠末期（28週以降）には＋450kcal を妊娠前の食事療法に付加する．ただし肥満合併例では体重増加を抑制する必要があるため，個別に対応する必要がある．分娩後，授乳期間中は＋350kcal を付加するのが基本だが，妊娠中に予定以上の体重増加があった場合は，減量と授乳を両立させるため，個別に対応する必要がある．

糖尿病合併妊娠，妊娠中に診断された明らかな糖尿病，GDM のいずれにおいても，上述の食後血糖値のコントロール目標を実現するため，食品選択と一度に摂取する食事量の調節は，きわめて重要である．一般に炭水化物を大量摂取すると食後高血糖を起こしやすくなるので，可能であれば主食をなるべく細かく分割して摂取

すると，ピーク血糖値の管理が行いやすくなる．一方，脂質と蛋白質は直接，血糖値を上昇させないので，分割して摂取する必要はそれほど高くない．また，チャーハンなどの炭水化物と脂質の両方を含む献立は，脂質の影響で炭水化物の吸収が遅延するため，食後血糖値のピークが遅れることも知っておく必要がある．

現在，日本糖尿病学会は糖尿病の食事療法において，全エネルギー中に炭水化物が占める比率を50〜60％とするよう推奨している[7]．海外の文献の中には，炭水化物比率を40％まで下げることが可能とするものもある[8]．ただし三大栄養素のどれかを減らすと，別のどれかが増えることになる上，主食が減って副食が増えると塩分摂取量が増えることにもつながりかねない．蛋白質は妊娠中期に＋5g，妊娠末期に＋25g付加することが推奨されていることを視野に入れ，管理栄養士との十分な連携のもと，個別の症例ごとに食事療法を調整していくのが望ましい．

1型糖尿病の場合，カーボカウントによるインスリン調節が食後血糖値のコントロールに有用である[8,9]【▶引き出し4】．また，ケトン体は胎児に有害とされているので，必要に応じて血中および尿中ケトン体を測定し，患者が食後高血糖を恐れるあまり極端な炭水化物制限を行っていないか，モニターする必要がある．

現実的には妊婦のライフスタイルやインスリン併用の有無が食事療法に大きく影響する．たとえば専業主婦のように時間を調整しやすい立場の妊婦と比べて，会社員の妊婦にとって分割食の実践はより困難な傾向が見られる．一方，インスリンを使用している場合は，一度に摂取する炭水化物量の上限を増やしやすいので，症例によっては分割食を行うことなく血糖コントロール目標を達成できる場合もある．

(6) 妊娠中の薬物療法については，インスリンが基本である．原則として経口糖尿病薬は使用しない．日本では添付文書上，すべてのインスリン製剤が妊婦に対して慎重投与となっている【▶引き出し7】．米国ではインスリン製剤のうち，ヒトインスリン，NPHヒトインスリン，インスリンアスパルト，インスリンリスプロ，インスリンデテミルはFDAの薬剤胎児危険度分類基準でカテゴリーB（動物実験で胎児への有害性を認めないがヒトで適切な臨床試験が未実施，あるいは動物実験で胎児への有害性を認めるがヒトで適切な臨床試験が実施済み）に分類されており，インスリングルリジン，インスリングラルギンはカテゴリーC（動物実験で胎児への有害性を認めるがヒトで適切な臨床試験が未実施，あるいは動物実験・ヒトでの適切な臨床試験のいずれも実施されていない）に分類されている[9]．なお，インスリンデグルデクは米国にて未発売のためFDAカテゴリー未分類である．

(7) 持続皮下インスリン注入療法（continuous subcutaneous insulin infusion：CSII）は，

エビデンス上，ペン型注入器を使用した強化インスリン療法と比較して糖尿病合併妊娠のアウトカムに有意な差を認めないとされているが，より精密なインスリン投与量調節が可能なため，1 型糖尿病合併妊娠の管理に有用であると考えられている[9]．【▶引き出し 7】．

(8) 後から血糖変動を振り返るタイプの **CGM** は，糖尿病合併妊娠患者（1 型・2 型）において血糖コントロールを改善し，巨大児のリスクを減らすのに役立つ[10]．CGM を行うことにより，SMBG だけでは見逃されがちな食後高血糖を発見できる【▶引き出し 3】．

■ 専門医ならこうする

　本人およびパートナーに対して血糖コントロール不良な状態で妊娠してしまった場合のリスクにつき，十分な時間をかけて説明した．また，糖尿病認定看護師に心理面でのサポートを依頼した．その結果，先天奇形をはじめとするリスクを承知の上で，妊娠の継続を強く希望したため，入院の上，CSII 導入し，迅速に目標とする血糖コントロールを達成した．インスリン製剤はインスリンアスパルトを選択した．食事療法は妊娠週数に応じて摂取エネルギーと蛋白質を調整し，炭水化物比率は 50% に設定の上，主食のみ 1 日 6 回に分割するよう管理栄養士が指導した．カーボカウント指導を行い，炭水化物量が同等であれば，主食と嗜好品を置き換えてもかまわない方針とした．周産期は出産予定日より少し早めに入院し，陣痛発来後は糖尿病内科医師が立ち会って，インスリン持続静注（continuous intravenous insulin infusion；CIVII）による厳格な血糖コントロールを実施した．幸いにも先天奇形・巨大児・新生児低血糖の合併はなく，母子ともに出産 7 日後に退院した．

■ 専門医からのアドバイス

　妊娠許可の条件を満たさない状況下で糖尿病患者が妊娠した場合，まずそのリスクをよく説明するのが基本となる．コミュニケーションにあたっては格段の配慮が必要で，たとえば「25% のリスクがあるといっても，別の視点から見れば 75% は大丈夫ともいえる」といったような慎重な言葉遣いが求められる．その上で，患者の想いを十分に傾聴し，医学的な根拠だけでなく，患者の人生観や自己決定を可能な限り尊重した上で結論を導く必要がある．

　妊娠・出産は，女性とそのパートナーにとって一大事なので，このような基礎疾患がある状況下で，多少神経質になることや，情緒的に不安定になることがあって

も，むしろ想定内のことと言えよう．妊婦の糖代謝異常の治療に当たっては精神的なケアが大切で，看護師・助産師・管理栄養士・薬剤師などとともにチームアプローチを実践することが大きな力となる局面である．

文 献

1) 和栗雅子：エビデンスに基づく，妊娠中の血糖コントロール目標と治療のあり方．内分泌・糖尿病・代謝内科 32: 167-172, 2011.
2) Lowe LP, et al: Hyperglycemia and Adverse Pregnancy Outcome (HAPO) Study: associations of maternal A1C and glucose with pregnancy outcomes. Diabetes Care 35: 574-80, 2012.
3) 日本糖尿病学会編：科学的根拠に基づく糖尿病診療ガイドライン 2013, p.217-232, 南江堂, 2013.
4) 月森清巳：高血圧．日産婦誌 62: N105-N113, 2010.
5) 日本糖尿病学会編・著：糖尿病治療ガイド 2014-2015, p.89-91, 文光堂, 2014.
6) American Diabetes Association: Standards of Medical Care in Diabetes-2014. Diabetes Care 37: S14-80, 2014.
7) 日本糖尿病学会編・著：糖尿病治療ガイド 2014-2015, p.39-42, 文光堂, 2014.
8) 坂根直樹, 他監訳：糖尿病患者のためのカーボカウント完全ガイド, p.15-23, 医歯薬出版, 2007.
9) 村田 敬：この1冊でカーボカウント・インスリンポンプ・CGMがわかる！糖尿病3Cワークブック, p.153-156, 中山書店, 2013.
10) Murphy HR, et al: Effectiveness of continuous glucose monitoring in pregnant women with diabetes: randomised clinical trial. BMJ 337: a1680, 2008.

コンサルト 31 来週からパリに出張です！インスリンどうしましょう

～海外旅行と血糖管理～

55歳，男性．1型糖尿病．インスリンアスパルト 6-4-8 単位（各食直前），インスリングラルギン 16 単位（21 時）で治療している．最近，ひどい低血糖症状はない．HbA1c7.5％．出張でパリに5日間行く予定．初めての海外出張でどうすればいいかの相談を受けた．

ポイント

① 少々血糖が高くなったとしても低血糖を起こさないことが重要である．旅行中は血糖が変化しやすいので血糖自己測定（SMBG）ができるようにしておく．
② 事前に旅行計画を確認し，時差や機内食，内服薬を考えてインスリン治療計画を立てておく．
③ 旅先での予定変更やアクシデントに備えて，患者がインスリン製剤の特徴と基本原理を理解して，応用できるように指導する．
④ 困った時に日本の主治医に連絡できるようにメール等の手段を講じておく．
⑤ 中高年は持病を抱えているのが普通であり，海外旅行の際は英文診断書を携行するのがよい．

■ 症例のとらえ方

・1型糖尿病であることから，内因性インスリン分泌はほぼ認められないことを想定して対処する必要がある．
・HbA1c7.5％で血糖コントロールはやや不良であるが，日常生活で特に低血糖，高血糖のリスクが特に高い症例ではないと考えられる．
・機内での食事と時差の調節に対するインスリン治療の調節が重要な症例である．

■ キーワード

（1）インスリン注射薬にはいくつか種類があり様々な特徴がある【▶引き出し7】．まず各インスリン製剤の特徴を患者がしっかり理解する必要がある．
（2）日本との**時差**3時間を境に，インスリン治療の方法が変わる（**図2**）．
（3）インスリン治療の方針を決めていても，旅では予定が変わることがよくあり，そのような時は，基本原理を理解したうえで応用を利かせなければならない．どうしても困った時のために，主治医に連絡ができるようにしておくとより安心．幸い今の時代は多くの人々はメールを利用できる．
（4）また，**海外旅行**は多くの面で日常生活と異なり血糖が変化しやすいので，旅行中も血糖自己測定（SMBG）をできるようにする．短期間の少々の高血糖より低血糖の影響の方が大きいので，低血糖の恐れがある場合はインスリン量を少なめにする．また逆に思わぬ高血糖が出現することが多いということも患者はよく口にする．可能な時にSMBGを実施し，超速効型インスリンで血糖を調整する．
（5）日本糖尿病学会発行の英文カード（Diabetic Data Card）を活用する．できれば，**英文診断書**を準備すると安心である．

■ 専門医ならこうする

（1）日本→パリの場合
　西回りでパリに行くケースを考える（**図1**）．

- 図2の②式でインスリングラルギンを増量する．成田を11時に出発．21時（日本時間）に，機内でランタスを投与する．投与量は $16 \times (1 + 8/24)$ で約21単位となるが，10%減量して19単位打つ．
- パリに15時45分（パリ時間）に到着するが，到着日の21時にはインスリングラルギンがまだ効いているので，その日は打たないで翌日の21時から16単位を打つ．また21単位を11単位と10単位の2回に分けて打ってもよい．
- インスリンデグルデクは，機内で21時（日本時間）に16単位打って，その後は現地時間に合わせて21時（パリ時間）に16単位をそのまま継続して打って構わない．
- つまりインスリンデグルデクは出発地を出て8時間以上経っていれば，時差に係わらず現地時間に合わせて打てるという点で，海外旅行対応のインスリンと言えるかもしれない．

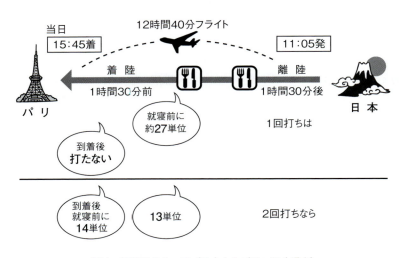

図1　西回りのケース（日本からパリへ行く場合）

(2) パリ→日本の場合

パリから日本に戻るときは，東回りの旅行と同じように考える．

・図2の①式で計算した減量された持効型溶解インスリンを打つ．この場合もインスリンデグルデクを使っていれば投与量を修正する必要はない．

■ 専門医からのアドバイス

事前に，目的地，滞在日数，出発時刻，飛行時間，到着時間，食事時間などを確認し，インスリン治療計画を立てる．旅行日程表にインスリン治療の内容も組み込む．

(1) 時差への対応

時差が3時間以内（西はインド，東はニュージーランドまで）の場合は注射の仕方は変えなくてよい．時差が3時間を超える場合は，持効型溶解インスリンの計算

> ①ハワイ・アメリカなど**東回り**（1日が短くなる）
>   通常のインスリン量×[1 − (24 − 時差)/24]に減量する．
> ②中東，ヨーロッパなどの**西回り**の場合（1日が長くなる）
>   通常のインスリン量×[1 + 時差/24]に増量する．

図2　時差への対応

式で投与量を調整して出発前に打つ．
(2) 旅先（特に機内）でのインスリン治療
①持効型溶解インスリンを増量する場合：持続時間が延びるとともに，作用が強くなるので，血糖コントロールのよい患者や低血糖が生じている患者では10％程度減量した値を打つ．また，10％の減量はしないで，半量ずつ2回に分けて打つのもいい．HbA1cが8％以上で低血糖の起きていない場合は計算式の量をそのまま1回で打つ．

　持効型でも，インスリンデテミルは持続時間が比較的短いので，西回りの場合は，計算した量の半量ずつを2回に分けて打った方がいい．一番新しい持効型インスリンであるインスリンデグルデクは特に持続時間が長いので，前回打ってから最長40時間までなら，増量する必要がないと考えられる．

②超速効型：原則として，食事が出ればその内容に応じてインスリン量を調節して打つ．食事が出なければ打たない．混合型インスリンは，時差があるとどうしても調整が難しくなるので，3時間以上の時差のある海外旅行をする可能性がある場合は，他のインスリン治療に変更するのが望ましい．

③SMBGと追加打ち：旅行中の血糖の変化は大きくなることが多いので，SMBGを実施し，血糖が低すぎる場合は糖質の摂取，高すぎる場合は超速効型の追加打ちを実施し，こまめに血糖を調整する．このためには，普段から超速効型の追加打ちを実践して自分のインスリン効果値【▶引き出し7】を把握し，追加打ちに慣れておくことが大事である．もちろん，旅の楽しみと血糖コントロールにかける手間のバランスは重要である．あくまでもcommon senseを忘れずに．

④持効型溶解インスリンの効果の変動：従来，持効型溶解インスリンは効果がフラットであると理解されがちであったが，実際にはピークとトラフが存在することに注意が必要である．特に投与量を増量する場合は，作用の変動幅が増大する可能性があるので，SMBGの実施により，低血糖・高血糖対策をしっかりする．

(3) 機内食への対応
①航空会社に事前に申し込んでおけば糖尿病食を準備してくれる（図3）．食事のエネルギー量，食事の出る時間も確認しておく．しかし，糖尿病食と言っても各航空会社で千差万別なので，あえて糖尿病食を申し込まなくても，普通の食事で，主食，主菜，副菜から適宜エネルギー量を考え選択して食べても問題はない．

②機内ではほぼ座りっぱなしで血糖が上昇しやすい環境なので，甘いデザートなどはある程度残す必要もある．普段から，どのような食事をどの程度食べると，血糖

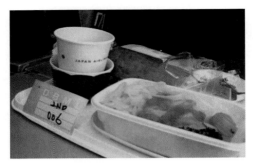

図3 糖尿病食（機内食）

にどのように反映されるかを予想し，応用ができるようにしておく．
③アルコールは脱水を誘発しやすいので，アルコール摂取はほどほどにする．機内の気圧は約 0.8 気圧，酸素濃度は地上の約 80％，湿度は長時間のフライトでは 20％以下となり過酷な環境である．脱水になりやすいので糖質のない水分を十分に補給する必要がある．

(4) 機内滞在中のアドバイス

①インスリンは貨物室では凍結する可能性があるので，手荷物とする．航空会社にはあらかじめインスリン注射をしていることを伝えておくとそれなりに対応してくれる．

②座席はトイレに行きやすい通路側にするのがよい．窓側の座席がインスリン注射をする際に目立たないのでいいと言う患者もいるが，ロングフライト血栓症（エコノミークラス症候群）のリスクを減らすためには，可能なら通路側に座って気兼ねなく歩く時間を確保することを勧める．

(5) 内服薬への対応【▶引き出し6】

経口糖尿病薬の種類によって，飲み方は異なる．インスリンと同様に各経口薬の特性を十分理解する必要がある．また 24 時間効果がある薬でも個人差がある．患者と医師が薬の持続効果を確認して，旅行日程に従って服薬計画を立てる必要がある．

旅行中の血糖コントロールで重要なポイントは，少々血糖が高くなったとしても，低血糖を起こさないことである．したがって，インスリン治療をしていなくても，SMBG をできるようにしておくことが望ましい．
① SU 薬はグリクラジド，グリメピリド共におおよそ 24 時間効果が持続するので，

24時間ごとに内服を継続するのが基本であるが，深夜になる場合，食事のタイミングなどを勘案して，旅行日程表に現実的な内服時間と投与量を記載する．
②αグルコシダーゼ阻害薬と速効型インスリン分泌促進薬は作用時間が短く，食事直前の内服を続ける．
③メトホルミンは12時間毎の内服を基本とし，食事の時間などを勘案し調整する．
④DPP-4阻害薬は，1日1回ほぼ24時間ごとの内服を基本とし，諸条件に合わせてある程度の時間をずらすことは可能である．1日2回のDPP-4阻害薬も，12時間毎の内服を基本とし微調整する．
⑤SGLT2阻害薬は，脱水の可能性と頻尿を考えると，航空機内での服用は難しいかもしれない．機内でSGLT2阻害薬を内服する場合は，十分な水分摂取を心がけ，座席を通路側にして頻回にトイレに行けるようにする．

(6) 英文診断書
①国内の航空会社（日本航空・全日空）ではインスリン注射は特段問題にならないが，海外の航空会社では対応が違う場合があるので，日本糖尿病協会で発行している英文カード（Diabetic Data Card）を活用する．
②イミグレーションを通過する時，簡単なカードでは認められなかったという事例もあるので，可能なら英文の診断書を携行するとより安心である．英文診断書の例を出しておく（図4）．
③中高年になると持病をいくつか抱えているのが普通である．海外旅行に出かける時，持病の悪化や思わぬ疾患が発症することもあるので，自己記入式安全カルテ（日本旅行医学会発行）を持参するのがよい．
④日本旅行医学会HPでは持病を持つ人が旅行する際に役立つ情報が参照できる．また全般的な医学的問題へのアドバイスも日本旅行医学会認定医（HPで確認可能）が対応している．

(7) その他の注意点
①インスリン注射の使用済の針は機内に放置しないで，自宅に持ち帰る．
②機内での血糖測定器の使用も多くの航空会社では認められている．しかし離着陸時には使用を制限される可能性があるので，客室乗務員に確認し，指示に従う．
③インスリンを含めた薬は1週間程度の余裕をもって持参し，様々な理由により，旅行日程が延期になる可能性に備える．
④低血糖対応：ブドウ糖や炭水化物の入った食品を常に携行するのは通常と同様である．

Medicine & Medical Kit Certificate

date:　　July 14, 2014

name:　　**RYOKOU Taro**
sex:　　**Male**
address:　　**1-2-3, Ryokou City,, Tokyo, JAPAN**
date of birth:　　**January 1,1959**

Mr Ryokou Taro carries the following insulin and medical kits for treatment of Type 2 diabetes mellitus. He has to inject insulin every day.

Medication:

1.	insulin aspart (Novorapid Flexpen)	27U/day(9U-9U-9U-0U)
2	insulin detemir (Levemir Flexpen)	22U before bedtime
3	disposable needles	4 pc/day

Medical kit:

1.	Self monitoring of Blood Glucose (SMBG)	1 set
2.	Disposable needles	2 pc/day

These are prescribed exclusively for Mr. RYKOU Taro by his physician (KANNO Kazuo, M.D. Ph.D). Regarding used needles, he will bring them back to Kanno Clinic in Japan for disposal.

> If you need further information about this client, please contact
> K.KANNO M.D., Ph.D. via E-mail (mail address) or FAX (81-422-40-5033)

KANNO Kazuo M.D., Ph.D.

Kanno Clinic
Elleve Mitaka 2F, 3-44-17 Shimorenjaku, Mitaka city, Tokyo, JAPAN
Phone:(81)422-40-5022　Fax:(81)422-40-5033　E-mail address:---

図4　海外旅行に携行する英文診断書例

⑤シックデイ対応：旅行中に風邪や胃腸炎などで食事ができなくなった場合は，シックデイルール【▶引き出し18, 19】に沿って対処する．重症化する場合も想定して，前もってホテルに医療機関を紹介してもらえることを確認しておくことも必要である．また，海外での救急車の呼び方を確認しておく[1]．

文 献

1) 菅野一男，篠塚　規：糖尿病の人のための旅行マニュアル，真興交易医書出版部，2006．

コンサルト 32 来週大腸内視鏡です！内服薬とインスリンをどうしましょう？

～検査に伴う血糖管理の注意点～

65歳，男性．2型糖尿病で55歳の時，初めて糖尿病を指摘された．健診で便潜血反応陽性となり，来週，大腸内視鏡検査（CF）が予定された．CFは午後2時開始予定である．現在グリメピリド4mg分2（朝夕食後）とメトホルミン500mg分2（朝夕食後）を内服し，持効型溶解インスリンのインスリングラルギン16単位朝食前1回で治療している．CF前後の血糖管理について内視鏡担当ナースからコンサルトがあった．最近のHbA1cは7.5％で低血糖はない．普段の食事は2000キロカロリー程度摂っている．血糖自己測定（SMBG）を毎日1回朝食前に実施しているが，100～200mg/dlの範囲内のことが多い．糖尿病の合併症としては，微量アルブミン尿と単純網膜症が指摘されているが，他にはない．認知症を示唆する所見も指摘されていない．

ポイント

① 少々の高血糖（～300mg/dl程度）があっても低血糖を起こさないようにすることが肝要．
② 前日からカロリーが少なくなることを踏まえた経口糖尿病薬とインスリンの具体的な調整を指示する．
③ アスピリンなどの止血しにくくなる薬剤を服用している場合は，中止するかどうかを事前に循環器科の医師などと相談して方針を決めておく．
④ 前処置の段階から患者が判断に困る事態が生じうるので，医療機関に連絡がつくようにしておく．
⑤ SMBGがCFなどの検査時などで特に有用なので，2型糖尿病でもできるだけSMBGを導入しておくのが望ましい．

■ 症例のとらえ方

　健診で便潜血検査を実施することが多く，一定の割合で陽性の結果が出るので，注腸検査（BE）や大腸内視鏡検査（CF）を実施することになる．糖尿病があると大腸癌を含む癌の発症率が上昇することが知られており，大腸癌の早期発見を積極的に進めることは極めて重要である．BEやCFを実施する場合，前日はエネルギー量の少ない検査食（1000キロカロリー前後）を摂ることが多いので，内服薬やインスリンの投与量を事前に減量する必要がある．

　減量するときの方針としては，低血糖を起こさないことを最優先とし，脱水，アシドーシスが生じない限り少々の高血糖（200〜300mg程度）を許容することである．普段の血糖の状態を勘案し，内服薬とインスリンなどの調整が必要となるため，専門医へのコンサルトが必要になることもある．治療内容の調節のためには，治療薬の特性を理解する必要があるので，できるだけ患者にも内服薬と注射薬の作用特性を説明する．

■ キーワードと検査

（1）**CF**（大腸内視鏡検査），**GF**（胃カメラ）などの消化器系の検査のときは絶食等で食事内容に変更が生じるので，投薬内容を調整することになる．日常生活においても食事の変更はよくあるので，普段から食事の変更に応じて治療薬の基本的作用特性を理解して，投薬内容を自分で調整できるように指導しておく．朝食を抜く必要のある腹部エコーなどの検査時も同様の対応をする．**局所麻酔手術**時にも食事のパターンの変更が必要な場合があるので，治療薬の調整をする．

（2）**内服薬**は現在7種類（配合薬を1種類として含めると8種類）あるが，低血糖に注意する必要があるもの，低血糖のリスクが少ないものなど，作用機序，作用特性がそれぞれ全く異なる【▶引き出し6】．配合薬はCFなどの検査で投薬の調整が必要な場合は使用しにくく，欠点となる．混合型インスリンについても同様である．また，SGLT2阻害薬は発売されてから日が浅く，使用経験が少ないので，慎重な対応が望まれる．

（3）インスリン製剤としては，超速効型，速効型，混合型，中間型，持効型という5種類が使用されている．また**基礎インスリン**を補充するために使用される持効型インスリン3種類の中でも，それぞれ作用特性に微妙な違いがある【▶引き出し7】ため，その違いを配慮した投与方法の調整が必要となる．注射薬としてはインスリ

ン以外に，GLP-1 受容体作動薬があるが，胃内容物排泄抑制作用があるため，消化管の検査をする場合は 2 日程度前から中止するのが望ましい．
(4) 内服薬，インスリン注射，GLP-1 受容体作動薬は，調整する場合はその作用特性とともに患者による効果の差まで十分に理解しておく．使いなれない薬剤の場合は，専門医へのコンサルトが必要になることが多い．電話，メールなどで気軽に相談できる専門医との関係を作っておくことが大切である．
(5) 糖尿病には，併存する健康問題がある場合が多いので，それに応じた対応をとる．たとえば腎機能低下がある場合は，脱水への注意が必要となり，虚血性心疾患，脳梗塞のリスクが高いケースも同様である．また，認知症がある場合もしかるべき配慮をする．

■■ 専門医ならこうする

(1) CF，GF，腹部エコーなどで食事がスキップされる場合は内服薬やインスリン，GLP-1 受容体作動薬の投与を調整する．その際，血糖が高い状態が続いていて低血糖の可能性が少ない，血糖変動が大きくて頻繁に低血糖が生じている，または血糖コントロールが良くて低血糖は比較的少ないが食事量が減少すると低血糖になる可能性が高いなど，患者の状態によって薬の調整の仕方は大きく変わる．本例ではごく軽度の腎障害と単純網膜症があるが，大血管障害は特に指摘されておらず，認知機能の問題もないことを踏まえて方針を立てる．
(2) CF を実施する時は前日から食事量が減ることが多い．本例では，検査前日の食事内容は約 1000 キロカロリーで通常の半分程度ということが分かったため，前日のグリメピリドを 4mg 分 2 から 2mg 分 2 に減量する．メトホルミンは前々日より中止とし，検査が問題なく終われば翌日から再開とする．検査後体調に問題がある場合は，体調が改善してからの再開とする．
(3) 朝食前に 16 単位打っているインスリングラルギンは，検査前日は朝 10 単位とする．半量の 8 単位でいいとも考えられるが，メトホルミンを中止しているため 10 単位とする．
(4) 検査当日の朝は，グリメピリドはスキップする．メトホルミンは検査翌日まで飲まない方針になっているので，朝の経口糖尿病薬は飲まないことになる．また検査当日の朝に SMBG を実施し，血糖が 250mg/dl 以上ならインスリングラルギンを 10 単位打つ．血糖が 250mg/dl 未満ならインスリングラルギンは朝は打たない．血糖が 350mg/dl 以上なら主治医に連絡することとする．本来は，（超）速効型イン

スリンで調整するのが望ましいが，今回は強化インスリン療法をしていないため，（超）速効型での微調整はしないこととする．
(5) 検査終了後に夕食を開始する場合は，グリメピリド2mgを夕食後に内服する．SMBGを実施し，血糖が250mg/dl以上ならインスリングラルギン6単位を追加打ちする．CF実施時にポリープ切除を行い，検査後の食事量が減少する場合は，食事量に見合った，グリメピリドとインスリングラルギンの投与量に調整する必要が出てくる．
(6) ブリットルタイプなどで血糖変動が激しい場合や，高齢者でインスリン管理の難しいケースでは入院管理を躊躇しないことが大事である．

■ 専門医からのアドバイス

・70歳の独居の1型糖尿病の患者さんがCFの前日に低血糖発作を起こして救急搬送されたケースがある．長年のインスリン治療に慣れていて，数年前にも実施し問題なく検査が終了したこともあり，本人も主治医も前回と同じ要領で実施すれば問題ないと高をくくっていたのが裏目に出てしまった．低血糖が落ち着いたあと，検査の前々日から入院して無事終了することができた．高齢者などで，少しでも不安がある場合は入院して検査を実施した方がいいことも多い．決して過度のリスクを冒さない配慮が必要である．

・内服薬を調整する場合は，各種内服薬の特性を理解することが基本【▶引き出し6】．α-グルコシダーゼ阻害薬，チアゾリジン薬，DPP-4阻害薬は低血糖を惹起する可能性が少ないので，原則的に投与を調整する必要はない．造影剤を使用する検査の場合は腎機能低下とアシドーシスの可能性が生じるため，メトホルミンを検査前後48時間は休薬とする．

・新たに保険適応になった新薬は，使用経験が少ないために慎重な対応が必要である．
　SGLT2阻害薬は特に脱水やケトーシスの可能性が生じるので，現時点では，検査の2日前から中止する方がよいと考えられる．作用時間は24時間とうたわれているが，尿糖排泄を見ると実際は24時間以上効果が持続している可能性が高いためである．SGLT2阻害薬の再開は，検査後の体調に問題がなければ検査の翌日から可能である．

・メトホルミンやSGLT2阻害薬を一時中止するということは，その分血糖が上昇する可能性がある．

SMBGを適宜実施し，血糖を下げる必要が生じるため，他の治療薬により血糖調整をする．食事量の減少による血糖の低下，一部の薬を中止することによる血糖上昇を勘案して全体の治療薬のバランスを図る．SMBGを実施して血糖上昇が分かった場合は（超）速効型インスリンを使用するのが最も確実な方法である．（超）速効型インスリンが使用できない場合は，事前に患者が医師に相談できるようにしておく．

・持効型溶解インスリンにはインスリングラルギン，インスリンデテミル，インスリンデグルデクの3種類があり，作用時間に差があるため，検査時の対応にも違いが生じるので，治療経験が少ない場合は専門医へのコンサルトが必要になる．
　一般的には作用時間は，インスリンデテミル＜インスリングラルギン＜インスリンデグルデクで，インスリンデグルデクが最長である【▶引き出し7】が，個人差もあるので，適宜配慮する．

・注射薬であるGLP-1受容体作動薬は，食欲が落ちたり，胃内容物排出抑制作用があり【▶引き出し7】，消化管検査の前処置に影響を与える可能性があるので，慎重に対応する必要があり，専門医へのコンサルトが望ましい．

・低血糖が生じた場合はブドウ糖を摂取して血糖上昇させる．ブドウ糖の摂取は検査消化管の検査に影響しないことを患者に説明しておく．また，低血糖に備えて，ブドウ糖を身近においておく必要があることを患者に理解させ，実践させる．

・1型糖尿病とインスリン分泌能の枯渇している2型などの場合，基礎インスリンの補充は絶対にスキップしないことを徹底する．

・アルコールは血糖と麻酔に影響する可能性があるので，検査の前後1日は禁酒とする．

　糖尿病で動脈硬化が進展している場合，アスピリンなどの抗凝固薬を内服している症例では，抗凝固薬の中止が可能かどうか慎重に評価する．アスピリンを不用意に中止して，重症の脳梗塞などを発症するケースが実際にあるので，必ず循環器などの担当医に相談し方針を共有する．

・SMBGにより検査の24時間前から72時間後までの血糖を慎重にモニターする．インスリンやGLP-1受容体作動薬を使用しないとSMBGは保険適応にならないが，可能な限りSMBGを勧める．

・医師から患者への指示は，必ずメモしたものを患者がいつも参考にできるようにしておく．

　（超）速効型インスリンを使用している場合，原則的には食事をしない場合は打

たない．1型糖尿病などのインスリン分泌能の枯渇している患者では，特に，炭水化物の摂取量が変化する場合，その摂取量に応じて調整する方法を普段から指導しておく（カーボ－インスリン比）【▷引き出し7】．

　新しいことを学んですぐにエラーをおこさずに実施することは難しい．CFなどの検査で生活のリズムが変化する時，普段の患者指導の重要性を痛感させられる．一人ひとりの患者は様々な面で違いがあるので，杓子定規な方法に規定せず，原理を踏まえ，common sense を働かせて，柔軟に対応することが重要である．

コンサルト 33 インスリンの種類を間違って打ちました．どうしましょう？

～インスリンエラーの対応～

> 71歳，男性．1型糖尿病患者が教育入院中．超速効型インスリン（インスリンアスパルト）を10-8-10単位食直前と持効型溶解インスリン（インスリングラルギン）を26単位眠前1回の強化療法を実施している．インスリンは自分で注射している．寝る前のインスリングラルギンの代わりにインスリンアスパルト26単位を21時に打ってしまった．病棟からどうすればいいか内科当直へ電話相談があった．直近のHbA1cは7.7%．最近低血糖変動が大きく，低血糖の頻度も多くなったとのことで入院となった．微量アルブミン尿はあるが，腎機能の著明な低下はなく，脳梗塞，虚血性心疾患の既往もない．

ポイント

① すぐに現在の血糖の状態を確認する．
② 点滴ラインを確保し，必要に応じて持続的ブドウ糖の注入を開始する
③ インスリンアスパルト26単位の影響を確認しながら，血糖の安定化を図る
④ 今回のエラーの生じた要因を分析し，再発予防対策を立てる．

■ 症例のとらえ方

インスリン注射や内服薬のエラーは実際には一定の頻度で生じているが，オープンに議論されることは少ない．まず，当面の（低血糖）対応を検討し，その後，このようなエラーが生じた原因を分析し再発を予防する方法を考え，実施する．また，他の患者でも同じようなエラーが生じる可能性があるので，この症例のもとにして，病院全体で再発防止対策を立てる．

今回のエラーでは，持効型溶解インスリンの代わりに超速効型インスリンを打っ

てしまったために，急速に低血糖が生じる可能性がある【▶引き出し7】．投与したインスリンの量が26単位と比較的多く，21時に打ったため，夜間の管理の難しさにも対応しなければならない．今回のケースで当直医が糖尿病専門医でなく，低血糖の対応に慣れていない場合は，上級医にコンサルテーションすることも検討する．

　高齢者は様々な点で視力，認知機能などの低下が進んでいる（図1）．精神機能と学習能力の低下は内服や自己注射のエラーを引き起こす重要な要因となる．高齢化の進んでいるわが国で再発防止を考える場合は，これらの機能低下状態を前提にしなければならない．今回の症例でも患者は71歳と高齢であり，21時のインスリングラルギンを比較的暗い場所で打っていた可能性も確認する必要がある．注射をする場所の照明なども高齢者を前提に考えなければならない．照明を明るくすることは難しい場合は，明るさが不十分な中でどうするか工夫する．また，これまでのインスリン注射エラーの実態はどうなのかといった調査も検討する．

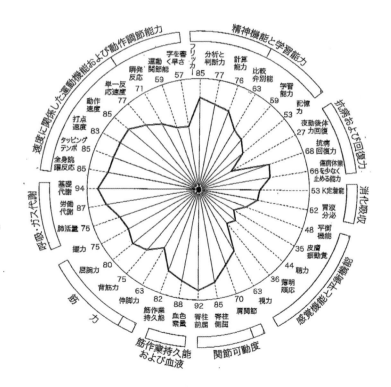

図1　加齢と機能の関係（斎藤　一：加齢と機能の関係．労働の科学 22：4-9, 1967）

■ キーワード

（1）インスリン投与時のエラーは日常的に起きているが，要因の一つとして，インスリン製剤と注射デバイスともに種類が多い【▶引き出し7】ことがある．製剤の種類としては（超）速効型，中間型，持効型，混合型となるが，それぞれの型でも微妙な違いがある．たとえば，3種類ある持効型にも違いがあり，インスリン治療に慣れていないとその差異を理解することは難しい．持効型溶解インスリンのインスリンデテミルは最大作用時間が24時間となっているが，個人差もあり，14時間から22時間程度で作用が減退することが多い．インスリングラルギンも患者によっては1日に2回打つ必要があり，24時間は効果が持続しないことがある．しかし，インスリンデグルデクは最大作用時間が42時間となり，インスリングラルギンとインスリンデテミルより作用時間が長いため，それぞれの作用特性を十分配慮して対策を立てなくてはならない．今回誤って打ったインスリンアスパルトは最大作用時間が1〜3時間，持続時間は3〜5時間【▶引き出し7】なので，5時間以上は血糖の変化を慎重にモニターしながら経過を見る必要がある．

（2）糖尿病の注射薬というと一般的にはインスリンが想起されるが，GLP-1受容体作動薬も最近使用頻度が増えている．インスリンとは作用機序が全く異なり，誤投与しても，低血糖は起こしにくいと考えられる【▶引き出し7】．内服薬，注射薬ともに低血糖を生じる可能性が高いか否かを確認しながら対応する【▶引き出し6, 7】．

■ 専門医ならこうする

インスリングラルギン26単位を打つべきところをインスリンアスパルト26単位打ち，急速に低血糖が生じる可能性があるので，低血糖への対策を実施する．インスリンアスパルトの最大作用時間が1〜3時間，作用持続時間が3〜5時間と想定し，5時間くらいまでは1時間ごとに血糖測定を継続し，慎重に対応する．

最悪の事態を想定し，血管確保をして10％ブドウ糖液の点滴を開始する．1時間ごとの血糖の増減に応じて点滴速度を調整する．著しい低血糖が生じた場合は20％ブドウ糖液を静注する．

病棟スタッフと低血糖が発症する可能性について十分話し合いを行い，患者の状態に十分な注意を向け，スタッフ間の連絡を密にする．

高齢者が複数のインスリン製剤を打っている場合，製剤の打ち間違えをなくすために，可能なら1製剤に減量することも検討する．

インスリン注射の種類を分かりやすくする．たとえば食前，寝る前と大きく書いた色違いのラベルを注射に貼って間違えないようにする．

患者にはインスリンアスパルトはすぐに効きはじめて，4～5時間効いている．インスリングラルギンはゆっくり効きはじめてほぼ1日効果が続くという説明を外来などで繰り返す．患者はこのような基本的なことを意外と理解していなかったり，忘れていたりすることがある．他の注射薬，内服薬についても作用機序を患者の理解力に応じて簡潔に説明することが重要である．

患者から間違えた理由をよく聞き取り対策を立てる．今回は注射してすぐにエラーに気が付いたが，低血糖が生じてからインスリン製剤の間違いの可能性が分かることもある．低血糖が生じた場合の手順マニュアルを作成すると役に立ち，また作成過程で各種の対策が身に付く．

■ 専門医からのアドバイス

①糖尿病薬は続々と新薬が登場し，内服薬，注射薬ともに種類が非常に多く，作用特性もさまざまである[1]．インスリン製剤は種類が多いため，作用特性の違いを理解するのが困難である【▶引き出し7】とともに，多種類の製剤を使用している患者もいるので，エラーの頻度が多くなる．

② SU薬は高齢者で持続時間が長く，低血糖が遷延することがあるので，一旦低血糖が改善したからすぐに解決したと考えると低血糖が再発して重大な事態になることがある．一定時間以上慎重に観察して，低血糖が生じないことを確認しなければならない．場合によっては低血糖が数日に及ぶこともある．特に高齢者では低血糖発作が心血管イベントの発症のリスクが高くなり，認知症の発症・悪化に関わる可能性があるので注意が必要である．またSU薬による低血糖は遷延する可能性があるので，血糖が正常化しても慎重に経過を見なければならないこともある．

③内服薬では低血糖を生じる可能性が高いのは，SU薬，速効型インスリン分泌促進薬である．SU薬は作用時間が長いが，速効型インスリン分泌促進薬は3～4時間と作用時間が短い．他の内服薬は単独では低血糖を生じる可能性は少ない．医療者・患者ともに，各内服薬の作用特性を理解しておく必要がある．可能な限り低血糖を生じやすいSU薬は避けるようにする【▶引き出し6】．

④内服薬では誤って量を多く飲んでしまうことは頻繁に起きる可能性が高い．SU薬などは低血糖が生じる可能性が高く，多く飲みすぎると重大な低血糖になる可能性があることを患者に繰り返し説明する．

⑤繰り返し作用特性を患者に説明する．間違ったインスリンを打った場合は必ず医療機関に連絡し対処法を相談するように説明する．緊急時の連絡法を医療者と患者が決めておく．

　病棟で看護師がインスリン製剤を間違えて投与してしまうこともある．そのような場合の問題点の分析と対策の例を**表1**[2)]に上げておく．このように患者，システム，ハードウェア，環境，人的要因から分析し対策を立てると網羅的かつ深く対策を立てることができる[3)]．

表1　インスリン製剤ミスの分析と対策

		問題点は	なぜ	どうすれば防げる
P	患者	インスリン製剤を確認しなかった	・手技をマスターすることに集中していた ・医療者を信頼していた	あらかじめ治療内容変更を医師より説明する
S	操作手順マニュアル	業務手順が標準化・文書化されていない	標準手順書の必要性を考慮していなかった	標準手順書を作成し，業務手順を文書化する
E	混合病棟	看護師が多忙であった	3科混合病棟であり，看護師は各科をローテーションしながら看護グループを形成していた	医療行為ごとに業務手順の標準化と文書化をはかる
L	看護師	指示受けをしたにもかかわらず，ヒューマカット®キット3/7を請求し忘れた	目の前の仕事を片付けることしかできなかった	指示受けと同時に請求伝票を起こす
L	看護師	インスリン注射実施時に確認をしなかった	確認行為の必要性を意識していなかった	標準手順書を作成し，確認行為の実施を盛り込む
L	医師	患者への説明不足	患者への説明と，看護師への治療法の変更の指示が一連の作業として意識されていない	治療法の変更について患者に説明を行い，納得を得てから指示だしをする

(貴田岡ら[2)]，2004，15頁を改変)

文献

1) 日本糖尿病学会編・著：糖尿病治療ガイド2014-2015，文光堂，2014．
2) 貴田岡正史・菅野一男 監修，NPO法人 西東京臨床糖尿病研究会編集：ヒヤリ・ハット事例に学ぶ-糖尿病看護のリスクマネジメント，2004．
3) 河野龍太郎：医療におけるヒューマンエラー，第2版，医学書院，2014．

7 高齢者の管理

【コンサルト 34〜36】

一般名	主な商品名	血中半減期(時間)	作用時間(時間)
SU薬			
グリベンクラミド	オイグルコン ダオニール	2.7	12〜24
グリクラジド	グリミクロン グリミクロンHA	12.3	12〜24
グリメピリド	アマリール アマリールOD	1.5	12〜24
グリニド薬			
ナテグリニド	スターシス ファスティック	0.8	3
ミチグリニドカルシウム水和物	グルファスト	1.2	3
レパグリニド	シュアポスト	0.8	4
α-グルコシダーゼ阻害薬			
アカルボース	グルコバイ グルコバイOD	-	2〜3
ボグリボース	ベイスン ベイスンOD	-	2〜3
ミグリトール	セイブル	2	1〜3
ビグアナイド薬			
メトホルミン塩酸塩	グリコラン メデット	1.5〜4.7	6〜14
	メトグルコ	2.9	6〜14
ブホルミン塩酸塩	ジベトス ジベトンS	1.5〜2.5	6〜14
チアゾリジン薬			
ピオグリタゾン塩酸塩	アクトス アクトスOD	5	20
DPP-4阻害薬			
シタグリプチンリン酸塩水和物	グラクティブ ジャヌビア	12	24
ビルダグリプチン	エクア	2.4	12〜24
アログリプチン安息香酸塩	ネシーナ	17	24
リナグリプチン	トラゼンタ	105	24
テネリグリプチン臭化水素酸塩水和物	テネリア	24.2	24
アナグリプチン	スイニー	2	12〜24
サキサグリプチン水和物	オングリザ	7	24
SGLT2阻害薬			
イプラグリフロジンL-プロリン	スーグラ	15	24
ダパグリフロジンプロピレングリコール水和物	フォシーガ	8〜12	24
ルセオグリフロジン水和物	ルセフィ	11.2	24
トホグリフロジン水和物	アプルウェイ デベルザ	5.4	24
カナグリフロジン水和物	カナグル	10.2	24
エンパグリフロジン	ジャディアンス	9.88	24

(日本糖尿病学会編・著:糖尿病治療ガイド2014・2015, p.46〜52(表6〜表12), 文光堂, 2014より改変)

コンサルト 34 高齢になると薬が変わる？

～高齢者の管理目標と薬剤選択～

> 83歳，男性．これまでグリメピリド1mgとメトホルミン750mgでHbA1c 6.5％．通院も大変になってきた．今後は近所の非専門医の先生に紹介予定．紹介前に外来担当医から血糖コントロール目標と高齢者に適した処方内容について相談を受けた．

ポイント

① 患者の現在の状況と将来像を考えた血糖コントロール目標を設定する．
② 糖尿病合併症や認知機能を始めとした高齢者機能の評価を行う．
③ 高齢者は，訴えがなくても低血糖を生じている可能性を考慮する．
④ 服薬アドヒアランスや副作用の観点から高齢者に適した薬剤を考える．

■ 症例のとらえ方

　よくある高齢者糖尿病の症例である．SU薬を中心とした治療で血糖コントロールが安定していると，漫然と治療を継続してしまう．HbA1c 6.5％であり，細小血管障害を予防可能なレベルである．糖尿病診療の目標は，正常人と変わらない寿命とQOLの確保であり，そのために血糖コントロールを行う．しかし，高齢者において血糖コントロールの強化で延命効果やQOL改善を明らかにしたエビデンスはまだない．したがって，急性代謝失調を予防し，QOLを損なわないような治療を優先することが望ましいと考えられる．1日当たりの服薬回数を減らすことは患者QOLに結びつく．

　血糖コントロール目標を設定するためにも合併症の管理のための検査【>>引き出し3】を行う．糖尿病合併症や心血管疾患や併存疾患の有無を確認する．患者や家族から問診以外にも，「おくすり手帳」の確認も参考になる．さらに，食事や運動の

変化【▷引き出し4, 5】にも注意する．セルフケア行動の変化は認知機能の低下に伴うことがある．

　低血糖を問診のみで診断することは難しい．特に高齢者は低血糖が症状として現れにくく，低血糖による異常行動が認知機能低下と間違えられることもある．HbA1cが徐々に低下しているなら，患者の訴えがなくても低血糖を生じていることを考える．低血糖は，認知機能障害を進める【▷引き出し8】．高齢者には低血糖を生じにくい治療を選択し，安全性を重視する．高齢者では，腎機能低下のために薬剤クリアランスが低下し，以前はなかった低血糖が数年後に生じることもある．本例では，肝機能低下や腎機能低下のために，SU薬は低血糖，ビグアナイド薬は乳酸アシドーシスの危険性が高まる可能性が考えられる．本例はメトホルミンが投与されているが，本例は75歳以上の高齢者であり推奨されない．

　病態の把握のための検査【▷引き出し2】を行い，インスリン抵抗性，インスリン分泌不全の病態から糖尿病の薬剤を選択する．SU薬やグリニド薬，インスリンは，インスリン分泌不全に使用するが，低血糖を避けるため過度な血糖低下をきたさないように血糖コントロール目標を設定することが重要である．

■ キーワードと検査

（1）年齢と共にCKD増加を認め，65歳以上では男性約30％，女性約40％がeGFR 60ml/分/1.73m² 未満である．eGFRは，$194 \times$ クレアチニン[mg/dl]$^{-1.094} \times$ 年齢[歳]$^{-0.287}$（女性は $\times 0.739$）で算出され，高齢者はクレアチニンによる腎機能評価は，筋肉量により修飾される可能性があり，eGFRが望まれ，定期的な評価が必要である【▷引き出し3】．日本糖尿病学会「ビグアナイド薬の適正使用に関する委員会」によるRecommendationでは，ビグアナイド薬による乳酸アシドーシス症例にみられた特徴として，腎機能障害患者と高齢者が挙げられており，クレアチニン男性1.3mg/dl，女性1.2mg/dl以上，75歳以上の高齢者で新規の患者への投与は推奨しないとなっている．メトグルコ®以外のビグアナイド薬は，腎障害患者と高齢者には禁忌である．また，SU薬も重篤な腎機能障害には，低血糖を起こすおそれがある．重篤でなくても腎機能低下時に，薬剤とインスリンのクリアランスが低下し，低血糖を生じることがある．

（2）糖尿病の外来診療では認知機能低下に気づかないことも多い．高齢者では，認知機能低下により食事療法や運動療法，薬物管理などのセルフケア行動ができなくなり，服薬アドヒアランスが低下し，薬物療法の継続が難しくなることがある．認

知機能が低下すると，誤服薬により低血糖を生じることがある．家族から聞く行動の変化や血糖コントロールの悪化や低血糖が認知症を疑う一助となる．

認知機能の評価には，改定長谷川式簡易知能評価スケールやMMSE（Mini-Mental State Examination）が一般的であるが，1分間動物スクリーニング法という短時間の検査もある[1]．認知症の診断には，心理検査だけでなく，画像診断も必要であり，専門医への診断・治療の依頼を行う．

厳格に血糖コントロールを行うと低血糖のリスクが増加する．観察研究では2型糖尿病ではHbA1c 7.5～8.0％で死亡率が低くなっている[2]．メタアナリシスでは，厳格療法群で優位に低血糖が多く，NNH（number needed to harm），つまり重症低血糖を1人生じるのに必要な厳格療法患者数は，15～50人としている[3]．そのメタアナリシスにも含まれるACCORD試験では，厳格療法群でHbA1c 6.0％未満を目指し，到達したHbA1cは6.4％であった．HbA1cレベルと低血糖リスクの報告は多くないが，1型糖尿病のDCCT試験ではHbA1cが低下すると重症低血糖の頻度が上昇することが報告されている[4]．

糖尿病に限らないが高齢患者は高齢者総合的機能評価（CGA）を行うことが望ましく[5]，日常生活活動度，認知機能，気分・情緒・幸福度，コミュニケーション能力，視力・聴力・構音・言語・理解，社会的環境を評価し，老年症候群の有無を確認する．さらに，認知機能の低下が明らかでなくても，高齢者は薬物療法の変更を好まない患者もいる．認知症で介護者が薬剤管理をする場合もある．いずれの場合も早めから，薬物投与の回数や機会を減らすことにより薬物が継続的に投与できる状況をつくる．

■ 専門医ならこうする

糖尿病の罹病が長期間，顕性アルブミン尿や前増殖性以上の網膜症，心血管疾患の既往がある場合は，血糖コントロール目標をHbA1c 8.0％未満と緩めに設定する．さらに，本例のようにインスリン分泌系の薬剤であるグリメピリドを使用している場合，HbA1c 6.5％では低血糖のリスクが大きく，HbA1cの目標も緩めに設定する必要がある．高齢者は個人差が大きく，一律にHbA1c目標の緩和も問題がある．低血糖リスクの低い薬剤を単剤で使用する場合HbA1c 7.0％程度でも充分継続可能で，血糖コントロールの急激な悪化や急性合併症を予防できる．高齢者では，服薬アドヒアランスや起こりうる副作用も考えた上で血糖コントロール目標を設定し，QOLの維持に努める．

専門医からのアドバイス

(1) 一律な血糖コントロールのリスク

　糖尿病患者への一律な厳格な血糖コントロールは，ベネフィットが得られず，低血糖のリスクを高めるだけになることがあることに留意する．HbA1c は血糖コントロールの指標として広く使用されるが，貧血や異常ヘモグロビンの影響を受ける．随時血糖値やグリコアルブミンを測定し，乖離がないかを確かめることも重要である．貧血は悪性腫瘍が隠れている場合もあり，糖尿病患者には悪性腫瘍が多く注意する．また，HbA1c は平均血糖値に相関し，血糖変動幅にはあまり影響がないとされており，血糖変動幅が大きい場合は，低血糖が隠れている場合がある．

　糖尿病合併症合併症予防のための目標は HbA1c 7.0 未満であるが，治療強化が困難な際の目標は HbA1c 8.0 未満であり，年齢，罹病期間，臓器障害，低血糖の危険性，サポート体制を考慮し設定する[6]．2012 年 ADA/EASD ポジション・ステートメントでは，さらに糖尿病治療に対する意欲・アドヒアランス・知識，セルフケア能力，心理状況や糖尿病以外の併存疾患をも考慮する[7]（図1）．

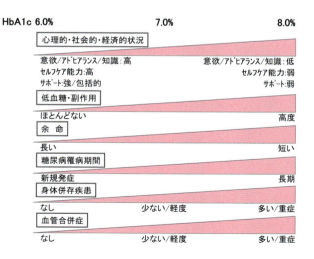

図1　高血糖管理目標へのアプローチ
（2015 年 ADA/EASD ポジション・ステートメント）

(2) 症例に応じた目標の設定

　血糖コントロール目標を個々の症例に応じて設定することが重要である．しかし，高齢者糖尿病でHbA1c 6.5％以下の血糖コントロールは有害な可能性があり[2]，欧米の高齢者糖尿病のガイドラインでは，高齢者を2～3段階に分けて目標を設定するだけでなく，HbA1cの下限の目標も定められている．

(3) 海外のガイドライン

① European Diabetes Working Party for Older People 2011 では，併存疾患のない高齢者でHbA1c 7.0～7.5％，要介護，多くの併存疾患，認知症，施設入所の脆弱な高齢者はHbA1c 7.6～8.5％としている[8]．

②米国糖尿病学会（ADA）のコンセンサス・レポートでは，併存疾患のない高齢者はHbA1c 7.5％未満，中等度までの認知機能低下，2個以上の手段的日常生活動作低下，併存疾患を複数持つ高齢者はHbA1c 8.0％未満，中等度異常の認知機能低下，2個以上の手段的日常生活動作低下，介護施設入所者，高度な併存疾患を持つ高齢者はHbA1c 8.5％未満としている[9]．

③国際糖尿病連合（IDF）のガイドライン2013では，自立している高齢者はHbA1c 7.0～7.5％，機能的に依存している高齢者はHbA1c 7.0～7.5％で，さらに脆弱や認知症があればHbA1c 7.0～8.0％としている[10]．

④米国老年医学会（AGS）のガイドライン2013 UpDateでは，高齢糖尿病はHbA1c 7.5～8.0％が目標で，併存疾患がなく健常な高齢者はHbA1c 7.0～7.5％，併存疾患が多く，余命が限られている高齢者はHbA1c 8～9％としている[11]．

(4) 高齢糖尿病患者の薬物療法

　高齢者への糖尿病治療薬の選択は，治療効果だけでなく，服薬アドヒアランスや副作用を考慮する（図2）．服薬アドヒアランスを向上させるために，1日1回投与の処方で，高齢者は他疾患での服薬が多く，食後投与が望ましい．患者の服薬アドヒアランスだけでなく，介護者の薬剤管理での負担も軽減する．1日1回投与の経口糖尿病薬としては，SU薬，DPP-4阻害薬，ピオグリタゾン，SGLT2阻害薬がある（図3）．

①SU薬やグリニド薬のインスリン分泌促進系の薬剤は低血糖リスクが高くなるため，できるだけ投与は避ける．グリニド薬は半減期が短く低血糖リスクはSU薬より少ないが，腎機能低下例では注意を要する．インスリン分泌不全が強い症例では最小限の投与とし，グリメピリドでは0.25～0.5mg，グリクラジドでは10～20mgから増量する．

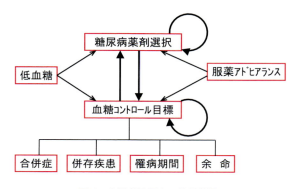

図2 高齢者糖尿病の薬剤選択

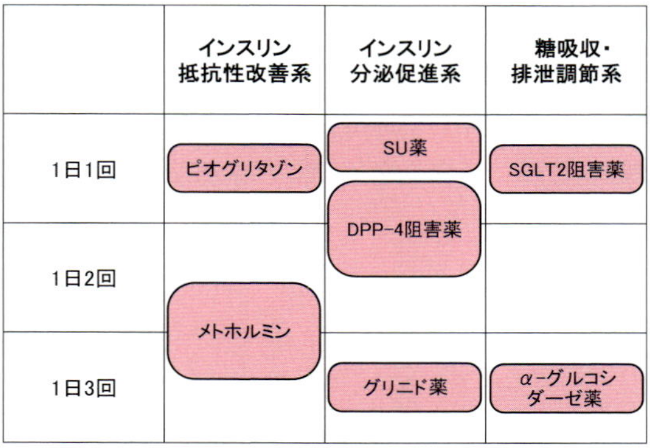

図3 高齢者への糖尿病治療薬の選択

② DPP-4阻害薬は，低血糖リスクは低く，副作用も強くなく，高齢者に使用しやすい．DPP-4阻害薬は薬剤により1日1〜2回投与となり，排泄経路が異なる．1日1回投与，肝代謝型が使用しやすい．
③ピオグリタゾンは，低血糖リスクは低いが，心不全増悪や女性での骨折リスクがある．そのため，高齢や腎機能障害でメトホルミンが使用できないインスリン抵抗性が強い症例に限定的になる．
④ SGLT2阻害薬は，低血糖リスクは低いが，脱水や低血圧のリスク増加や脳梗塞の増加の懸念により高齢者に積極的に使うには使用経験が少なく時期尚早である．

⑤メトホルミンは1日2～3回投与となり，ADA/EASDのポジション・ステートメントでも2型糖尿病ではファーストラインに推奨されている．しかし，「ビグアナイド薬の適正使用に関する委員会」からのRecommendationでは，75歳以上の高齢者に新規投与は推奨しないとなっている．しかし，継続投与をうけている糖尿病患者の場合，メトホルミンをどの年齢で中止するかの一定の見解はない．メトグルコ以外のメトホルミンは，高齢者は禁忌となっている．ビグアナイド薬は，シックデイ対応や造影剤使用時の対応など患者指導が必要な薬剤である．

⑥α-グルコシダーゼ阻害薬は，低血糖リスクは低いが，グリニド薬と同様に毎食前投与となり，服薬アドヒアランスは低下することがある．

現在のところ，効果・副作用・アドヒアランスから高齢者に最も使用しやすい薬剤としてはDPP-4阻害薬となる．しかし，DPP-4阻害薬だけで望ましい血糖コントロールを達成できない場合は，少量のSU薬，ピオグリタゾンを併用していく．外来診療では服薬アドヒアランスには注意を払い，同居の家族や介護職への薬剤管理も依頼する．それでも血糖コントロールが改善しない場合には，インスリンやGLP-1受容体作動薬への切り替えや併用を行う．その際も自己注射のアドヒアランスの評価や自己注射の管理，見守りを依頼した家族や介護者の負担を軽減するような処方を考慮する．

文献

1) J Am Geriatr Soc 57: 1130-1131, 2009.
2) Lancet 375: 481-489, 2010.
3) BMJ 343: d4169, 2011.
4) New Engl J Med 329: 977-986, 1993.
5) 日本老年医学会編：高齢者の総合機能評価と多職種連携，健康長寿ハンドブック，メジカルビュー社，pp5-11，2011.
6) 日本糖尿病学会編・著：治療目標とコントロール指標．糖尿病治療ガイド2014-2015，pp.24-26，文光堂，2014.
7) Diabetes Care 38: 140-149, 2015.
8) Diabetes Metab 37（Suppl 3）3: S27-38, 2011.
9) Diabetes Care 35: 2650-64, 2012.
10) http://www.idf.org/guidelines/managing-older-people-type-2-diabetes
11) J Am Med Dir Assoc 14: 137, 2013.

コンサルト 35 インスリン治療患者が寝たきりになったら？

～訪問介護，老健施設の注意点～

77歳，男性．脳梗塞で右片麻痺となり3ヵ月入院．内因性インスリン分泌が十分でないため入院中は強化インスリン療法を実施していた．リハビリもあまり効果が出ず症状が固定したため自宅に帰ることとなった．退院後は，80歳の軽度認知障害のある妻との2人暮らしに戻るが，本人の希望にて通所介護は利用せず，訪問介護のみを使用する予定となった．インスリン自己注射は，本人も妻も治療への積極性や身体的要因，理解度の問題から継続は困難と判断された．幸い近所に住む2人の娘が交代で患者宅を訪れることはできるが，車で30分以上かかり，それぞれの生活もあるため，姉妹で協力しても連日の訪問は困難とのことであった．当然強化インスリン療法での治療継続は困難となり，今後の糖尿病治療の枠組みの変更を検討することとなった．

ポイント

① 社会的制約のある高齢虚弱糖尿病患者では，良好な血糖コントロールを目指すのではなく，急性代謝失調をきたさないことに主眼を置いた治療とする．

② 家族などに療養管理を依頼する場合には，その内容が定期的に実行可能な程度であるかを常に意識し，社会的資源を活用しながら継続した療養が受けられるように調整する．

③ HbA1cの他，早朝空腹時血糖値も目安としてコントロールをはかる．

■ 症例のとらえ方

　高齢糖尿病患者の約85％が在宅療養を行っているものの，長期入院を余儀なくされている患者，介護老人保健施設もしくは特別養護老人施設へ入所している患者，民間老人施設に入所している患者もそれぞれ約5％程度存在[1]するとされており，高齢糖尿病患者の困難な療養状態の実情を示している．このうち在宅療養困難な症例では，要介護度1〜2が最も多く半数以上を占めており，認知症，病識の欠如，支援する家族がいないことなどが主な理由として挙げられている．その最も多い要因は**認知症**で，約2/3の患者において在宅療養困難の理由とされている．

　実臨床において，科学的根拠に基づいた糖尿病管理目標【コンサルト 34】を達成すべくそれぞれの糖尿病の病態に即した治療方針を立てても，障害となるこれらの社会的制約のために理想とされる療養が成り立たず，社会的実情にあった治療方針とせざるを得ない症例は多く存在する．本例も良く遭遇する典型的な社会的制約のある症例で，様々な治療方針が考えられる．

　本項で例示する治療はこの妥協点としての方針であって，理想的治療ではない．しかし寝たきりの糖尿病患者をはじめとした高齢虚弱糖尿病患者にとって「日々を安寧に過ごす」という目標は，患者及び患者家族にとってその先にある慢性合併症を予防する目標よりも遥かに優先度が高いことも事実である．

■ 専門医ならこうする

　高齢虚弱糖尿病患者では，低血糖に対する適切な処置が困難であることが多く，遷延化・重症化しやすいため，良好な血糖コントロールを目指すことはかえって患者の不利益につながりやすい【▶引き出し8】．また，適切な飲水行動が行われにくく脱水症をきたしやすいため，高血糖昏睡などの重篤な急性合併症が容易に発症する．したがって，糖尿病の血糖コントロールにおける細小血管障害などの慢性合併症の発症を抑止するという視点は必要とはされても優先すべき目標ではない．

　本例のようなインスリン治療を必要とする高齢虚弱糖尿病患者においては，本来であれば急性代謝失調をきたさずに HbA1c 7.9〜8.9％程度でコントロール[2]される緩めの強化インスリン療法が望ましい治療法ではあるが，急性代謝失調を予防する目標が達成できるのであれば本人や介助者の理解度や協力の程度に応じてインスリン投与方法を簡略化することが適切な対応といえる【コンサルト 34】．

① 本人によるインスリン投与が不可能な場合

　認知障害など様々な理由により本人によるインスリン投与が困難な場合には，介助者が状況に応じてインスリン投与を行うこととなる．介助者の生活スタイルによって協力できる時間帯は様々であるため，個別に治療法を決める必要があり解決策は複数存在することとなる．入院時の強化インスリン療法から組み替えるにあたり，その時間的制約から内服薬と併用しての BOT 療法【▶引き出し7】が一般的な解決策となることが多いが，高齢者の場合には腎機能が低下している症例も少なくないため SU 薬の併用には低血糖症のリスクに留意する必要がある．DPP-4 阻害薬の併用は，膵 β 細胞からのインスリン分泌を促進する薬効のみならず，膵 α 細胞からの不適切なグルカゴン分泌を抑制する薬効も期待されるため有用であると考えられる．想定されるパターン別に例を提示する．

【介助者の協力パターン A：毎日，朝のみであれば介助者が協力できる】
「同居の息子が出勤前に協力できる．日中は留守になり帰りも遅い」

> （朝）持効型溶解インスリン
> （朝）超速効型インスリン
> （朝）DPP-4 阻害薬内服

　パターン A の場合，インスリン投与は朝のみに限定されるが，比較的治療の枠組みを大きく変更せずに済む可能性が高い．一般的に強化インスリン療法における各食前の追加インスリンは朝に多く必要とすることが多く，昼・夕の追加インスリン投与を妥協することに比べて，影響が少なくすむ場合が多いためである．投与後は食事をきちんと摂取するところまで見届けることが望ましいが，摂取量が安定しない場合には食後注射を基本として，摂食量に応じて超速効型インスリンを減量するように介助者へ指導してもよい【▶引き出し8】．

【介助者の協力パターン B：毎日，夜のみであれば介助者が協力できる】
「朝は患者が起きる前に出かけてしまうが，夜は一緒に食事をとっている」

> （夕）持効型溶解インスリン
> （夕）超速効型インスリン
> （夕）DPP-4 阻害薬内服

介助者が夕食に間に合う場合には，基礎インスリンと超速効型インスリンを夕食事に投与すれば良いが，間に合わない場合でも基礎インスリンは必ず投与するように指導する．早朝空腹時血糖が 180mg/dl を超えるような状態は，夜間も浸透圧利尿をきたしている可能性があり，このような状態を放置すると容易に脱水症に陥りやすいためである．可能な範囲で早朝の血糖測定を行うように指示し 150〜180mg/dl 程度で推移するように基礎インスリン量を調節する【コンサルト 34】．

【介助者の協力パターンC：連日の介助は困難で協力できる時間も限定される場合】
「別居のため，隔日であれば様子を見に行くことはできるが，自分の生活もあるので訪問時間は決められない」

```
（任意の時刻）持効型溶解インスリン
（任意の時刻）DPP-4 阻害薬内服
```

　独居高齢者や老々介護などでは，インスリン注射を家族や訪問看護師が施行する場合でも，必ずしも連日にはできないケースはしばしば存在する．この場合は，基礎インスリンとして比較的持続時間が長く，血中インスリン濃度が安定しやすいインスリンデグルデクを選択する【▶引き出し7】．当然，連日投与と比較して隔日投与の場合にはインスリン濃度が理想的な定常状態で安定するとは言えないが，これも急性代謝失調をきたさないという目標が達成されるのであれば致し方ないことである．

② 身体的制約などがあっても，患者がインスリン投与を理解でき実践が可能な場合

　制約があっても患者自身が注射を行うことを理解できて，ある程度実践ができるのであれば，インスリン注射の一連のステップを事前に準備または省略することで療養を続けられる場合がある．
　具体的には，あらかじめ介助者がインスリンの単位数をセットし注射針を装着してトレーに準備しておく．状況によっては 2 単位分の空打ちや皮膚消毒などのステップを省略する．インスリン注入ボタンの「押し込み」操作に不安がある場合には注入スプリング内蔵のフレックスタッチ®デバイスを使用することも簡略化に有用[3]である．介助者には，薬液残量を確認し過剰に投与されていないか確認するなどの指導も行うようにする．
　本例では患者の治療への積極性が無くインスリン注射を自身で管理することはで

表1 インスリン注射計画の想定例
患者とその家族の条件により治療は個別に設定する必要があるが，社会的資源を帯状に配置することで家族の介護負担を減らすことが可能となる．

計画例	月	火	水	木	金	土	日
家族のみ	次女	長女	次女	長女	次女	休	長女
家族訪問看護	訪問看護	長女	次女	訪問看護	次女	訪問看護	長女
家族通所介護	通所介護	長女	次女	通所介護	次女	通所介護	長女
家族訪問看護通所介護	訪問看護	通所介護	次女	訪問看護	通所介護	訪問看護	長女
訪問看護通所介護	訪問看護	通所介護	通所介護	訪問看護	通所介護	訪問看護	休

きなかったが，片麻痺という身体的制約があっても注射の必要性を理解する認知能力があれば，妻に簡略化した注射準備を行わせて実行できる可能性も考えられる．

　本例では，2人の娘がそれぞれ週2回なら患者宅を訪れてインスリン注射を施行できるとのことであった．しかし余裕のできた合間をみての訪問で，時間を決めるのは難しいとの条件であったため，任意の時間帯にインスリンデグルテクを注射し，可能な範囲で血糖測定を行い記録するように指導した．また，姉妹間で調整ができずどうしても訪問できない日には，注射をスキップすることもやむを得ないと考えこれを許可した．訪問看護には週1回は8時30分に訪問するように依頼し，空腹時血糖を測定して，血糖値が150～180mg/dlを逸脱する傾向がある場合には治療調整のため連絡するように指示した．通所介護が利用できれば，インスリン注射を勤務看護師に依頼でき，娘2人の介護負担の軽減につながるため，引き続き患者に通所介護の利用を勧めていくこととした（表1）．

■ 社会的資源の活用

　高齢糖尿病患者を介護する側である息子・娘は現役世代で，生活の中心は親の介護ではなく，あくまでもそれぞれの家庭が中心であることを忘れてはならない．連日のインスリン注射が必要な患者において，たとえ同居であってもそれを家族に一任するのではなく，有効な社会的資源を紹介し継続的な療養ができるように調整す

ることも主治医に求められる．

社会的資源を利用するにあたり介護認定は必須条件である．介護必要度は，主治医意見書の規定項目や状況調査をもとに統計学的処理に基づいて一次判定が出された後に，介護認定審査会における二次判定をもって確定される．糖尿病患者の介護負担は，この一時判定の評価のみでは過小に判定されることもある．審査会において適切な介護度評価を得ることは勿論であるが，その後のケアプラン作成や**訪問看護**において重要な情報源となる観点からも「特記すべき事項欄」にはなるべく具体的な問題点などを記載するように心がけるとよい（**図1**）．

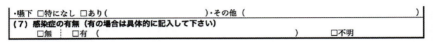

図1　主治医意見書の例

■ 入院施設と介護保険施設の違いについて

入院施設は，医療法に基づき医療を目的として開設されるものである．療養病床には医療区分2または3に該当する慢性期患者のみ入院することができる．糖尿病で1日3回以上の頻繁な血糖検査を実施している状態であれば医療区分2として入院の対象となるが，単にインスリン注射を必要とする患者の場合には，たとえ片麻痺等が理由で自己注射ができない状態であっても医療区分1とみなされ療養病床の入院適応とはならない．また，検査・投薬・注射などは一定の診療報酬内で設定されており，該当医療区分であっても病院収益の理由から入院にあたり薬剤変更を求められることもある．

一方，**介護保険施設**は介護保険法に基づき介護を行うことを目的として開設されるものであり，介護老人福祉施設（特養），介護老人保健施設（老健）の総称である．

その他，介護サービスには**表2**に示した様々なサービスが提供されている．基本的に看護師が勤務している介護サービスについてはインスリン注射を依頼することは可能であるが，介護職員には医療行為が禁止されているため，喀痰吸引など許可された特定行為を除きインスリン注射や血糖測定などは依頼することはできない．

表2　介護サービス事業とインスリン注射

	事業	概要	看護師の雇用	インスリン
在宅	訪問介護	訪問介護員(ヘルパー)が利用者の自宅を訪問し，身体介護(食事・排泄・入浴)，生活援助(掃除・洗濯・買物・調理)，移送(通院など)を提供する．	－	×
	訪問看護	利用者が可能な限り自宅で自立した日常生活を送ることができるように，利用者の心身機能の維持回復などを目的として，看護師などが疾患のある利用者の自宅を訪問し，主治医の指示に基づいて療養上の世話や診療の補助を行う．	必須	○
通所施設	通所介護(デイサービス)	利用者が通所介護施設に通い，食事や入浴などの日常生活上の支援や，生活機能向上のための機能訓練や口腔機能向上サービスなどを日帰りで受ける．グループ活動などの高齢者同士の交流もあり，施設は自宅送迎も行う．	必須	○
	療養通所介護(デイサービス)	常に看護師による観察を必要とする難病，認知症，脳血管疾患後遺症等の重度要介護者又はがん末期患者を対象にしたサービスで，利用者が可能な限り自宅で自立した日常生活を送ることができるように，自宅にこもりきりの利用者の孤立感の解消や心身機能の維持回復だけでなく，家族の介護の負担軽減などを目的として実施する．	必須	○
	通所リハビリ(デイケア)	利用者が可能な限り自宅で自立した日常生活を送ることができるよう，利用者が通所リハビリテーションの施設(老人保健施設，病院，診療所など)に通い，食事や入浴などの日常生活上の支援や，生活機能向上のための機能訓練や口腔機能向上サービスなどを日帰りで提供する．	必須でない	×〜△
訪問・通所・宿泊	小規模多機能型居宅介護	利用者が可能な限り自立した日常生活を送ることができるように，利用者の選択に応じて，施設への「通い」を中心として，短期間の「宿泊」や利用者の自宅への「訪問」を組合せ，家庭的な環境と地域住民との交流の下で日常生活上の支援や機能訓練を行う．	必須(昼間)	○
	複合型サービス	上記に小規模多機能型居宅介護に訪問看護も組み合わせたもの	必須(昼間)	○
宿泊施設	短期入所生活介護(ショートステイ)	自宅にこもりきりの利用者の孤立感の解消や，家族の介護の負担軽減を目的として介護老人福祉施設などが，短期間の入所を受け入れ，入浴や食事などの日常生活上の支援や，機能訓練などを提供する．	必須でない	×〜△
	短期入所療養介護(ショートステイ)	医療機関や介護老人保健施設などが，常に療養が必要な方の短期間の入所を受け入れ，入浴や食事などの日常生活上の支援や，機能訓練などを提供する．	必須	○

	事業	概要	看護師の雇用	インスリン
宿泊施設	介護老人福祉施設 (特別養護老人ホーム)	入所者が可能な限り在宅復帰できることを念頭に,常に介護が必要な方の入所を受け入れ,入浴や食事などの日常生活上の支援や,機能訓練,療養上の世話などを提供する.	必須	○
	介護老人保健施設 (老健)	在宅復帰を目指している方の入所を受け入れ,入所者が可能な限り自立した日常生活を送ることができるよう,リハビリテーションや必要な医療,介護などを提供する.	必須 (昼夜常在)	○
	介護療養型医療施設 (2017年で終了)	長期にわたって療養が必要な方の入所を受け入れ,入所者が可能な限り自宅で自立した日常生活を送ることができるように,機能訓練や必要な医療,介護などを提供する.	必須 (昼夜常在)	○
	特定施設入居者生活介護 (有料老人ホーム) (軽費老人ホーム)	利用者が可能な限り自立した日常生活を送ることができるように,指定を受けた有料老人ホームや軽費老人ホームなどが,食事や入浴などの日常生活上の支援や,機能訓練などを提供する.(外部の指定介護サービス事業者と連携してサービスを提供する施設もある)	必須	○
小規模宿泊施設	認知症対応型共同生活介護 (グループホーム)	認知症の利用者を対象にした専門的なケアを提供するサービス.利用者が可能な限り自立した日常生活を送ることができるように,5〜9人の少人数の利用者が,介護スタッフとともに共同生活を送り食事や入浴などの日常生活上の支援や,機能訓練などのサービスを受ける.	必須でない	×〜△
	地域密着型介護老人福祉施設 入所者生活介護	利用者が可能な限り自立した日常生活を送ることができるように,入所定員30人未満の特養が,常に介護が必要な方の入所を受け入れ,入浴や食事などの日常生活上の支援や,機能訓練,療養上の世話などを提供する. 明るく家庭的な雰囲気があり,地域や家族との結びつきを重視した運営を行う必要がある.	必須	○
	地域密着型特定施設 入居者生活介護	利用者が可能な限り自立した日常生活を送ることができるように,指定を受けた入居定員30人未満の有料老人ホームや軽費老人ホームなどが,介護の必要な人の食事や入浴などの日常生活上の支援や,機能訓練などを提供する.	必須	○

文献

1) 織田一昭:糖尿病患者の在宅療養を困難にしている要因の検討. 癌と化学療法 30(suppl I):158-160, 2003.
2) Huang ES, et al: Glycemic control, complications, and death in older diabetic patients: the diabetes and aging study. Diabetes Care 34: 1329-1336, 2011.
3) 朝倉俊成, 他:日本人糖尿病患者における手指機能障害の有無によるフレックスタッチ®とイノレット®の比較検討. Progress in Medicine 33: 191-200, 2013.

コンサルト 36 患者が認知症になったら？

～認知症患者の対応と注意点～

> 74歳，女性．2型糖尿病（糖尿病歴30年），脂質異常症，身長146.5cm，体重41.5kg，BMI 19.2．上記疾患に対し内服薬（アログリプチン25mg，メトホルミン750mg，ミグリトール225mg，プラバスタチン10mg/日）が処方されており，血糖コントロールはHbA1c 7.0%前後であった．今年になってHbA1cが8.1%と悪化したが，「少し食べ過ぎている」という自己反省もあり，その是正に期待しつつ経過観察していた．今回の採血でHbA1c 11.6%と悪化していたため精査加療目的で入院となった．
> 入院後，持参薬を確認したところ上記の薬の中でミグリトール1種類しか持参せず，これしか飲んでいないとのことであった．しかし薬袋のミグリトール錠は処方日数分がそっくりそのまま残っており，ほかの処方薬は自宅に置いてあったことが判明した．

ポイント

① 血糖コントロールの悪化の原因は何か？
② なぜ薬が残っているのか？
③ 服薬アドヒアランス低下の原因の1つに認知症があることを意識する．

■ 症例のとらえ方

「そういうことだったか．」そう思った症例である．薬を飲んでいなかったため血糖コントロールが悪化したのだから，これまでどおり内服すれば以前のようなコントロールまでは改善する期待はもてる．しかし，それだけでよいのだろうか？

①血糖コントロールの悪化の原因は何か？

　血糖が悪化した時に考慮すべきものはジュースやお菓子などの間食，冠婚葬祭やお祭り，新年会，忘年会などの宴会【▶引き出し4】，身体活動量の低下などといった生活に起因したもの【▶引き出し5】，ステロイドなどの薬剤，感染症，1型糖尿病，膵疾患（特に膵臓がん）などさまざまである．問診や診察，血液検査，画像検査などで原因を特定することがある程度は可能だが，外来の限られた時間の中ではなかなか容易ではない．患者の表情や体調，血液データ，会話から我々の臨床的な勘でどこまで踏み込むべきか考えながら診療しているのが現状だろう．

②なぜ薬が残っているのか？

　食事を抜いたから，具合が悪かったから，外出や外泊などで持参するのを忘れたから，副作用が怖かった，風邪薬を飲んでいたので相互作用を懸念して飲まなかった，しばらく入院していた，知人から薬は飲まないほうがいいと言われた，雑誌で噂になっていた，等々，当然あるいは止むを得ない理由であったり，患者の誤解だったりする．薬が残っている原因がわかれば，多くの場合は内服薬を再開することで解決できる．

　しかし，残っている理由がわからない場合は服薬アドヒアランスの低下が疑われ，薬を飲んでいるかどうかもわからない場合は認知機能障害が疑われる．とくに後者の場合は治療方針を大幅に見直す必要性に迫られてくる．

■ キーワードと検査

　一般に認知症の診断には，**長谷川式**や MMSE といった認知機能検査が用いられている．しかし10〜15分程度の時間を要するため，動物の名前（Category Fluency）やカ行で始まる言葉（Letter Fluency）を1分間でできるだけ列挙してもらう1分間スクリーニングが臨床的に有用であるという意見もある[1]（ちなみに，野菜の名前は女性に有利なようである）[2]．

　検査によってはこれまでの教育歴が影響するものもあるため，可能であれば就学年数（小，中，高，大学，大学院や専門学校）などを聞き取っておくことも重要である．難聴の患者は質問内容を正確に理解していない可能性もあるため，口頭質問の際には注意や工夫が必要となる．

　CT や MRI は頭蓋内疾患（脳血管障害，脳腫瘍，正常圧水頭症，慢性硬膜下血腫など）をチェックする上で重要で，SPECT は血流が低下している部分から**アルツハイマー病**（AD）やレビー小体型認知症（DLB）などの診断に有用である．甲状

腺機能低下症は，頻度も高く可逆的な認知機能低下の原因の一つであるため血液検査で鑑別しておきたい．

　認知症患者が自宅で生活していく上で家族のサポートが得られると心強いが，老老介護となっていたり，家庭の事情で協力が得られなかったり，独居であったりと，支援が困難なことも少なくない．**介護保険**を申請することで**訪問看護**などのサービスを支援してもらうことができるが，見知らぬ人を家に入れたくないという心情や，要求するサポートを受けるためにはさらなる経済的負担を強いられることもありうまくいっていない家庭も散見される．ケアマネージャーやソーシャルワーカー，かかりつけ医などと協力し柔軟なサポート体制を構築していくことが重要である．

■ 専門医ならこうする

　本症例は，まず高血糖に対し糖毒性の解除を目的としてインスリンの頻回注射にて管理し，血糖コントロールがよくなった（＝糖毒性が取れた）ところでインスリンを導入するか内服薬に切り替えるかを検討することにした．

　インスリン分泌能の評価のためCペプチド（インスリン使用時には血中インスリン値の測定は適切ではない）を測定したところ，蓄尿Cペプチドは120μg/日とインスリン分泌は保たれていた【▶引き出し2】．GAD抗体は陰性，高血糖時の尿ケトンも陰性であり，1型糖尿病の発症は否定的と考えた【▶引き出し3】．画像検査で悪性腫瘍や膵疾患は否定的であり，本症例は2型糖尿病の血糖コントロール悪化と考え，これまでの内服薬に切り替えて経過観察とした．家族からの聴取でも生活はこれまでとさほど変わったところはなく，ステロイドなどの薬剤投与もないため，服薬アドヒアランスの悪化が今回の血糖悪化の原因と考えた．

　今回の認知機能検査ではMMSEと1分間スクリーニングを行った．就学年数は12年（小学6年＋中学3年＋高校3年）だったが，成績はそれぞれ19点，動物7種，カ行9種であり認知症が疑われた．入院してからも毎日同じ質問をしたり，数時間前に行った病棟血糖測定を認識していなかったりと認知症の症状が明らかになってきた．同居の高齢の夫によると半年位前から日時を何度も聞いてくることがあったらしいが，近隣に住む娘はそのような変化には気づいていなかった．MRIでは，びまん性脳萎縮，右側頭葉に陳旧性脳梗塞の所見があり，SPECTでは右側頭葉および両側前頭葉内側部の血流低下を認めたもののアルツハイマーとしては典型的ではないとのコメントだった．コンサルトした神経内科からは，右側頭葉の陳旧性脳梗

塞による血管性認知症と考えられるもののドネペジルを試してみても良いのではないかというコメントがあった．

退院後は自宅での生活を希望したので，夫と娘がサポートすることになった．本人の内服管理が不可能なので，訪問看護による服薬状況の確認を行うため介護保険を申請し，また認知症の悪化などに備えて自宅近くの医療機関（診療所，クリニック）をかかりつけ医として今後の加療を依頼し，総合的な介護サポートを手厚くする手配をした．

以前の内服薬では血糖コントロールが今ひとつ（空腹時血糖 150 程度）だったのでグリメピリド 0.5mg を追加した．服薬アドヒアランスを上げるためと本人，家族への負担を減らすため，今回はミグリトールの内服タイミングに合わせて薬を食直前に統一し一包化とした【▶引き出し6】．

■ 専門医からのアドバイス

平成 26 年 9 月現在，わが国の 65 歳以上の高齢者は 3296 万人（25.9％）となり 75 歳以上は 8 人に 1 人と報告されている．わが国が誇る疫学研究である久山町研究によれば，認知症の割合は高齢者の 8 人に 1 人で，最近の調査では 6 人に 1 人とも言われている．糖尿病ではさらにそのリスクは高い．したがって我々を訪れる高齢糖尿病患者が認知症である可能性は十分にあり，認知機能を検査することは重要であるが，一方，プライドを傷つけないような配慮も必要で，疑わしい患者にもなかなか検査できないのが現状である．

認知症を合併した糖尿病患者で困ることは，今まで行っていた自己管理ができなくなり血糖コントロールが悪化することである．具体的には過食を含めた摂食障害，散歩に出かけた際の迷子，転倒，事故，薬物療法では怠薬や過量内服，インスリンの単位間違え，2 度うちやうち忘れなど，とくに低血糖の危険が極めて高くなる．そこで治療を継続するために家族を含めたサポートが不可欠だが，それが期待できないことも少なくない．ヘルパーも，厳密には，薬を飲んだことの確認は許されているが薬の準備（配薬）や内服の手伝い（投与）などは行えない．このような状況においては，服薬管理をしやすくするために一般的には行わない糖尿病薬を含めた一包化を考えてもよいのではないだろうか．また用法の工夫も効果的で，具体的には食直前投与が肝心の α-グルコシダーゼ阻害薬やグリニド薬を内服しているときは，他薬も食直前投薬に合わせる，あるいは合剤を使用する配慮も必要となる【▶引き出し6】．

我々のアンケート調査[3]では，認知症を合併した糖尿病患者には，できる限り投与回数が少なく低血糖を起こしにくい薬が望ましいと多くの医師が考えており，高齢者にも使用しやすい DPP-4 阻害薬は適した薬剤と思われる（**図1**）．また可能であればインスリン治療を経口薬に変更することも考えられている（**図2**）．以前 SU 薬の2次無効による血糖コントロール不良と考えられインスリンを導入された患者が，その後自分でインスリンをうてなくなり，インスリン注射をサポートする側の負担となった場合，最近登場してきた薬剤を組み合わせて経口薬に切り替えることも検討されたい【▶引き出し6】．

しかし1型糖尿病やインスリン分泌が低下していてインスリンがどうしても必要な患者はどうしたらよいだろうか．もちろん強化療法をサポートできる環境であれ

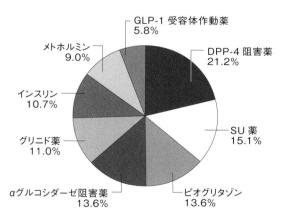

図1　認知症合併糖尿病に適切と考える治療薬[3]

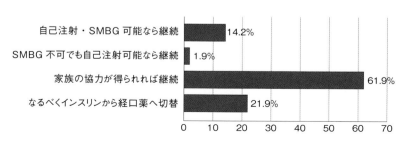

図2　認知症合併糖尿病に対するインスリン療法[3]

ばいいが，サポーターへの負担を考慮すると，インスリンの回数を少なくする，持効型インスリンを使用した BOT などに切り替える手段も検討したい【▶引き出し 7】．（超）速効型インスリンあるいはその成分が含まれている注射の場合は，食事の時間帯にインスリンをうつ必要が出てくるので，その時間帯にサポートが受けられる状況かどうかが鍵になる．持効型溶解インスリンのよいところは基本的に食事時間に関係なく，1 日 1 回定時にうてばよいので，サポートが受けられる時間帯に合わせて注射時間を設定することができる．インスリンデグルデクは長時間持続する特長があるため，2 日に 1 回のインスリン注射での血糖コントロールの検討がされている．しかし，突如食事をとれない，あるいは，とらない状況に陥ってしまうと，長時間効果が持続してしまうことが逆に問題となってしまい，低血糖に対する注意と適切な処置（ブドウ糖の投与など）が必要となってくる【▶引き出し 8】．

　認知症を合併した患者の血糖コントロール目標については，慢性合併症の抑制よりも**急性代謝失調**や低血糖の回避を優先し，HbA1c ＜ 8.5％くらいまで容認するといった治療指針も報告されている[4]．血糖コントロール目標で最も大切なことは「治療目標は年齢，罹病期間，低血糖の危険性，サポート体制などを考慮して個別に設定する」ことであり，同時に記載されている HbA1c の値はあくまで参考とし，患者の QOL を重要視した治療を考え，工夫することが我々の仕事であると考えている[5]【▶引き出し 1, 3】．

文　献

1) Hanyu H, et al: The 1-minute mental status examination in the memory clinic. J Am Geriatr Soc 57: 1130-1131, 2009.
2) Sakurai H, et al: The category "animals" is more appropriate than the category "vegetables" to measure semantic category fluency. Geriatr Gerontol Int 11: 374-375, 2011.
3) 松下隆哉，他：認知症合併糖尿病における糖尿病治療実態アンケート調査（原著論文）．日本老年医学会雑誌 50：219-226, 2013.
4) Kirkman MS, et al: Diabetes in older adults. Diabetes Care 35: 2650-64, 2012.
5) 日本糖尿病学会編・著：糖尿病治療ガイド 2014-2015, p25, 文光堂，2014.

8 その他

【コンサルト 37 ～ 41】

一般名	主な商品名	血中半減期(時間)	作用時間(時間)
SGLT2阻害薬			
イプラグリフロジンL-プロリン	スーグラ	15	24
ダパグリフロジンプロピレングリコール水和物	フォシーガ	8～12	24
ルセオグリフロジン水和物	ルセフィ	11.2	24
トホグリフロジン水和物	アプルウェイ デベルザ	5.4	24
カナグリフロジン水和物	カナグル	10.2	24
エンパグリフロジン	ジャディアンス	9.88	24

(日本糖尿病学会編・著：糖尿病治療ガイド2014‐2015, p.52(表12), 文光堂, 2014より改変).

コンサルト **37**

教育入院にはどんな患者が向いていますか？

～教育入院の適応と注意点～

44歳，男性．身長172cm，体重75kg，BMI 25.4．3年前から会社の健診で血糖高値を指摘されていたが症状もなく多忙であったため特に受診はしなかった．最近，軽度の倦怠感があるため心配になり受診したところHbA1c 13.2％，随時血糖値360mg/dlであった．本人に対して，未治療の糖尿病があり，一度入院して治療を行うことが望ましいと話したが，「仕事で長期の入院は難しい」，「体は何ともないし飲み薬だけでなんとかしてほしい」とのことであった．

ポイント

① 教育入院の意義を理解する．
② 教育入院の適応と注意点を理解する．
③ 患者個々に合わせた教育入院プログラムを設定する．
④ 通院中断例や教育入院を繰り返す例があることを認識する．

■ 症例のとらえ方

　未治療の糖尿病患者である．壮年期で多忙を極め，検診結果で指摘を受けていたものの放置してしまった．当然ながら食事療法や運動療法といった知識はない【▶引き出し4，5】．血糖値は非常に高く，糖毒性【▶引き出し2】を解除する目的でインスリン治療することが望ましい（インスリンの相対的適応）【▶引き出し7】が，自覚症状はあっても軽度の倦怠感と口渇程度であり，本人にとっては入院を要するような疾患としての認識がない．

　このような状況で，ただ外来でインスリン治療を導入するだけでは，肥満の助長や不必要な低血糖を招くだけでなく，血糖が一時的に改善したことで"糖尿病が

治った"と思い込み通院中断を招く可能性もある．外来で受診の際にその都度，医師や看護師，栄養士などが糖尿病の知識を少しずつ指導して行く方法もあるが，もともと多忙で受診さえしなかった患者であり，年齢も若く長期にわたる血糖コントロールの大切さを考えると，本例にはやはり教育入院を強く勧めたい．

■ キーワードと検査

(1) **教育入院プログラム**は比較的短い入院期間（1週間～2週間）で医師，看護師だけでなく多くのスタッフが個々の患者の病態（1型なのか2型なのか，インスリン分泌低下か抵抗性なのか）【▶引き出し2】，患者の理解度を共有し，糖尿病や合併症の知識の習得【▶引き出し3】，食事・運動療法【▶引き出し4，5】，薬物療法【▶引き出し6,7】（とくにインスリン注射手技や血糖測定手技習得）のほか低血糖・シックデイ対応【▶引き出し8】などを時間をかけて指導する．いわば糖尿病チーム医療による短期集中入院プログラムである．

また，1日の血糖値のながれ（食後や夜間の血糖変動も含む）を把握できるほか，蓄尿による尿中Cペプチド【▶引き出し2】や微量アルブミン尿および蛋白尿【▶引き出し3】の検査，散瞳による眼底検査など合併症の精査は入院中にまとめて評価ができる．

適応症例については，血糖コントロールの良・不良，合併症の有無に関わらず境界型糖尿病症例も適応であると考える．基本的には患者本人が理解できることが前提であるが，本人が認知症を有する場合に家族や協力者が参加するケースや，週末3日間程度の短期間の教育入院を行っている施設もあり，本症例のような多忙な症例にも有効な治療法である．一般的な教育入院の適応症例とそれ以外のケースにおける注意点について**表1**に示す．

(2) 教育入院がその後の血糖管理に有効であることは明らかであるものの[1]，一部には毎年のように**教育入院を繰り返す症例**が存在する．このような症例では入院により一時的な改善を得られても退院後数ヵ月で再び前の状態に悪化してしまうケースも多いため，従来の教育入院とは違ったアプローチが個々に必要である．本来の教育入院の意義は，患者本人が糖尿病を「知る」ことで，日常生活のなかで糖尿病にしっかり向き合うための土台作りである．

その点からも，未治療，特に"**新規発症糖尿病患者**"にこそ，是非勧めたい方法である．また，報告では教育入院経験症例の**通院中断**率（4.9～17.8％）は，通常の糖尿病外来通院中断率（21.7～40.0％）よりも低い．糖尿病は治療中断がとりわけ

表1 教育入院の適応症例と注意点

糖尿病教育入院の適応症例
・初めて糖尿病／境界型糖尿病を指摘された症例
・食事療法・運動療法の実践的指導を行いたい症例
・内服薬,インスリン治療にもかかわらず血糖コントロール不良の症例
・インスリン／GLP-1受容体作動薬の導入が必要な症例
・血糖コントロール悪化の原因精査が必要な症例
・入院下で合併症精査が必要な症例
・糖毒性を速やかに解除することが必要な症例
・術前血糖コントロールが必要な症例
・治療後体重増加が顕著な症例
・低血糖や高血糖を繰り返す症例
・妊娠糖尿病／糖尿病合併妊娠症例
注意点：ただし状況によっては教育入院の適応となる
・認知症および知的障害などで理解が困難な症例 　☞ 家族や介護者などの協力者が必要.
・教育入院を繰り返す症例 　☞ 繰り返す理由を理解し,最後の教育入院と自覚していることが必要.
・合併症が進行している症例（透析導入,失明など） 　☞ 腎不全教育や視力サポートで通常より長い入院期間を要することがある.
・糖尿病性ケトアシドーシス後の症例 　☞ 意識清明で教育を受けられる良好な全身状態であることが必要.

合併症の発症や進展につながることが多いとされており血糖の良・不良に関わらず教育入院を勧めることは決して大げさなことではないと考える.

(3) 教育入院プログラムは多くの施設においてクリニカルパスが用いられており,一例を図1に示す.**クリニカルパス**のメリットには,短い入院期間の中で質の高い医療を一定して提供することを主に,業務の明確化・効率化,多職種間の情報共有によるチーム医療の強化,入院期間・アウトカム・診療スケジュールなどを明示することによる患者の安心感,満足度の向上などがある.しかしながら,画一されたプログラムのために患者個別の事象に直ちに対応することが難しいなどのデメリットもあり,これら**クリニカルパスの功罪**を意識しつつ,生じたバリアンスを分析し,常にパスをアップデートしていくことが求められる.

■ 専門医ならこうする

本症例は,HbA1c 13.2％,随時血糖値 360mg/dl であることから糖毒性【▶引き出し2】を解除する目的でインスリン治療することが望ましいことを説明し,可能であれば入院での治療を勧めた.最初は,仕事が気になり躊躇していたが,入院日や

37 教育入院にはどんな患者が向いていますか？

医療者用

ID

腎代謝内科　糖尿病教育入院　(4泊5日) クリニカルパス

(A・B・C)

入院日	月　日　(月)
患者目標	1. 糖尿病教育入院の目的が理解できる。
検査	□血糖測定　◇11:00(　　)　◇17:00(　　)　◇21:00(　　) □SMBG　有・無
処置	□インスリン導入　□栄養指導予約　①個別指導（入院）栄指DM教育　・A枠10:30　・B枠11:00　・C枠11:30 □RH依頼　◇　　　　　　　　②集団指導・月曜15時〜糖尿病勉強会　・水曜12時〜糖尿病食学習会 □月曜日15時〜DM勉強会　薬指　木曜日　12時〜DM食事勉強会
薬剤 [内服 点滴]	□持参薬続行　□インスリン注射 (　　)　昼食前◇＿＿＿U　夕食前◇＿＿＿U　眠前◇＿＿＿U (　　)　昼食前◇＿＿＿U　夕食前◇＿＿＿U　眠前◇＿＿＿U
安静度	□フリー
清潔	□清拭　◇　　□シャワー　◇　　□入浴　◇
食事 摂取量	□(　　食：　　kcal／日）NaCl(　　g／日) 昼　　　　　　　夕
患者・ 家族指導 説明	□入院診療計画書　項目　担当者　項目　時間　実施チェック　確認者 □リストバンド装着　血圧測定　　　運動療法(リハビリ)　13:00〜13:20 ◇病棟オリエンテーション　体重測定　　糖尿病の病態・生理　15:00〜15:30 ◇5日間のスケジュール　　　　　　　糖尿病の食事療法　15:30〜16:00 　　　　　　　　　　　　　　　　　　薬剤指導
指示受け サイン	指示Dr　／　　　　　　　　　　指示受けNs　／
バイタル	時間　入院時：　　＜定時＞：　　＜臨検＞： 体温 脈拍 血圧　　　／　　　　　／　　　　　／
観察	＜医師＞ ＜看護師＞　：　　： ◇高血糖症状　　　　（有・無）（有・無）（有・無） ◇低血糖症状　　　　（有・無）（有・無）（有・無） ◇入院の目的がわかる（良・不良）（良・不良）（良・不良） ◇血糖の正常値がわかる（良・不良）（良・不良）（良・不良） ＜栄養士＞ ◇指示栄養量を覚えている　（良・不良） ◇食品交換について理解する（良・不良）
看護処置	◇身長・体重測定　身長　　cm・体重　　kg
コ・メディカル	
プロトコール	入院・患者指導・糖尿病教育入院・糖尿病血糖管理・糖尿病インスリン導入
手順書	入院・患者指導・糖尿病インスリン導入
医療者 サイン	医師　B勤Ns　G勤Ns　F勤Ns

図1　糖尿病教育入院のクリニカルパスの一例

患者用

様　入院経過予定表（入院診療計画書）　ID

腎代謝内科　　病名：糖尿病（教育入院）

医師：　　　　看護師：
薬剤師：　　　栄養士：
RH：

年　月　日
No.1

時間枠 項目	外来	入院日 月　日（月）
目標	入院の目的がわかる	5日間のスケジュールがわかる
治療 処置		血糖測定を看護師が行いますのでお部屋で 　お待ちください　11：00　17：00　20：30 インスリン注射の方は声をかけます 　　　　　　　毎食前・眠前
検査	採血 レントゲン　　があります 心電図 腹部エコー	眼科受診 神経障害の有無を調べる検査
教育・指導　糖尿病	入院後に使用するテキストを 　ご準備ください 介護ショップりんどうで販売（600円）	『糖尿病とは』（医師）　15：00〜15：30 『糖尿病と食事療法』（担当栄養士）15：30〜16：00 1階集団指導室（体脂肪測定を行います）
教育・指導　食事		
教育・指導　運動		運動療法　13：00〜13：20　4階リハビリ室
教育・指導　その他	医師より、入院の必要性について 　　説明があります	入院時、リストバンドの説明をします 看護師より、体重・血圧の測定方法を説明します インスリンや内服を開始する方は看護師が説明します 医師より治療・スケジュールについて説明します
検温	特に必要はありません	身長・体重・体温・脈拍を測定します 血圧を、入院時に測定します
安静度 （活動）	特に制限はありません	特に制限はありません
排泄	特に制限はありません	
食事	入院後に使用する「食品交換表」を 　ご準備ください 一階ブックス望星で販売（900円）	カロリーは1日（　　　　　　）kcalです 塩分は1日あたり（　　　　　）gです 間食やカロリーのある飲み物は 　　　　摂取しないで下さい
清潔	特に制限はありません（入浴可）	
薬剤	指示されたお薬を飲み、入院の日に 　全てお持ちください	インスリンや内服を開始する方は、 　　　看護師が説明します
手続き その他	外来受診後、入院の手続きを 　行ってください	

図1　（つづき）

期間は，状況によって配慮することができること，インスリン治療にあたり手技を覚える以上に，長く糖尿病と向き合うためには糖尿病自体を知ることが重要であることを話したところ，4泊5日の入院で承諾を得た．

4泊5日用の教育入院クリニカルパスを利用し，入院後より強化インスリン療法と1600カロリーの食事療法を行った．合併症は認められなかったことからも日常生活の中で取り入れられる運動療法などを指導し実践してもらった．また，SMBGを指導し，退院後は責任インスリン【▶引き出し7】に基づいてインスリンの自己調整を指導した．また，24時間蓄尿Cペプチドは70μg/日と自己分泌は保たれていた【▶引き出し2】ことから，糖毒性が解除されればインスリン治療を離脱できる可能性があることも説明し，モチベーションの維持に努めた．事実，退院時は超速効型インスリン朝食直前6単位，昼食直前4単位，夕食直前4単位，持効型溶解インスリン12単位を要したが，6ヵ月後には，HbA1c 7.0％，随時血糖140mg/dlと改善し，結果的にインスリン治療を離脱できた．

もちろん，外来で食事と運動，そして内服という方法も間違いではないが，本症例の治療経過からわかるように糖毒性解除目的に短期的にインスリンを導入しつつ，教育をしっかり行うことにより，インスリン離脱そして良好な血糖の獲得という「成功体験」は，なにより患者自身の強いモチベーションにも繋がると考えられる．

■ 専門医からのアドバイス

「糖尿病学の父」とされるジョスリン博士は，「糖尿病教育は糖尿病治療の一部ではなく，糖尿病治療そのものである」と言って糖尿病診療における「教育」の重要性を説いている[2]．実際に「教育」が血糖コントロールのみならず，合併症の発症予防にも有効であることはすでに報告されている[3]．さらに興味深い研究として英国で行われたDESMOND研究がある[4]．本研究では通常の糖尿病教育群（対象群）に対し，自己管理能力を高めるような指導プログラムを盛り込んだ教育群（介入群）との比較が行われた．両群ともHbA1cを有意に改善させたが，介入群では体重の減少度や禁煙成功率が通常群に比べて有意に改善した．さらに糖尿病に対する考え方やうつ傾向に対しても介入群で良好であった．

このことから，「教育」に重要なことは，患者への一方的な知識の押しつけではなく，患者自身の自己管理能力を引き出すことだと考える．また，本研究の対象症例が新規発症糖尿病患者であったことからも，最初の「教育」がいかに肝心である

かを物語っていると言えよう．

　図2は自験例における新規糖尿病患者と非新規糖尿病患者の教育入院後5年間の推移を検討したものである．前者において血糖コントロールのみならず，体重コントロールも良好であり，新規発症糖尿病患者における初期教育入院は長期的にも有効であると考えられる．この点からも，初めて糖尿病患者として受診したタイミングで，教育入院の適応を頭に描きつつ診療にあたることをお勧めする．

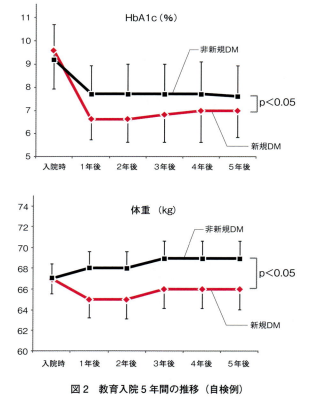

図2　教育入院5年間の推移（自検例）

文 献

1) 永田裕章, 他：クリティカルパス導入後の教育入院に対する評価. 糖尿病 48：777-781, 2005.
2) 金澤康徳, 他：ジョスリン糖尿病学, 第2版, p671-686, MEDSI, 2007.
3) Rachmani R, et al: Teaching and motivating patients to control their risk factors retards progression of cardiovascular as well as microvascular sequelae of Type 2 diabetes mellitus a randomized prospective 8 years follow-up study. Diabet Med 22: 410-414, 2005.
4) Davies MJ, et al: Effectiveness of the diabetes education and self management for ongoing and newly diagnosed (DESMOND) programme for people with newly diagnosed type 2 diabetes: cluster randomised controlled trial. BMJ 336: 491-495, 2008.

コンサルト 38 ドロップアウト患者が現れた！対応は？

～通院中断患者の対応と注意点～

> 39歳，男性．妻の両親と同居．身長162cm，体重70kg，BMI 26.7．5年前に職場の健診で高血糖を指摘され受診した際に，空腹時血糖250mg/dl，HbA1c 11.6%で糖尿病と診断された．口渇，多飲，多尿といった症状も認められ，入院治療をすすめられたが仕事の都合や経済的状況から入院は困難であった．そこで外来で強化インスリン療法が導入された．血糖は徐々に改善し(HbA1c 6.2%)，症状も消失したが通院開始から6ヵ月が経ち外来の予約日に来院されず，以後通院中断してしまった．
>
> その後，半年が経ってから受付にふらりと来られた．この間，インスリンは無くなったので打たなかったが，通院していないことが心配で家にあった血糖自己測定器で血糖を測定したところ，食前で186mg/dlであったため受診した．再来院時HbA1cは9.0%に上昇していたが症状は特に認められなかった．通院中断した理由を問うと，「忙しくて予約日にいけず，その後は行きにくくなった」「症状がよくなったので治ったと思った」とのことであった．

ポイント

① 通院中断した理由を考える．
② 通院中断に至った背景因子を認識する．
③ 通院中断させないようチームとして対応する．
④ 通院中断した後の対応を工夫する．

■ 症例のとらえ方

　糖尿病外来を通院中断してしまったが，幸いにも再受診してくれた症例である．初回受診時は高血糖であり，糖毒性【≫引き出し2】を解除する目的で強化インスリ

ン療法【▶引き出し7】を行うことは間違いではない．しかし「インスリン治療を行って症状がよくなったから来なくなった」という発言から本来の糖尿病治療の目的(合併症を予防し，生活の質と生涯にわたって確保する)を患者が理解していたのか確認する必要がある．

また，患者は壮年期で経済的な問題があるため会社を休めず予約日に来院できなかったという．この先も経済的・時間的負担が多い強化インスリン療法ならびにSMBGが長期にわたって必要なのかを，内因性インスリン分泌能の評価【▶引き出し2】などを行って病態を把握した上で判断，説明すべきであったと思われる．本症例では強化インスリン療法は短期的に行い，血糖が改善されれば注射回数の減量や注射療法からの離脱が可能であることを事前に十分説明しておけば，結果は違ったかもしれない．

最も重要なのは，再受診の機会に中断に至った理由を一緒に考え，解決策を一緒に模索していくことである．単に通院中断したことを責めるだけでは理由を話してくれる機会を逸する可能性がある．医師以外の人間には心を開いて話すこともあり，看護面談や栄養相談も積極的にすすめていきたい．

■ キーワードと検査

(1) 糖尿病患者における通院中断率は報告によりバラツキはあるものの，21.7〜40.0％と比較的高い．これまでの調査によると，通院中断しやすい因子としては，男性，比較的若年[1]であるほか，合併症が少ない，血糖コントロールが改善傾向にある患者などが報告されている．また，通院困難となった理由として，多忙，経済的理由のほか，糖尿病が治ったという思い込みなどがあげられている．これらの根底には，糖尿病の治療目的の達成に定期的な通院が必要であるということを理解していないことが考えられる．これは患者側だけでなく医療者側にも問題があるが，現実には限られた外来の診療時間の中で「糖尿病」を理解してもらうことは困難な場合が多い．

そこで，医師だけでなく看護師や薬剤師などが一丸となってチーム医療を形成し，それぞれの専門分野から個々にアプローチすることで糖尿病に対する理解をより深められれば，結果的に通院中断を減じることができる可能性がある．特にチーム医療の短期集中プログラムである「教育入院」を行った患者は，その後の通院中断率が通常通院患者より低い可能性が示唆されており[2]，有用な手段の一つである．また，患者が糖尿病に対する理解をより深めたか，理解が浅い点は何かという

ことを客観的にチーム全体が把握する手段として，教育前後の知識変化をみる「プレテスト・ポストテスト」(**図1**) などを作成し利用すると良い．
(2) 通院中断した理由もしくは通院困難な理由について個々の事情を把握し，調整できることがあれば可能な限りサポートすることが望ましい．最低限のチェック項目として中断者の特徴やその対応策などを示す (**表1**)．具体的には，患者の**職業収入**や毎月の医療費，1日のタイムスケジュール(夜勤なども含む)を把握した上で，

お名前	日付　/	日付　/
下記について○×でお答えください．	プレテスト	ポストテスト
血糖値が高くても症状がなければ治療は不要		
糖尿病の合併症が言える		
食事は甘いものを控えればよい		
自分の理想体重を知っている		
野菜ジュースは野菜を食べることと同じ効果がある		
運動は，行った直後しか効果がない		
運動は食後に行うことが望ましい		
運動は汗の量が多い方が効果が高い		
薬を飲んでいれば食事，運動療法は必要ない		
インスリン注射を行うと，一生続ける必要がある		
インスリン注射は最後の治療である		
HbA1cは過去1〜2ヵ月の血糖の平均である		
尿糖が陰性であれば糖尿病は治ったと思っていい		
症状がないので合併症は起きていない		
糖尿病があると必ず失明する		
定期的に眼科で眼底検査を行う必要がある		
血糖値が良ければ高血圧や脂質異常症の治療は不要		
血糖値は低ければ低いほどよい		
低血糖の症状が言える		
低血糖の対処法が言える		
体調が悪いときは全ての薬を中止する必要がある		
体調が悪いときはかえって血糖が上昇することがある		
足のケアは足の切断の予防につながる		
糖尿病があると歯周病や歯槽膿漏になりやすい		
飛行機ではインスリンを手荷物にいれておく		

図1　プレテスト・ポストテスト

表1 通院中断者の特徴やその対応策

特徴	・中断率：推定年 8% ・男性，有職者 ・若年（とくに20代～30代） ・過去に中断歴あり ・血糖コントロールの悪い人（HbA1c 8%以上）の他，かなりよい人，よくなった人にも多い．
理由	・治療優先度の理解不足 　（忙しいから，待ち時間が長いから，他） ・疾患への認識不足 　（体調がよいから，治ったから，他） ・経済的負担
対策	・初診時に継続的受診の必要性を伝える ・栄養指導，療養指導を行う ・受診時間の融通性を高くする ・残薬が多い＝医療費の負担が大の可能性を考慮する ・薬価を考慮し，後発医薬品などへ変更する ・中断者への受診勧奨を行う（電話，郵便物も有効） ・中断した理由を尋ね，対策を練る

（糖尿病受診中断対策包括ガイド，2014[1)]を一部改変）

薬剤費を考慮した治療薬の選択（例：合剤，ジェネリック薬の使用，カートリッジ式インスリンの利用）や時間の制約が少ない注射方法（例：BOT 療法への切り替え，週1回のGLP-1注射への切り替え）【▶引き出し7】ならびに通院日，通院時刻，通院場所の調整（例：土曜日の通院や夕診外来への誘導，通院間隔の拡大，職場もしくは自宅に近くへの転医）を行う．また，家族関係なども重要な要因であることから，プライバシーに配慮しつつもある程度引き出すスキルを身につけておきたい．

■ 専門医ならこうする

通院中断した理由を問うと，「多忙であり，仕事の合間をみて受診しても長い待ち時間で結局業務に支障が出ていた」との答えから，当院の夕診外来に仕事終了後に通院してもらうこととした．また，慢性合併症【▶引き出し3】は認められず，抗GAD抗体陰性でCペプチドindex【▶引き出し2】からも内因性インスリン分泌が保たれていることが示唆され，インスリン注射療法については，糖毒性が解除されれば注射からの離脱が可能であることを説明し，BOTで再導入することにした．もちろん，食事療法，運動療法が必須であり，夫婦一緒に栄養指導を行った．

また，医師の診察終了後に看護師による療養指導を別室で行ったところ，実は家

庭内の問題を抱えていることが判明した．特に妻の両親（同居中）の糖尿病に対する理解不足から通院を躊躇するようになったことも明かしてくれた．偶然にも，この両親が他の疾患で当院に通院していることが分かり，外来での糖尿病勉強会に参加を促すことができた．その後，患者はインスリン注射療法から離脱し，単剤の経口糖尿病薬のみで血糖は良好にコントロールされ通院は2～3ヵ月に1回のペースで続いている．

専門医からのアドバイス

　糖尿病は治療中断が合併症の発症や進展につながることがとりわけ多く[3]，通院のなかで生活習慣の改善が思わしくなくても，通院を継続するかぎり望ましい治療行動に修正できる可能性がある[4]．そこで，通院中断しやすい背景因子をもつ患者には通院の重要性を日頃から指導することが重要である．

　患者が通院中断する理由は必ず存在する．中断したことを責めずに，なぜ中断したのか，どうすれば中断しなかったのかを明らかにし，チームで共有／対応を検討することが重要である．

　そのためには，普段の外来から通院に際し苦慮している点やモチベーションが上がらない理由を，患者が医療者に相談したいと思える環境作りが必要である．特に糖尿病は症状が目にみえるものではなく，依然「贅沢病」といった偏見も存在する．結果として患者本人が孤立感を抱きやすく，本例のように家族の理解不足が患者の負担感をさらに大きくしてしまい，通院中断を招くことになりかねない．医療者側から積極的に家族へも現在の病状や通院の必要性を説明し，協力を得る努力や配慮が大切であるほか，社会全体に向けても「糖尿病」について啓発することが重要である．

文　献

1) 「糖尿病受診中断対策包括ガイド」作成ワーキンググループ：糖尿病受診中断対策包括ガイド，2014.
2) 本田佳子，他：2型糖尿病患者における教育入院後の外来通院状況．糖尿病 47: 355-361, 2004.
3) 奥平真紀，他：検診と治療中断が糖尿病合併症に及ぼす影響．糖尿病 46: 781-785, 2003.
4) 山本壽一：糖尿病治療中断に至る心理的要因．プラクティス 24: 179-184, 2007.

コンサルト 39 炭水化物を抜けば何食べてもいいって本当ですか？

～低炭水化物ダイエットの注意点～

> 55歳，女性．主婦．数年前から経口糖尿病薬を内服しているが，HbA1cは7～8％，体重も数キロ増加傾向にあり，BMI 27である．運動習慣はなく，週3回，3時間/日のパートをしているが，パート仲間とお菓子を食べるのが楽しみ．主治医からは「食事療法をして体重が数キロ落ちれば血糖コントロールも改善しますよ」と言われているが，なかなか食生活は変えられない様子．友人が「炭水化物を抜くだけで，他の物は気にせず食べても3kg痩せた」と聞き，「私もご飯を抜いて低糖質ダイエットを試してみたい」と来院した．

ポイント

① 肥満に起因する疾患を確認しておく．
② はやりのダイエット方法を試してみたいという患者には，その内容を細かく聞く．
③ 低炭水化物（低糖質）ダイエットについて自身の考え方をまとめておく．
④ 体重を減らす薬物療法について自身の考え方をまとめておく．

■ 症例のとらえ方

　多くの患者は，ダイエットといえばまずご飯を抜く（減らす）ことを考えるようである．血糖コントロール不良のため教育入院となった患者が，糖尿病食を体験して「私はこんなにご飯食べていません．」という患者はかなり多い．おいしいおかずを制限するより，おかずを十分に楽しみ主食の炭水化物を制限する方が，実践しやすいといえる．さらに近年，マスコミ等を通して低炭水化物（低糖質）ダイエットが話題になり，炭水化物中心に減らすダイエットを実践する糖尿病患者が増えているようである．確かに炭水化物を減らせば血糖上昇は抑えられ，比較的短期に数

kg の減量が得られることは多い．しかし，栄養のバランスを考えると【▷引き出し4】，主食の炭水化物よりおかず（蛋白質や脂質）が多かったり，間食として炭水化物を摂取していることで全体のエネルギー摂取量がオーバーし，肥満や血糖上昇などにつながっているケースを多く見受ける．

本症例のように患者から低炭水化物ダイエットを希望してくることも珍しくない．低炭水化物ダイエットについて，医師自身の考え方をまとめておき，うまく対処できるように準備しておきたい．

■ キーワードと検査

(1) JDDM によると 2 型糖尿病患者は年々肥満傾向を示しており，2013 年には平均 BMI が 25 に達した[1]．つまり 2 型糖尿病患者の 2 人に 1 人は肥満ということになる．

肥満に起因する疾患（表1）は多く，肥満合併糖尿病患者の多くは糖尿病以外にも肥満に関連した疾患を複数有している．したがって，減量することにより血糖コントロールのみならず，多くの病態の改善につなげることができる．体重のコントロールの最終目標は BMI 22 であるが，肥満患者の目標を BMI 22 に設定してしまうと 10〜20kg もの減量が必要な患者も少なくなく，現実的ではない．実際には体重が数 kg（体重の 2〜3％）減っただけでも血糖が改善する症例も多く，最初は実現可能な目標を話し合ってきめることが重要である．

(2) 以前から多くのダイエット法や器具がマスコミ等を通じて紹介されている．一時は爆発的に流行した方法でも実践する者は次第に少なくなるのが通例である．ダ

表1 肥満に起因する疾患

1. 耐糖能障害（2 型糖尿病，耐糖能異常など）
2. 脂質異常症
3. 高血圧
4. 高尿酸血症・痛風
5. 冠動脈疾患：心筋梗塞・狭心症
6. 脳梗塞：脳血栓症・一過性脳虚血発作
7. 脂肪肝（非アルコール性脂肪性肝疾患）
8. 月経異常，妊娠合併症（妊娠高血圧症候群・妊娠糖尿病・難産）
9. 睡眠時無呼吸症候群・肥満低換気症候群
10. 整形外科的疾患：変形性関節症（膝・股関節）・変形性脊椎症，腰椎症
11. 肥満関連腎臓病

イエットを継続することは難しく，これさえ行えばという決定版がない証拠であろう．今後も様々な方法や器具が提唱され，患者が希望あるいは実践して来院するであろうが，その際には，誤った方法で健康を害することがないように注意しなければならない．しかし，なかなかできないダイエットを患者側から申し出たことは大切にすべきことで，仮に好ましくないダイエットであっても患者が関心を持った方法を全否定するのは避けるべきである．どんなダイエットでも長所・短所があるはずで，患者が関心をもった方法の長所を認めつつも短所を指摘し，極端で有害なダイエットにならないよう導くことが重要である．

(3) **低炭水化物（低糖質）ダイエット**について話題に上った時，最初に注意したいのが，低炭水化物ダイエットについて医療者と患者の認識に大きな違いがある可能性があることである．書物あるいはインターネットでは，医療関係者のみでなく，美容関係者，スポーツ関係者，食品関係者等がそれぞれ定義した健康法を低炭水化物ダイエットという言葉を使い，情報を発信している．患者が考えている内容を充分に聞き，医療者が考えている（学んだ）内容で一方的に肯定したり否定したりしないように注意したい．

現在，低炭水化物ダイエットには賛否両論がある．肥満傾向の 2 型糖尿病患者が行うと，比較的早期に血糖コンロール（HbA1c）や肥満（体重）が改善されることがある．一方で，極端に炭水化物のみを制限することの危険性も指摘されている．提案される方法も様々で，1 日の推奨摂取炭水化物量も異なり，標準的な方法がないのが現状である．患者がこれを希望している場合には，医学的なメリットとデメリットの両方を十分に考えた上で，患者の気持にも配慮しながらその可否について話し合うという姿勢が必要である．

(4) 2014 年 4 月より数種類の **SGLT2 阻害薬**が発売された【▶引き出し 6】．尿細管で糖の再吸収する SGLT2 の働きをブロックすることにより尿糖排泄を促し，血糖や体重を下げる薬剤である．SGLT2 内服により尿糖は 50〜100g/ 日増え，200〜400 カロリーの炭水化物相当が尿糖として排出されることになる．本剤を服用の上，低炭水化物ダイエットを行うと，極端に炭水化物が低下しケトアシドーシスを起こす可能性があるので，注意を要する．

■ 専門医ならこうする

患者が「低炭水化物ダイエットをしたい（している）」と言ってきた時は，まず，その内容を細かく聞くことが肝要である．患者が制限しているものが本当は炭水化

物ではないこともある．たとえば，せんべい，果物などは炭水化物（糖質）ではないと思っている患者も多い．

患者が摂取している炭水化物をおおざっぱに把握できたら，①腎機能なども考慮した上で，過度の炭水化物制限になっていないかを判断する．次に②炭水化物を減らすことで脂質や蛋白質，塩分などが増加していないか，食物繊維などが確保できているかを判断する．それほど問題ないダイエット法であれば，③極端なバランスにならないよう注意した上で，「今のダイエット方が健康上安全に行われているかどうかをチェックしながら少し続けてみましょう」と患者が自ら工夫したダイエットをできるだけ容認する．ただし，④炭水化物（低糖質）ダイエットは炭水化物（糖質）を制限すれば蛋白質や脂質などはいくら食べてもいいと誤解されることもあるので要注意である．あくまで，意識して炭水化物（糖質）を制限しながらも，脂質や蛋白質が増えないように注意するように心がけてもらう．

著者は，脂質については量は制限しなくていい（現状維持）が，動物性脂肪より植物性脂肪，飽和脂肪酸より不飽和脂肪酸等，具体的な食品を紹介しながら，脂質や蛋白質の"質"には注意するように指導している．

〔事例〕新聞の紹介記事を手にして，低炭水化物ダイエットを希望した肥満2型糖尿病の患者（69歳，女性）の一例を示す（**図1**）．

実は，患者が言う低炭水化物ダイエットを行ってもまだ炭水化物は過剰摂取状態であった．脂肪や蛋白質が過剰摂取にならないように注意した上で，主食を少し減らす"(患者が希望する) 低炭水化物ダイエット"を行うことで，HbA1cや体重は改善した．現在は今の"低炭水化物ダイエット"を行った上で，甘い菓子類の間食

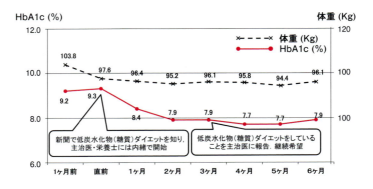

図1 低炭水化物ダイエット成功例（69歳，女性．身長168.8cm，体重103.8kg）

を減らすようにアドバイスしているが，間食の炭水化物はなかなか減らせないようである．

■ 専門医からのアドバイス

　低炭水化物ダイエットは古くから行われているが，炭水化物の摂取量を20〜40g/日と極端に制限したロバート・アトキンスが提唱したアトキンスダイエットが有名である．2003年ころにアメリカで流行したが，急激な脂肪分解によりケトン体が生成され，糖尿病性ケトアシドーシスを発症したこともある．今日でも同程度に炭水化物を極端に制限する低炭水化物ダイエットが紹介されていることもあるが，危険を伴い患者に推奨できるものではない．しかし，現在提案されている低炭水化物ダイエットは炭水化物を80〜120g/日程度のものが多い．

　低炭水化物ダイエットの有効性を示す論拠として2008年の「DIRECT試験」[2]がある．本試験はランダムに低脂質食群（男性1,800kcal，女性1,500kcal，脂質比率は全エネルギーの30％以下），地中海食群（男性1,800kcal，女性1,500kcal，脂質比率は全エネルギーの35％以下），低炭水化物食群（カロリー制限なしで糖質が120g/日以下）に振り分けられた．2年後には一次エンドポイントである体重減少は低脂肪食群に比べ，地中海食群および低炭水化物食群で有意に低下．また，トリグリセライド低下やHDLコレステロール増加も他群に比較し低炭水化物食群が優れていた，という主な結果が出た（図2）．

　炭水化物だけを制限する食事療法を行うと，炭水化物以外からのエネルギー摂取量が過剰になる可能性が懸念されるが，DIRECT試験でも，低炭水化物食におけるエネルギー摂取量は導入前に比べると低下している．低炭水化物ダイエットといえども，蛋白質や脂質が過剰摂取になり，総エネルギー量が増加しないことが一つの要素になっていることを見逃してはいけない．

　現時点ではどの程度の炭水化物制限が安全で有効かは結論が出ていないため，低炭水化物ダイエットに対する評価は定まっていない．全国の糖尿病を専門とする開業医の団体である全国臨床糖尿病医会が2013年に行ったアンケート調査（回答数70名，回収率64.3％）（全臨糖，図3）では，有効性は認める（86.6％）ものの危険性を危惧する医師は80.2％と高かった．さらに，低炭水化物ダイエットを指導している医師は40％で，今後も指導する予定がないと回答した医師は22.2％であった．2013年3月に出された『日本人の食事療法に関する日本糖尿病学会の提言』（2013年3月）では低炭水化物ダイエットを2年程度の短期的な血糖や体重減少などのメ

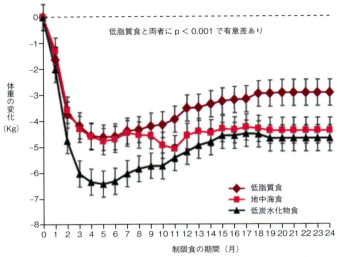

図2　DIRECT 試験（N Engl J Med 359: 229-241, 2008）[2]

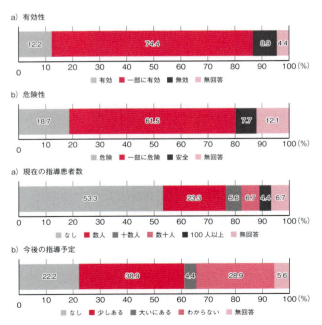

図3　全国臨床糖尿病医会会員へのアンケート（新井桂子, 他：プラクティス 30: 513-515, 2013）[3]

リットを認めながらも，長期的には効果と心血管イベントや総死亡などの安全性については十分なエビデンスがなく注意を要すると述べている．『糖尿病食事療法のための食品交換表（第7版）』[4]では，従来の60％エネルギーの配分例のみでなく，新たに55％，50％の配分例も示し，合併症や肥満度，嗜好などにより，炭水化物の割合に選択の幅を持たせている．

極端に炭水化物を制限すると長期的には腎症や動脈硬化の進行などが懸念され，安易に患者に勧めることは避けるべきであるが，肥満している2型糖尿病患者で従来から推奨されているバランスよくカロリーを制限する食事療法ができない患者には，マイルドな低炭水化物食を検討するという選択肢もありうると考えている．

以上を踏まえて，低炭水化物ダイエットの利点と留意点を**表2**にまとめた．

表2 低炭水化物ダイエットの利点と留意点

適応	非適応
肥満・2型糖尿病	腎症3期以降の糖尿病 妊婦 小児 SGLT2阻害薬内服者

利点	留意点
体重減少 血糖改善 脂質の改善	長期の効果維持 腎症の悪化 動脈硬化性疾患の増加

施行中の注意点
蛋白質・脂質の過剰摂取 塩分摂取の増加 食物繊維摂取の減少

文 献

1) http://jddm.jp/data/index-2013.html
2) Shai I, et al: Weight loss with a low-carbohydrate, Mediterranean, or low-fat dier. N Engl J Med 359: 229-241, 2008.
3) 新井桂子，他：プラクティス 30：513-515，2013．
4) 糖尿病食事療法のための食品交換表（第7版）．

うつ病・摂食障害患者の管理

コンサルト 40

～精神疾患特性と薬物の注意点～

❶ うつ病

> 46歳，男性．会社員（休職中）．5年前から糖尿病，3年前からうつ病で精神科併診している．会社での人間関係トラブルよりうつ病が悪化し，約半年前より休職している．休職後は1日中家の中で静かに過ごすことが多く，活動量も減り体重は5kg/3ヵ月増加．薬の服用も不定期となり，HbA1cは7.2から8.8％に悪化．精神科医の処方変更等により少しずつ改善し復職のメドも立ちかけていたが，会社同僚より「だいぶ軽快したそうでよかったね．また一緒に働けるのを楽しみに待っているよ」という電話を受けた2日後に自殺未遂を起こした．妻によると「同僚からの励ましの電話が負担になり，出勤できるか心配になったようだ」と話していた．

ポイント

① 糖尿病になると，セルフケアをしなければとの思いが心の負担になり，抑うつ的になり，糖尿病発症後うつ病を発症することがある．
② うつ病があると，活動性の低下などより糖尿病が発症しやすくなる．
③ 長く診ている患者が知らない間にうつ病になっている可能性も念頭に入れる．
④ 予約日時を守らない，口数が減るなどの他，頭重感，めまい等の身体症状を訴えてくることが少なくない．

■ 症例のとらえ方

　うつ病悪化に伴い，食事・運動療法がうまくできず，血糖コントロールが悪化．また，同僚の励ましの言葉が患者の負担となってしまった症例．糖尿病，うつ病はともに頻度の高い病気であり，両者を合併することも少なくない．うつ病で食事・運動療法を遵守できず，両者を合併している患者は肥満傾向にあり，血糖コントロールもよくない患者をしばしば経験する．通常の患者に対しては手をかえ品をかえ"やる気"をいかに出させるかが診療の重要ポイントであるが，うつ病を併発している患者は励ましたつもりが患者の負担になり，うつ状態に悪影響を与える可能性があるため注意を要する．

■ キーワードと検査

（1）糖尿病になると，食事療法や運動療法などのセルフケアをしなければとの思いが心の負担になり，「わかっちゃいるけどできない」自分に抑うつ的になり，**糖尿病発症後うつ病**を発症することがある．
（2）逆に**うつ病**があると，活動性の低下などより糖尿病が発症しやすくなる．うつ病は，一生のうちに一度は経験する疾患（男性での約10％，女性の20％）と言われている．
（3）初めて糖尿病であることを告げる時には患者の気持ちが抑うつ的にならないように配慮しつつ診療を行うが，長く診ている患者が知らない間にうつ病になっている可能性を念頭に入れて，対応を誤らないようにしなければならない．
（4）早期発見するためには，うつ病の徴候を見逃さないことが重要である．予約日や時間に遅刻する，来院しない，口数が減る，表情が暗い，乏しい，などのほか，頭重感・頭痛・めまい・吐き気・不眠・微熱等の身体症状を訴えてくることが少なくない．

■ 糖尿病とうつ病の関係

（1）糖尿病がうつ病に先行している場合：食事療法や合併症への不安などがストレスとなり，うつ病発症の一要因ともなり得る．Andersonら[1]は成人糖尿病患者とうつ病についての42研究を分析し，1型・2型ともにうつ病が2倍多いと報告している．
（2）うつ病が糖尿病に先行している場合：対人関係が苦手になり，外出機会が減り

運動不足になるなどが原因で糖尿病を発症しやすくなる．また，長期に渡る過度のストレスがうつ病の原因となるが，ストレス時にはアドレナリンなどの分泌がたまり，血糖値を上げることがある．Kawakami ら[2]は日本人男性を8年間追跡した前向きコホート研究にて，中等度以上のうつ症状をもつ人では2型糖尿病の発症が2.3倍になると報告している．

(3) 糖尿病とうつ病が併発した場合：糖尿病治療の根幹である食事療法や運動療法【▶引き出し4】への関心がなくなるばかりでなく，うつ病や糖尿病の内服薬やインスリン注射の遵守もできなくなる．さらには通院間隔が長くなるなど，総じて血糖コントロールが悪化することが多い[3]．また，血糖コントロールの悪化は体調やADL低下につながり，うつ傾向を助長することになる．

❷ 摂食障害

> 23歳，女性．15歳の時に1型糖尿病を発症し，強化インスリン療法を行っている．普段のHbA1cは6〜7％であった．就職を機に転居，一人暮らしとなる．糖尿病療養と仕事の両立が難しく，HbA1cは7.5％まで悪化．このままではいけないと同僚等の食事の誘いも断るようになった．厳格な食事療法を開始すると，体重が約半年で46.7kg（BMI 19）から39.4kg（BMI 16）に減少し，HbA1cは6.2％となる．血糖改善とスリムになったことを喜び，さらに食事を減らして3ヵ月後34.4kg（BMI14）となった．久しぶりに会った母親が体重減少を心配し，一緒に来院した．

ポイント
① 摂食障害は，大きく拒食症と過食症の2つに分類される．
② 両者は相反するものでなく，相互に移行するケースも少なくない．
③ 1型糖尿病女性の1割に見られると言われ，少ない疾患ではない．
④ 一人での食事を好む，ゆったりした服装になる等の症状を見逃さない．

■ 症例のとらえ方

　糖尿病の厳格な食事療法がきっかけとなり拒食症をきたした一例．糖尿病患者は食事に無頓着でなかなか食事療法を遵守できずに肥満傾向を示していることが多い．一方，血糖が上昇することを気にするあまり，十分なエネルギー量の食事を摂らない患者も見受けられる．特に現代の美意識がかなり"やせ"に傾いており，スタイルを気にする若い女性は BMI 22 の標準体重では自分が"ポチャ"（軽度肥満）と感じることが多い．

　若い女性や 1 型糖尿病患者は，過度のエネルギー制限による血糖降下や，スリムな体型を得ようとして摂食障害に至るケースがあり，注意が必要である．

■ キーワードと検査

（1）食事制限や人間関係に対するストレスなどが誘引となり，①過度のダイエットによる極度のやせをきたす**拒食症**，②過食や過食後に嘔吐や下剤の乱用などを伴う**過食症**の 2 つに大きく分類される．
（2）拒食症と過食症は相反するものではなく，相互に移行するケースも少なくない．
（3）**摂食障害**は近年先進国の若い女性に増加しているが，中でも 1 型糖尿病女性の有病率は一般女性（数％）に比べて高く，約 10％にみられると言われ，決して少ない疾患ではない．極度のやせのみならず，偏食や食事に対するゆがんだ考え方がないかにも気をつけて診察すると良い．
（4）早期発見するために，体重減少以外に，食物のエネルギー量を過度に気にするようになる，一人での食事を好むようになる，やせを隠すためにゆったりとした服装になる，生理不順になる，下剤を大量に欲しがる，などの症状や変化に気をつける．

■ 専門医ならこうする

　摂食障害は，先進国の若い女性で頻度が高く，特に 1 型糖尿病患者の有病率が高いことが知られている．
（1）**神経性食欲不振症**（いわゆる拒食症）：極度なやせ願望から食事の量を極端に減らし，嘔吐や下剤などを乱用して体重が著しく減少する疾患である．国際基準では，標準体重のマイナス 15％以上のやせなどの項目で，神経性食欲不振症と確定診断される．

表1 摂食障害の入院治療適応

(1) 緊急入院
 ①救急病院または内科系病院
  ・生命的に危険な状態(脈拍,呼吸,体温,血圧,意識レベルなどバイタルサインの異常).
  ・体重減少が著しく,−30%以上のやせで浮腫などが生じ,歩行もおぼつかない.
  ・急性膵炎,急性肝炎,急性腎不全などの重篤な身体合併症.
 ②精神科病院
  ・自傷行為や自殺企図,問題行動,重篤な精神合併症など.
(2) 緊急を要さない場合の入院
 ①内科系病院
  ・身体状態の改善や身体合併症の治療.
 ②精神科病院
  ・社会からの引きこもり.
  ・家族関係の調整.
  ・精神症状が強く,家庭での療養が困難.

(切池信夫,2012)[4]

表2 摂食障害の併発を疑うべき状態

① DKA を繰り返す.
② HbA1c の上昇.
③ 体重が増えることを過度に心配したり,体重増加予防に努めている.
④ 重症の低血糖をしばしば起こす.
⑤ ノンアドヒアランス.
⑥ Brittle 型糖尿病(血糖値の上下が著しい患者).
⑦ 思春期または性的成熟の遅れや成長の障害.
⑧ むちゃ食いやアルコールにおぼれる.
⑨ 家族内の深刻なストレス.

(Rapaport ら,中尾一和,他監修,1997)[5]

(2) **神経性大食症**(いわゆる過食症):食べたいという衝動に駆られ,自制不可能な発作的過食を繰り返す.過食しながら,体重増加を防ぐための嘔吐や下剤を乱用し,絶食を行い,体重減少を伴わないことが特徴である.
(3) 時期により同一患者が神経性食欲不振症と神経性大食症を交互に繰り返す場合もある.
(4) 1型糖尿病患者(特に若い女性)は食事療法へのストレスから,摂食障害を合併する率が高い.摂食障害を発症しやすい性格として,「まじめ」「努力家」「完璧

主義」などの傾向があるといわれ，家族内の人間関係に摩擦がある場合が多いとされる．糖尿病患者でケトアシドーシスを繰り返し，急激な血糖コントロールの上昇，頻繁に低血糖を生じる場合などは摂食障害を疑う[4]（**表1**）．
(5) 治療の原則は外来であるが，バイタルサインの異常や体重減少が著しい場合などは入院治療の適応（**表2**）となる[5]．完治には長期間を要することも多く，原則として摂食障害の治療経験のある精神科医や心療内科医と密に連携するとともに，医療スタッフなどの協力を得て精神的なケアを行うべきである．

■ 専門医からのアドバイス

　精神疾患を併発している糖尿病患者の治療を，内科医のみの診療で完結することは困難である．

　多くの内科外来は混雑しており，精神・心理的な問題がある患者にはゆっくりと時間をかけた診療が望ましいことはわかっていても，混雑している外来の中で特定の患者のみに時間を多く割くことは難しい．適切な精神科医，心療内科医との連携を保ちながら診療を進める必要がある．

　院内や近所に連携できる精神科医や心療内科医がいない場合は，糖尿病医，精神科医の両者がいる医療機関への紹介が必要になることも少なくない．また，可能なら患者家族とも連絡を取り，自宅での様子を把握するとともに，治療の方針等を説明し，服薬状況等の確認を行うことが必要である．

文　献

1) Anderson RJ, et al: Diabetes Care 24: 1069-1078, 2001.
2) Kawakami N, et al: Diabetes Care 22: 1071-1076, 1999.
3) McKellar JD, et al: Depression increases diabetes symptoms by complicating patients' self-care adherence. Diabetes Educ 30: 485-492, 2004.
4) 切池信夫：摂食障害患者の外来治療．精神経誌 114：49-54，2012.
5) Rapaport WS ら，中尾一和，他監修：糖尿病診療のための臨床心理ガイド，メジカルビュー社，1997.

コンサルト 41 糖尿病患者の免疫抑制薬使用

~ステロイド糖尿病の管理と注意点~

> 68歳，女性．身長151cm，体重49kg，BMI 21.5．元来関節リウマチがあり手指変形を認める．現在，メトトレキサート（リウマトレックス®）とプレドニゾロン（プレドニン®）20mgを朝1回投与されている．もともとはプレドニゾロン10mgであったが関節痛が悪化し20mgに増量された．プレドニゾロン10mg服用中は空腹時血糖値110mg/dl未満であったが，プレドニゾロンの増量にともない，食欲が増して体重が51kgに増加したとのことであったためHbA1cを含めて採血を行ったところ，空腹時血糖値は114mg/dlであったがHbA1c 8.6%と悪化していた．治療方針につきコンサルト紹介となった．

ポイント

① ステロイド糖尿病の発症機序を理解する．
② ステロイド糖尿病の血糖パターンを認識する．
③ ステロイド糖尿病の血糖値をコントロールする．
④ ステロイド以外の耐糖能異常を呈しうる薬剤を認識する．

■ 症例のとらえ方

　もともと軽度耐糖能異常を有していた可能性があるが，リウマチの治療のためにステロイド（本項ではグルココルチコイドの意）の増量をした結果，ステロイド糖尿病を発症したと考えられる．しかし，急激な血糖上昇時には念のため，悪性疾患【▶引き出し3】の除外（まずは腹部超音波．必要があればCTなど）と内因性インスリン分泌（血中Cペプチド）【▶引き出し2】の評価や抗GAD抗体【▶引き出し3】などを検査し，ステロイド以外の他の要素による血糖上昇の原因がないかを検索して

おきたい.

　ステロイド糖尿病ではステロイドが朝1回の内服である場合には，朝の空腹時血糖の上昇はあっても軽度で，朝食後から夕食後にかけて著明な食後高血糖を呈することが多い．このため，ステロイド使用時は空腹時血糖値のみならず食後血糖値やHbA1cの定期検査【▶引き出し3】を行って早期発見および早期治療に結びつけたい．

　治療に関しては，薬物療法（特にインスリン治療）が必要になることが多いが，本例のように関節リウマチによる手指変形がある場合には，注射手技が困難なケースもあり工夫が必要である．また，ステロイドによる血糖上昇はステロイド中止により速やかに改善する可能性が高いため，適切なタイミングでの投薬の調整ならびに低血糖の指導を併せて行いたい．

■ キーワードと検査

（1）**ステロイド糖尿病**の発症機序（図1）は，肝臓での糖新生の亢進，筋肉や脂肪

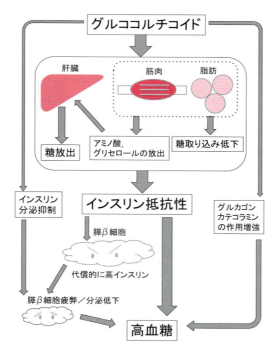

図1　ステロイドによる耐糖能低下の機序

組織での糖利用の抑制といったインスリン抵抗性【▶引き出し2】が主病態である．この抵抗性に対して，インスリン分泌能が保たれている場合には，膵臓での代償機構が働き高インスリン血症を呈する．しかしながら，ステロイドの長期あるいは大量使用，もともと糖尿病を有する症例では血糖コントロールの増悪は避けられない．その他にステロイド糖尿病ではグルカゴン，カテコラミン作用の増強や直接的インスリン分泌抑制作用のほか，食欲亢進も影響するとされている．

(2) インスリン抵抗性が主病態のため軽症であれば抵抗性改善薬が有効なこともあるが，現実にはインスリン治療を要することが多い【▶引き出し6, 7】．インスリン使用時は速効型もしくは超速効型インスリンを毎食前1日3回用いて食後過血糖を抑える必要がある．特に昼食後から夕食前の血糖値が高値になることが多いため，昼のインスリン量が増えることが多いのもステロイド糖尿病の特徴である．

空腹時血糖値が高値であれば糖毒性【▶引き出し2】を解除する目的で中間型，持効型を併せて使用する．この際も，できれば朝に投与して日中の高血糖を抑えるように努める．また，ステロイドが減量される場合には，これに併せてインスリンを減量しておくことが低血糖の予防につながるため，常にステロイドの増減に気を配ることと低血糖の指導が重要である．

(3) ステロイド以外にも血糖上昇を招きうる薬剤が存在する（表1）．特に**臓器移植後**の**免疫抑制薬**であるシクロスポリン，タクロリムス，シロリムスで耐糖能悪化が36〜66％にのぼると報告されている．免疫抑制下の高血糖は易感染性を助長する可能性があり，使用時には血糖モニタリングを必ず行い，厳格な血糖コントロー

表1　耐糖能低下を来しうる薬物

グルココルチコイド
インターフェロン
抗精神病薬（オランザピン，クエチアピン，クロザピン）
利尿薬（サイアザイド，フロセミド）
降圧薬（β遮断薬，カルシウム拮抗薬）
ホルモン薬（α，βアドレナリン作動薬，グルカゴン）
抗痙攣薬（ジフェニルヒダントイン）
抗腫瘍薬（L-アスパラキナーゼ，ストレプトゾシン）
抗原虫薬（ペンタミジン）
免疫抑制剤（シクロスポリン，タクロリムス）
抗生物質（リファンピシン）

（日本糖尿病学会：糖尿病専門医研修ガイドブック，改訂5版，2012より一部改変）

専門医ならこうする

　まず，昼食後血糖値を測定したところ 324mg/dl と著明な食後過血糖を認めたため，毎食前に超速効型インスリン注射1日3回と血糖自己測定（SMBG）指導を行った．注射の量は，まず手技を覚えることを主目的としたため全て1単位で開始した．また，手指変形があることから握りやすくて注入もしやすいノボラピッド注イノレット®で指導した．その後，SMBGで各食前と眠前の血糖値を調べると朝前 114mg/dl，昼前 310mg/dl，夕前 322mg/dl，眠前 301mg/dl と典型的なステロイド糖尿病パターンを呈していることがわかった．

　知っておくべきポイントは，ステロイドにより糖尿病が発症する頻度は8%程度とされているが，投与量や投与期間に左右され，その多くは1年以内であること，60歳以上の高齢者や糖尿病の家族歴を有する患者に多い[1]ことなどが挙げられる．また前述したように，朝1日1回のステロイド服用の場合は投与後2～3時間で上昇しはじめ，約5～8時間後に最高血糖に達する血糖上昇パターンを呈することが多い．しかし，ステロイドが分割で投与されるケースでは，非典型的な血糖上昇パターンを呈することもあるため日頃からステロイド内服方法についても注意するべ

表2　責任インスリンに基づくインスリン量の調整（例）

	朝食前	昼食前	夕食前	寝る前
超速効型インスリン量（単位）	1	1	1	0
血糖値（mg/dl）	114	310	322	301

↓

	朝食前	昼食前	夕食前	寝る前
超速効型インスリン量（単位）	4	4	4	0
血糖値（mg/dl）	109	286	297	302

↓

	朝食前	昼食前	夕食前	寝る前
超速効型インスリン量（単位）	7	7	6	0
血糖値（mg/dl）	107	240	301	264

↓

	朝食前	昼食前	夕食前	寝る前
超速効型インスリン量（単位）	10	12	4	0
血糖値（mg/dl）	98	142	120	131

きである．

　本症例の場合は，表2に示した経過表のように，責任インスリンの考え方によって特に朝昼の超速効型インスリンを増量し，最終的にインスリン量は朝10単位，昼12単位，夕4単位で調整された．またステロイド減量時には同時に各インスリンを2単位ずつ減量しさらに低血糖など来たすようなら連絡をするように伝えた．

　ステロイド糖尿病は，一般的に，超速効型より速効型インスリンの方がより良好な血糖コントロールを得やすい．本例で使用したインスリンアスパルトは超速効型製剤の中では比較的持続時間が長いため，良好な結果が得られたと考えられる．

■ 専門医からのアドバイス

(1) ステロイド使用前後の血糖測定の習慣

　慢性疾患におけるステロイド長期使用，あるいは喘息発作に対する短期間の内服など様々な場面でステロイド使用による高血糖のコンサルトを経験する．ここで大切なのは，使用前の血糖評価，使用後の定期的血糖評価が不十分な症例では，重症化してからコンサルトされてくるケースが多いことである．最低限，糖尿病の家族歴や既往歴の聞き取り，ステロイド使用前後における血糖測定の習慣は付けておきたいものである．これを十分に意識した定期採血オーダーをする習慣はあらゆる診療科でトレーニングしておくべきである．

(2) ステロイドパルス療法の注意

　また，本例のような慢性疾患における長期にわたるステロイド投与とは別に突発性難聴，脊髄損傷，間質性肺炎の急性増悪および敗血症性ショックなどの急性疾患の際には，非常に大量（高力価）のグルココルチコイドを数日間使用するステロイドパルス療法が行われることがある．この場合，特にもともと糖尿病を有する症例においては，容易に著明な高血糖を呈し，糖尿病性ケトアシドーシスや高血糖高浸透圧症候群を発症することがあるため注意が必要である．可能であればパルス療法開始前から糖尿病科にコンサルトし，開始後から終了後数日間は血糖を頻繁にチェック（2時間から6時間毎）し，強化インスリン療法や場合によってはインスリン持続静脈注射を行って血糖コントロールを行う必要がある．

(3) ステロイド糖尿病

　ステロイド糖尿病に対しては一般的にインスリン治療が必要になることが多いが，Raalteらは健常人を対象としてGLP-1受容体作動薬がステロイド投与による食後の血中グルカゴン上昇を抑え，胃排泄遅延作用も加わって食後血糖値の改善作用

をもたらした[2]と報告しており，今後の臨床成績の蓄積を待ちつつ，治療選択肢の一つとして期待したい．

文 献

1) 日本糖尿病学会編：糖尿病専門医研修ガイドブック，改訂第5版，p47, 診断と治療社, 2012.
2) van Raalte, et al: Glucagon-like peptide-1 receptor agonist treatment prevents glucocorticoid-induced glucose intolerance and islet-cell dysfunction in humans. Diabetes Care 34: 412-417, 2011.

日本語索引

あ

暁現象 159
アキレス腱反射 .. 48, 244
アセト酢酸 190
アルツハイマー病 322

い

胃カメラ 295
1型糖尿病
.... 24, 71, 189, 225
遺伝カウンセリング
.... 219, 222, 230
遺伝子検査 219
医療連携 6, 7, 11
イレウス 149
インクレチン関連薬
.... 261, 267
インシデント 20
インスリン
.... 92, 213, 261, 267
インスリン依存状態
（依存期）.. 28, 131, 165
インスリンエラー 300
インスリン抗体 226
インスリン自己抗体 .. 48
インスリン持続静注
.... 99, 188
インスリンスケール 276
インスリン抵抗性
.... 35, 114, 125, 139,
145, 157, 168, 356
インスリン抵抗性改善薬 138
インスリン導入 167
インスリン非依存状態
（非依存期）
.... 28, 131, 162
インスリン分泌系薬剤
.... 144
インスリン分泌指数
.... 36, 39, 125
インスリン分泌能
.... 35, 120, 157, 162
インスリン分泌不全
.... 125, 139, 145, 168
インスリン離脱 169
インスリン療法の適応
.... 168
インフォームドコンセント 256

う

うつ病 349
運動療法 65

え

英文診断書 287
エネルギー基準食 60
エネルギー摂取量 59
エネルギー量制限 255

か

カーボカウント 63
海外旅行 287
介護サービス事業 319
介護保険 323
介護保険施設 318
介護老人保健施設 314
かかりつけ医 12
下肢近位性神経障害 249
過食症 351
合併症の検査 139
カテコラミン 356
感音性難聴 219
緩徐進行1型糖尿病
.... 29, 47, 120, 225
感染症 275
管理栄養士 8
管理栄養士紹介派遣事業 10

き

基礎インスリン 176, 295
急性代謝失調 326
教育担当看護師 8
教育入院プログラム 329
境界型（糖尿病）
.... 22, 124, 125
強化インスリン療法
... 98, 174, 176, 180, 262
局所麻酔手術 295

拒食症 351
起立性負荷試験 50

く

空腹時血糖異常 41
空腹時血糖値 125
熊本宣言 2013 30
グリコアルブミン 44,
　　149, 176, 261, 267, 282
グリセミックインデックス 63, 126
グリセミックロード .. 64
クリニカルパス 330
グリニド薬 ... 78, 81, 113,
　　137, 144, 148, 235, 305
グルカゴン 153, 356
グルカゴン負荷試験
　　........................ 40, 198
グルタミン酸脱炭酸酵素 47

け

頸動脈エコー 53
劇症 1 型糖尿病 196, 226
劇症 1 型糖尿病の診断基準 197
血液透析 267
血管性認知症 324
血漿浸透圧 56
血清 C ペプチド 37
血清高浸透圧 189
血中 C ペプチド
　　.............. 139, 153, 162
血中インスリン値

.... 36, 125, 139
血中インスリン濃度 190
血糖コントロール 237
血糖コントロール指標
　　.................................. 43
血糖コントロール目標
　　.................................. 30
血糖自己測定 45, 287
ケトン体 276
健康運動指導士 8

こ

抗 GAD 抗体 225
高インスリン性低血糖
　　................................ 276
高血圧合併妊娠 281
高血糖 210
高血糖高浸透圧症候群
　　.................. 57, 188, 195
高血糖神経障害 249
高齢者 73, 145, 202,
　　207, 210, 307, 314
混合型（インスリン）製剤 96
混合型製剤 2 回打ち
　　.................. 98, 180, 183
コンサルテーション .. 18

さ

最大酸素摂取量 66
在宅療養 314

し

持効型溶解インスリン

（アナログ）製剤
　　.................. 96, 175, 275
自己免疫性糖尿病 225
時差 287
持続皮下インスリン注入療法
　　.......... 99, 190, 199, 283
シックデイ
　　.............. 108, 210, 213
シックデイルール 109
しびれ感 247
若年発症成人型糖尿病
　　................................ 217
重症低血糖 276
術後合併症 275
食後過血糖 149
食後過血糖改善薬 148
食事療法 59, 255, 282
心エコー 56
腎機能障害 255, 261
新規発症糖尿病患者 329
心筋症 219
神経性食欲不振症 351
神経性大食症 352
神経伝導速度 50
腎症病期分類 139
腎性貧血 261
心伝導障害 219
振動覚検査 48
腎不全 103

す

推算糸球体濾過量 53
膵島細胞抗体 47, 199

ステロイド糖尿病
.... 26, 355
ステロイドパルス療法
.... 358
ストレス 350
スライディングスケー
　ル 276

せ

生活習慣の改善 168
正常型 22
成人潜在性自己免疫性
　糖尿病 225
責任インスリン 177
摂食障害 351

そ

足関節上腕血圧比 54
速効型ヒトインスリン
　製剤 93
ソモジー効果 159

た

ダイエット 342
体幹神経障害 249
大腸内視鏡検査 295
耐糖能異常 41
タキフィラキシー 165
多剤併用 87
炭酸水素ナトリウム 190
蛋白制限（食）.... 61, 255

ち

チアゾリジン薬 85,

137, 138, 140, 235, 305
地域糖尿病療養指導士 9
チーム医療 8, 11, 14
蓄尿 CPR 測定 131
中間型ヒトインスリン
　製剤 93
中性脂肪 190
超速効型インスリンア
　ナログ製剤 93, 206
治療後神経障害 243, 249

つ

追加インスリン 176
通院中断（通院困難）
　................ 329, 336, 337

て

低カリウム血症 192
低血糖 68, 104,
　　　149, 202, 206, 210
低血糖発作時の入院適
　応 202
低炭水化物ダイエット
　................................ 343
低糖質ダイエット 343

と

透析液種類 267
透析日 267
糖毒性 41, 114, 165
糖尿病型 22
糖尿病合併妊娠 280, 282
糖尿病眼手帳 12
糖尿病ケトアシドーシ

ス 57, 195
糖尿病神経障害
　.................... 41, 48, 241
糖尿病腎症
　............. 14, 51, 254, 281
糖尿病腎症病期分類 .. 51
糖尿病専門医 8, 12
糖尿病透析予防指導管
　理料 15, 256
糖尿病の Staging 131
糖尿病の診断基準 22
糖尿病発症後うつ病 349
糖尿病網膜症
　.................. 50, 237, 281
糖尿病罹病期間 237
糖尿病療養指導士 .. 7, 13
糖尿病連携手帳 12, 14
特別養護老人施設 314

な

内因性インスリン分泌
　能 119
内膜中膜複合体厚 53

に

西回り 288
2 型糖尿病 24, 71, 225
2 次性糖尿病 25
日本糖尿病療養指導士 9
入院加療 213
入院施設 318
尿クレアチニン補正 .. 53
尿中 C ペプチド
　.................. 38, 153, 162

な

妊娠許可の条件 281
妊娠中の血糖コントロール目標 282
妊娠糖尿病 280
妊娠前ケア 281
認知機能低下 307
認定遺伝カウンセラー 222
妊婦の糖代謝異常 281

ね

ネフローゼ症候群 257

は

長谷川式認知機能検査 322
ハネムーン期 225
バルサルバ効果 69
パレステジー 247

ひ

東回り 288
ビグアナイド薬 82, 113, 137, 138, 140, 145, 210, 235, 305, 307
非透析日 267
肥満 342
肥満合併糖尿病 342
頻回注射法 192

ふ

福田分類 50
腹部手術歴 149
服薬アドヒアランス 322
プレテスト・ポストテスト 338

へ

βヒドロキシ酪酸 190

ほ

訪問看護 318, 323

ま

末期腎不全の食事 62

み

ミトコンドリア糖尿病 25, 120, 217
ミトコンドリア病 220
脈波速度 55

む

無自覚性低血糖 105
無痛性神経障害 248

め

メラス 218
免疫抑制薬（臓器移植後） 356

も

網膜症 50, 237, 281
モノフィラメント 50, 244

や

薬剤師 8
薬剤選択 261
薬剤費 339
薬物療法 76

ゆ

有酸素運動 66
有痛性神経障害 248, 249
遊離脂肪酸 190

り

リファーラル 18
臨床遺伝専門医 222
臨床心理士 8

れ

レジスタンス運動 67

ろ

肋間神経痛 249

欧文索引

1,5-AG（1,5-アンヒドログリシトール） 44, 149
24 週現象 87
75gOGTT（75g 経口ブドウ糖負荷試験） 22, 39, 125

A

ABI（ankle-brachial pressure index） .. 54
ACEI 282
α-GI（α-グルコシダーゼ阻害薬）
    .... 83, 113, 137, 148, 235, 305
ARB（アンジオテンシンⅡ受容体拮抗薬） 282
autoimmune diabetes 225

B

Basal-Bolus 法 98, 181, 262, 275, 276
Basal-Plus 療法 98, 171, 176
BOT（basal supported oral therapy）
    .... 97, 133, 175, 206

C

C ペプチド 37, 120, 157, 182, 185
CCU 275
CDE（糖尿病療養指導士） 7, 13
CDEJ（日本糖尿病療養指導士） 9
CF（大腸内視鏡検査） 295
CGM（continuous glucose monitoring）
    .... 45, 157, 267, 284
CIVII（continuous intravenous insulin infusion） 99, 188, 275, 276

CKD（chronic kidney disease）
    .... 202, 207, 210, 307
CPI（C ペプチド index） 39, 131, 231
CSII（continuous subcutaneous insulin infusion） 99, 190, 199, 283
CV_{R-R}（coefficient of variation of R-R interval） 50

D

Davis 分類 50
DAWN JAPAN 169
DCCT 32, 181
DIGAMI 研究 275
DKA（diabetic ketoacidosis） 189, 195
DPP-4 阻害薬
    .... 86, 137, 152, 156, 235, 305

E

eGFR（estimated glomerular filtration rate） 53, 139, 145, 307

F

FDA（アメリカ食品医薬品局） 283

G

GA（グリコアルブミン）
    .... 44, 176, 261, 267
GAD 抗体 47, 199
GDM（gestational diabetes mellitus）
    280
GDM 診断基準 280

GF（胃カメラ） 295
GI（glycemic index） 63, 126
GINGER study 181
GL（glycemic load） 64
GLP-1 受容体作動薬 100, 137, 161, 162
glucotoxicity 41

H

HAPO スタディ 280
HbA1c 43, 261, 267
HbA1c7.0% 32
HbA1c8.0% 32
HOMA-β（homeostasis model assessment for β cell）
.... 36, 38, 125, 131, 153
HOMA-R（homeostasisi model assessment for insulin resistance）
.... 36, 38, 115, 131, 139, 153
HHS（hyperglycemic hyperosmolar syndrome）.......................... 57, 189, 195

I

IA（insulin antibody） 48, 226
IA-2 抗体 47, 199, 226
IAA（insulin autoantibody） 48
ICU 275
IFG（impaired fasting glucose） .. 41, 125
IGT（impaired glucose tolerance）
.... 41, 84, 125
II（insulinogenic index）
.... 36, 39, 125, 131, 231
IMT（intima media thickness） 53

K

Kumamoto Study 32, 181, 237

L

LACE study 181
LADA（latent autoimmune diabetes in adults）...................................... 29, 225
L-CDE（地域糖尿病療養指導士） 9
Leuven I 研究 275
Leuven II 研究 276

M

Matsuda index 40
MDI（multiple daily injections） 192
MELAS（mitochondrial encephalomyopathy with lactic acidosis and stroke-like episodes ... 218
MMSE（mini-mental state examination）
.... 308, 322
MNT（medical nutrition therapy） 60
MODY（maturity-onset diabetes of the young） 25, 120, 217, 229
MODY2 25

N

NICE-SUGAR 研究 276
NPH 製剤 93

O

OGTT（orel glucose tolerance test） ... 39

P

painless neuropathy 248

paresthesia 247
PDN（painful diabetic neuropathy）.. 248
PICC（peripherally inserted central
　catheter）... 192
PNDM（permanent neonatal diabetes
　mellitus）... 232
PTN（post-treatment neuropathy）.... 243
PWV（pulse wave velocity）............... 55

S

Semmes-Weinstein monofilament 50
SGLT2 阻害薬 88, 235, 305, 327, 343
SMBG（self-monitoring of blood
　glucose）......................... 45, 105, 157,
　　　　　　　　　181, 210, 213, 282, 287

SPIDDM（slowly progressive insulin
　dependent diabetes mellitus）
　.. 29, 47, 225
SU 薬 78, 81, 144, 202, 210, 305, 307

T

Tokyo study 226

U

UKPDS 32, 226

V

VO_2max 66

薬物索引

あ行

アカルボース 79, 113, 137, 235, 305
アナグリプチン
　............. 79, 90, 137, 155, 235, 262, 305
イプラグリフロジン .. 88, 235, 305, 327
インスリンアスパルト 273
インスリングラルギン 273, 298, 302
インスリンデグルデグ 273, 298, 302
インスリンデテミル 273, 298, 302
インスリンリスプロ 273
エキセナチド 102, 137, 163, 164, 262
エンパグリフロジン .. 88, 235, 305, 327

か行

カナグリフロジン 88, 235, 305, 327
グリクラジド
　................... 79, 113, 137, 215, 235, 305
グリベンクラミド
　................... 79, 113, 137, 215, 235, 305
グリメピリド
　........... 79, 113, 137, 215, 235, 273, 305

さ行

サキサグリプチン
　............. 79, 90, 137, 155, 235, 262, 305
シクロスポリン 356
シタグリプチン
　..... 79, 90, 137, 155, 235, 262, 273, 305
シロリムス 356

た行

タクロリムス 356

ダパグリフロジン 88, 235, 305, 327
テネリグリプチン
　............. 79, 90, 137, 155, 235, 262, 305
トホグリフロジン 88, 235, 305, 327
トルブタミド 79

な行

ナテグリニド
　............. 79, 90, 113, 137, 235, 262, 305

は行

ピオグリタゾン 137, 235, 305
ビルダグリプチン
　............. 79, 90, 137, 155, 235, 262, 305
ブホルミン 79, 113, 137, 235, 305
ボグリボース 79, 113, 137, 235, 305

ま行

ミグリトール 79, 113, 137, 235, 305
ミチグリニド
　............ 79, 90, 113, 137, 235, 262, 305
メトホルミン
　................... 79, 113, 137, 235, 273, 305

ら行

リキシセナチド 102, 137, 163, 164, 262
リナグリプチン
　............. 79, 90, 137, 155, 235, 262, 305
リラグルチド 101, 137, 163, 164, 262
ルセオグリフロジン .. 88, 235, 305, 327
レパグリニド
　............. 79, 90, 113, 137, 235, 262, 305

こんな時どうすれば！？
糖尿病・血糖管理コンサルタント

2015年8月10日　第1版第1刷 ©
2016年1月15日　第1版第2刷

監　修	深川雅史	FUKAGAWA, Masafumi
編　集	貴田岡正史	KITAOKA, Masafumi
	豊田雅夫	TOYODA, Masao
発行者	宇山閑文	
発行所	株式会社　金芳堂	

〒606-8425 京都市左京区鹿ヶ谷西寺ノ前町34番地
振替　01030-1-15605
電話　075-751-1111(代)
http://www.kinpodo-pub.co.jp/

組　版	株式会社　グラディア
印　刷	株式会社　サンエムカラー
製　本	株式会社　兼文堂

落丁・乱丁本は直接小社へお送りください．お取替え致します．

Printed in Japan
ISBN978-4-7653-1643-9

JCOPY ＜(社)出版者著作権管理機構　委託出版物＞

本書の無断複写は著作権法上での例外を除き禁じられています．複写される場合は，そのつど事前に，(社)出版者著作権管理機構（電話 03-3513-6969，FAX 03-3513-6979，e-mail: info@jcopy.or.jp）の許諾を得てください．

●本書のコピー，スキャン，デジタル化等の無断複製は著作権法上での例外を除き禁じられています．本書を代行業者等の第三者に依頼してスキャンやデジタル化することは，たとえ個人や家庭内の利用でも著作権法違反です．